31

**新世纪心理与心理健康教育文库**
Xinshiji Xinli Yu Xinlijiankangjiaoyu Wenku

# 健康心理学

Jiankang Xinlixue

赵军燕 ◆ 著
Zhao Junyan

开明出版社

# 新世纪心理与心理健康教育文库

## 编 委 会

**总 主 编** 郑日昌
**副总主编** 沈 政　郭德俊　桑 标　王希永
**编 委 会**（按姓氏笔画排列）

| | | | |
|---|---|---|---|
| 王 昕 | 王小明 | 王成彪 | 王建平 |
| 牛 勇 | 邓丽芳 | 叶浩生 | 田万生 |
| 朱新秤 | 任 苇 | 任 俊 | 刘视湘 |
| 刘翔平 | 刘惠军 | 许 燕 | 孙大强 |
| 杜毓贞 | 杨 波 | 杨忠健 | 汪凤炎 |
| 沈 政 | 张 驰 | 张大均 | 张志杰 |
| 陈永胜 | 陈安涛 | 邵志芳 | 庞爱莲 |
| 郑日昌 | 郑晓江 | 孟沛欣 | 赵世明 |
| 赵军燕 | 俞国良 | 殷恒婵 | 郭秀艳 |
| 郭德俊 | 桑 标 | 黄 蓓 | 崔丽娟 |
| 梁宁建 | 梁执群 | 董 妍 | 程正方 |
| 雷 雳 | 燕国材 | 魏义梅 | |

# 总 序
Sequence

早在上个世纪70年代就有专家预言：21世纪是心理学的世纪。21世纪人类所面临的最大挑战，不是其他，而是心理困惑和心理问题。

进入新世纪，我国社会主义物质文明、政治文明、精神文明建设不断加强，综合国力大幅度提高，人民生活显著改善。同时，我们也要看到，我国已进入改革发展的关键时期，经济体制深刻变革，社会结构深刻变动，利益格局深刻调整，思想观念深刻变化。这种空前的社会变革，给我国发展进步带来巨大活力，也必然带来这样那样的矛盾和问题。如：城乡、区域、经济社会发展很不平衡；就业、收入分配、社会保障、教育、医疗、住房等方面关系群众切身利益的问题比较突出；一些社会成员诚信缺失、道德失范；一些领域的腐败现象比较严重等。这些矛盾和问题让人们感到心理困惑，时刻冲击着人们的心理承受能力。

2006年，中共中央《关于构建社会主义和谐社会若干重大问题的决定》明确指出：我们必须坚持以人为本。要注重促进人的心理和谐，加强人文关怀和心理疏导，引导人们正确对待自己、他人和社会，正确对待困难、挫折和荣誉。要加强心理健康教育和保健，塑造自尊自信、理性平和、积极向上的社会心态。心理和谐是构建和谐社会的心理基础和重要标志。胡锦涛同志指出："科学发展观，第一要义是发展，核心是以人为本"。以人为本就必须重视人、尊重人、关心人、爱护人，就必须重视人的心理发展。加强心理健康教育和心理保健，不断提高人们的心理素质，帮助人们形成积极心理品质，为和谐社会建设奠定和谐的心理基础已经成为举国上下的共识。

促进人的心理和谐需要有科学心理学指引，加强心理健康教育需要有合适的教材。近年来，国内虽然也陆续出版了一些心理学或心理健康教育方面的图书，但不够系统，缺乏总体规划。正因为如此，我们组织了一批心理学专家、学者，编写了这套反映我国心理学发展及心理健康教育理论成果的"新世纪心理与心理健康教育文库"。

"新世纪心理与心理健康教育文库"具有系统性。文库参照心理学学科体系和我国现实需要，分为基础理论、应用理论和技术与实践三个系列。

"新世纪心理与心理健康教育文库"具有权威性。文库是国家出版基金资助项目；文库撰稿人的选择面向全国，每一本图书都由该领域的专家学者撰稿；文库的统稿工作由国内权威心理学家和心理健康教育专家负责完成。

"新世纪心理与心理健康教育文库"具有前沿性。文库在全国范围选聘心理学和心理健康教育领域的专家学者撰稿，既可以吸收心理学与心理健康教育的权威理论和最新研究成果，也可以保证所选内容资料贴近时代、贴近生活、贴近实际。

"新世纪心理与心理健康教育文库"具有实用性。文库在强调系统性、理论性、科学性的同时，更加强调实用性。力求做到理论联系实际，给出的理论实用，给出的技术可行，给出的方法可操作。

"新世纪心理与心理健康教育文库"理论性、实用性、资料性、工具性兼备，是心理学与心理健康教育的"百科全书"。可以做从事心理与心理健康教育工作的管理者和研究者的参考书、工具书；可以做心理健康教育教师继续学习、自我提高的自修图书；可以做心理健康教育教师培训用书；可以做师范院校心理与心理健康教育专业的教材或参考书。

我们相信，"新世纪心理与心理健康教育文库"对于从事心理与心理健康教育工作的人士会有所帮助；对于我国的心理与心理健康教育工作会起到推动促进作用；对于促进人的心理和谐、促进社会心理和谐会发挥一定作用。

我们希望，这套文库能够得到广大心理与心理健康教育工作者的认可、接纳。

郑日昌<br>
于京师园

# 前 言
Preface

健康心理学作为一门新兴的学科，自1978年确立以来，迄今只有三十余年的历史。因其形成时间较短，理论体系建设和内容都还处于起步阶段。健康心理学是在心身医学、行为医学、医学心理学及临床心理学等学科理论的基础上孕育发展而来，其内容与这些分支学科多有重叠之处，因此国内外研究者对健康心理学的定义、任务、目标及研究内容等方面的认识还存在着一些分歧，尚没有形成完全独立的学科理论体系。纵观国内外研究者对健康心理学的研究，主要是从医学和心理健康两个研究视角来进行的。

首先，从医学的研究视角。健康心理学在诞生之初，美国心理协会健康心理学分会第一任会长马特瑞佐（Joseph Matarzzo）提出了健康心理学的经典定义，即"健康心理学是对促进和维护健康，防止生病，辨别健康、患病和相关功能障碍的病因和诊断关系，以及促进健康服务体系和健康政策形成的融教育、医学和心理学专业为一体的学科"。在这个背景下，一些健康心理学的研究以躯体疾病为研究重点，侧重于医学实践中的心理学问题，为医学提供心理学方法和技术的理论依据。

其次，从心理健康的研究视角。我国台湾心理学研究者张春兴认为，健康心理学虽属心理学领域内的一种新兴学科，实际上义同"心理卫生"，泛指保持并增进个人心理健康的一切措施。朱敬先在其《健康心理学》著作中，也从心理健康的视角对健康心理学的任务、目标等进行了阐述。

我国目前对健康心理学的研究，总体上也是受到两种研究视角的影响，遵循着两个方向进行的。本书在编写过程中，采用了心理健康的研究视角，主要是考虑到我国健康领域发展的需要。按照美国心理协会健康心理学分会的定义，健康心理学之所以将心理健康排除在外，是因为心理健康领域在西方已经得到了足够的关注，是近一个世纪的研究焦点。而在我国，随着经济和科学技术的发展，由于生理学、营养学及医学等学科日益发达，养生保健、锻炼健身等观念深入人心，人们越来越重视自己的身体健康状况，对健康的理解仍大多限于身体健康，对心理健康还没有引起足够的重视。我国正处于经济转轨、社会转型的特殊历史时期，社会竞争不断加剧，各种心理应激因素急剧增加，精神卫生问题日益突出，严重地影响了大众的心理健康。因此，为了顺应现实社会的需要，健康心理学不仅要关注躯体健康，更要关注心理健康和社会环境的良好适应，普及心理健康知识，培养人们的心理保健意识，为提高全民的心理健康水平和幸福感作出贡献。

  基于以上考虑，本书从心理健康的视角，探讨心理行为、心理现象和生理健康、心理健康及社会健康之间的关系，以及心理健康危机及干预方面的问题，以期提高国民的心理健康水平，并通过心理健康达到影响身体健康、社会健康的目的。本书内容共计十章，第一、二章从宏观的角度介绍"健康心理学"的理论基础，对本学科作一概括性介绍。第三至八章从中观的角度，介绍了心理行为、心理现象及生活环境对身心健康的影响及调适之道。第九、十章从微观的角度阐述了针对异常心理或危机行为的处理途径和干预方法。全书内容形成了一个宏观—中观—微观的多层次的知识结构体系，以求读者能从宏观上把握健康心理学的理论框架，从中观上了解健康心理学的相关知识，从微观上掌握干预异常心理和行为的方法与具体技术。

  本书在编写过程中，始终坚持科学性与权威性相结合，力求做到内容科学严谨、语言表达准确、资料翔实、数据可靠。内容上重理论联系实际，既有系统的健康心理学理论知识，又有具体的心理调适基本技能；既有国内外研究成果的介绍，也有作者从事心理健康教育工作的总结，可供中小学教师、大中专学生、心理健康教育、社会工作和思想政治教育工作等相关领域的读者使用，也可以作为对该领域有兴趣的大中专学生、教育工作者的学习培训参考用书。

  本书在编写过程中得到了俞国良教授的关心和悉心指导。在此向俞国良教授表达我由衷的感谢和敬意！同时，也要感谢开明出版社的领导和本书的策划编辑以及诸位责任编辑，没有他们的远见卓识和精心工作，就没有本书的顺利出版。

  由于编者水平有限，加上时间仓促，书中凡有错误疏漏之处，祈望同行专家和读者朋友批评指正。衷心希望本书在读者朋友不断的讨论批评声中日臻完善。

赵军燕<br>于首都师范大学

# 目 录
Contents

第一章　健康心理学与健康 ·································· 1
第一节　健康心理学概述 ···································· 2
第二节　健康心理学的发展 ·································· 7
第三节　健康的概念 ········································ 15

第二章　心理健康理论 ······································ 26
第一节　精神分析理论 ······································ 27
第二节　行为主义理论 ······································ 34
第三节　认知心理学理论 ···································· 37
第四节　人本主义理论 ······································ 43

第三章　压力与健康 ········································ 52
第一节　压力与压力源 ······································ 52
第二节　压力理论 ·········································· 57
第三节　压力对健康的影响 ·································· 61
第四节　压力管理 ·········································· 66

第四章　情绪与健康 ········································ 75
第一节　情绪概述 ·········································· 75
第二节　情绪对健康的影响 ·································· 79
第三节　常见的情绪问题 ···································· 82
第四节　情绪调节 ·········································· 93

第五章　人格与健康 ········································ 98
第一节　人格概述 ·········································· 98
第二节　人格与疾病的关系 ·································· 105
第三节　人格异常与心理治疗 ································ 107
第四节　塑造健康人格 ······································ 116

第六章　人际关系与健康 …………………………………… 121
第一节　人际关系对身心健康的影响 ……………………… 121
第二节　人际交往的理论与原则 …………………………… 125
第三节　人际交往中的问题与应对 ………………………… 131
第四节　人际交往能力培养 ………………………………… 138

第七章　学习、生活与健康 ………………………………… 143
第一节　学习与校园生活 …………………………………… 144
第二节　学习心理问题与调适 ……………………………… 149
第三节　校园生活中的健康问题与调适 …………………… 159

第八章　婚姻、家庭与健康 ………………………………… 164
第一节　婚姻和心理健康 …………………………………… 164
第二节　家庭和心理健康 …………………………………… 171
第三节　家庭关系问题与调适 ……………………………… 178

第九章　心理障碍、心理咨询与治疗 ……………………… 189
第一节　正常心理与异常心理 ……………………………… 189
第二节　常见的心理障碍 …………………………………… 195
第三节　心理咨询与治疗 …………………………………… 200

第十章　心理危机预防与干预 ……………………………… 211
第一节　心理危机与危机干预概述 ………………………… 211
第二节　心理危机干预的技术及过程 ……………………… 217
第三节　自杀危机的预防与干预 …………………………… 226

# 第一章　健康心理学与健康

**【本章提要】**

健康心理学是一门古老而又年轻的学科。在中国古代和古希腊哲学的著作中已蕴含着丰富的健康心理学思想，但是健康心理学作为一门独立学科，至今只有三十余年的时间。因其成立时间较短，理论体系建设和内容都还处于起步阶段，国内外研究者对健康心理学的认识还存在着一些分歧。本章从我国健康领域发展的需要出发，从心理健康的视角阐述了健康心理学的定义、基本任务和目标，健康心理学的发展、我国健康心理学的概况及未来展望，健康的概念、心理健康的概念及标准等内容。

**【学习重点】**

1. 了解健康心理学的概念、基本任务和目标。
2. 了解健康心理学产生的理论和历史背景。
3. 了解我国健康心理学发展的概况及未来展望。
4. 领会世界卫生组织对健康的定义和标准。
5. 领会心理健康的概念和标准以及心理健康的评估方法。

**【重要术语】**

健康心理学　心身医学　行为医学　医学心理学　临床心理学　生物心理社会模式　生物医学模式　亚健康

在人类健康的发展史上，活跃着一门既古老而又年轻的科学——健康心理学。追溯其思想根源，早在中国古代和古希腊哲学的著作中，已蕴含着丰富的健康心理学思想，但是健康心理学作为一门独立学科，至今只有三十余年的时间。1978 年，美国心理学会第 38 分支学会——健康心理学分会的成立，标志着健康心理学的诞生。四年后，第一本以"健康心理学"命名的官方杂志正式出版。随后，健康心理学因与人类健康的各种问题紧密相关，直接关系到社会的进步与个人的幸福，所以它在建立后的短短几年里就获得了迅速发展。1984 年，国际应用心理学协会健康心理学分会成立。1986 年，欧洲健康心理学协会成立。在 20 世纪 90 年代末，奥地利、比利时、德国、英国、荷兰、日本、韩国等诸多国家也都建立了自己的健康心理学组织。健康心理学正不断以其独特的魅力吸引着越来越多的研究者致力于健康领域的研究中。

## 第一节 健康心理学概述

健康心理学作为只有三十余年历史的新学科,尽管发展迅速,但是因成立时间较短,其理论体系建设和内容都还处于起步阶段,研究者对健康心理学的认识还存在着一些分歧。纵观国内外研究者对健康心理学定义的表述,主要是从以下两个视角来阐述的,即医学视角和心理健康视角。

### 一、健康心理学的定义

(一)健康心理学定义的医学视角

健康心理学在诞生之初,美国心理协会健康心理学分会第一任会长马特瑞佐(Joseph Matarazzo)将其定义为:"健康心理学是对促进和维护健康,防止生病,辨别健康、患病和相关功能障碍的病因和诊断关系,以及促进健康服务体系和健康政策形成的融教育、医学和心理学专业为一体的学科[1]"。

根据马特瑞佐的观点,健康心理学主要有四项目标。

1. 保持并促进健康。健康心理学家可以帮助制定学校健康课程的内容以及媒体的相关节目,向广大民众宣传健康的生活方式和行为习惯。

2. 预防并治疗疾病。心理学的原理已经被有效地应用于预防疾病,如降低高血压、心脏病和中风的危险性。

3. 鉴别心理、社会病因以及健康与疾病的关联。如了解人格因素对某些疾病发生的重要影响,研究应激与疾病的关系等。

4. 分析并改善医疗保障体系和健康政策。健康心理学家研究如何才能帮助医生和护士为病人提供更为有效的服务。

在经典定义的影响下,很多研究者给出了相似的定义:

布兰农与费斯特(L. Brannon & J. Feist, 1997)的定义是:健康心理学是一门致力探讨人类行为和生活方式对个体生理健康影响的学科,其主要目标在于应用心理学原理和方法,促进和维护健康,预防和治疗疾病,确定损害健康的危险因素,改进卫生保健系统,普及相关健康知识,增强公众健康意识[2]。

《教育管理大辞典》对"健康心理学"的定义是:运用心理学知识和技术,探讨和解决有关保持或促进人类健康、预防和治疗躯体疾病的心理学分支。它在行为医学的基础上发展起来,主要研究心理学在矫正影响人类健康或导致疾病的

---

[1] 赖斯. 健康心理学 [M]. 胡佩诚, 译. 北京: 中国轻工业出版社, 2000: 7.

[2] 朱兆熊, 唐秋萍, 姚树桥. 健康心理学 [M]. 天津: 南开大学出版社, 2005: 2.

某些不良行为，尤其是在预防不良行为与各种疾病发生中所应发挥的特殊功能；探求运用心理学知识改进医疗与护理制度，建立合理的保健措施，节省医疗保健费用和减少社会损失的途径，以及对有关的卫生决策提出建议[1]。

从以上定义中可以看出：健康心理学针对的是躯体健康和病态的问题，而非精神健康和病态问题；健康心理学更关注疾病的起源和病因问题，如何为生病治疗方面提供更多的帮助。研究者赖斯（Phillip L. Rice）对此的解释为：心理学家已经没有必要再建立有关精神或心理健康和疾病的研究领域，因为那已经是近一个世纪的研究焦点。在这个背景下，健康和疾病被认为是心理学家工作的合适领域[2]。可见，经典定义将心理健康排除在健康心理学之外，从医学的视角阐释了健康心理学的研究任务和目标，即以疾病和相关功能失调为出发点，探究其心理病因。这说明健康心理学的研究内容还没有完全从医学心理学中独立出来[3]。

（二）健康心理学定义的心理健康视角

在国内外有影响的健康心理学专著中，除采用医学视角的经典定义及相应的研究框架外，也有研究者从心理健康的视角对健康心理学进行了阐释。

我国台湾心理学研究者张春兴认为，健康心理学虽属心理学领域内的一种新兴学科，实际上义同"心理卫生"（mental hygiene），泛指保持并增进个人心理健康的一切措施。在此基础上，台湾研究者朱敬先对健康心理学的定义为：健康心理学以前称为心理卫生，泛指运用心理学知识，经由教育性历程，以保持并增进个人心理健康的一切措施。其基本理念为：有健康的心理，就会有健康的身体，心理健康是可以自主的，由心理影响身体，比较容易达到身心健康的目的。在郑希付主编的全国应用心理学专业教材《健康心理学》中，其内容也主要侧重与人的心理健康有关的行为，或者是与达到健康状态有关的心理现象。

健康心理学研究的目的，就是综合运用心理学的理论与方法，以一般正常人为对象，对现代人生活中影响身心健康的因素，从事分析、研究，提出建议，增进一般人有关身心健康的知识，从而实践"预防重于治疗"的原则，以期达成健康自求的理想[4]。

综上所述，我国研究者从心理健康的视角来定义健康心理学，可能是基于以下考虑。

第一，我国健康领域发展的需要。在美国心理协会健康心理学分会的定义中，健康心理学之所以将心理健康排除在外，是因为心理健康领域在西方已经得

---

[1] 袁振国. 教育管理大辞典：第1卷 [M]. 北京：中国科技文化出版社，2004：416.
[2] 赖斯. 健康心理学 [M]. 胡佩诚，译. 北京：中国轻工业出版社，2000：7.
[3] 李虹. 健康心理学 [M]. 武汉：武汉大学出版社，2007：2-3.
[4] 张春兴. 现代心理学：现代人研究自身问题的科学 [M]. 上海：上海人民出版社，1994：5.

到了足够的关注，是近一个世纪的研究焦点。而在我国，随着经济和科学技术的发展，医务人员的专业素质和医疗水平不断提高，养生保健、锻炼健身等观念深入人心，人们越来越关注自己的身体健康状况，对健康的理解仍大多限于身体健康，对心理健康还没有引起足够的重视。当那些昔日困扰着人类健康问题的因素，如传染病、营养不良等，已不再是健康的主要杀手，而由生活方式、行为习惯、精神压力以及社会问题等所造成的种种不适应，越来越严重地影响着人类健康的时候，人们才开始意识到心理健康的重要性。尽管我国已经认识到开展心理健康教育工作的重要性，并通过制定各种政策、媒体普及、开展心理健康人员专业培训等方式普及心理健康知识，提高民众的身心健康水平，但是还存在一些不尽如人意的地方。如各地区经济发展不平衡，对心理健康教育的接受程度也存在很大差异；学校心理健康教育还存在学科化、形式化、表面化和孤立化的倾向；心理健康的研究内容还处于心理健康状况的描述以及对一些心理问题的治疗方面阶段，深入揭示心理健康问题的内在脑机制研究、基因研究以及分子水平的研究还相当缺乏；从事心理健康工作的专业人员数量和质量都有待提高；等等。因此，根据我国当前健康领域的实际情况，将健康心理学的研究重点放在心理健康方面，是我国健康行业发展的需要和要求。

第二，我国时代发展的要求。我国正处于经济转轨，社会转型的特殊历史时期，社会经济体制改革日益深入，社会竞争不断加剧。劳动力的重新组合，人口和家庭结构的变化，原有社会支持网络的削弱，生活节奏越来越快，导致了不良适应的产生，即人们生活忙碌紧张，精神压力增大，在喧嚣的人群中却感受到强烈的孤独和不安全感，各种心理应激因素急剧增加，家庭问题、学校问题和社会问题日益增多，精神卫生问题日益突出，严重地影响了大众的心理健康。此外，儿童的行为问题、大中学生的心理卫生问题、老年期精神障碍、酒精与麻醉品滥用以及自杀等问题明显增多。因此，我国的健康心理学要为培养人们的心理保健意识，普及心理健康知识，提高全民的心理健康水平和幸福感作出贡献。

第三，健康心理学研究侧重于心理健康并不等于将身体健康排除在外，而是在关注心理健康的基础上，探讨心理行为、心理现象和生理健康、心理健康及社会健康之间的关系，即环境（家庭、学校、生活）、个性、情绪、压力等因素对身心健康的影响，以及心理健康危机及干预方面的问题，以期提高国民的心理健康水平，并通过心理健康达到影响身体健康、社会健康的目的。

基于此，健康心理学不仅仅要关注躯体健康和病态的问题，预防疾病的发生，还要研究心理学和生理健康、心理健康及社会健康之间的关系，充分利用心理学知识，经由教育等手段，提高国民身心健康水平。

## 二、健康心理学的基本任务和目标

根据本书中对健康心理学的理解，健康心理学的基本任务如下。

第一，研究人类行为、生活方式和心理现象对个体身心健康的影响，探查它们之间联系的规律，并利用这些规律达到预防疾病、维护和促进人类健康的目的。如了解人格因素在某些疾病中的重要作用，研究压力、情绪与疾病的关系等。

第二，制定促进人类心理健康的相关政策，建立适合我国本土文化的心理健康服务体系；分析并改善医疗卫生保障体系，建立合理的保健措施。

第三，倡导有利于身心健康的生活方式和行为习惯，普及心理健康教育，加深人们对促进健康的心理因素和社会因素的理解和应用。如健康心理学家通过教育的方式，传播积极心理状态、积极行为与良好健康状态之间关系的知识，引导人们保持健康的心态和行为，并学会如何避免或消除不良心态和行为。

第四，为精神病人、精神障碍者及心理危机者制定干预和治疗计划。

健康心理学的主要目标在于应用心理学的知识和技术，普及身心健康知识，增强公众的健康意识，预防身心疾病，矫正影响人类健康或导致疾病的某些不良心理因素及行为方式，促进和维护身心健康。

### 三、健康心理学的相关学科

健康心理学在形成和发展的过程中，借鉴了众多相关学科的理论和方法，如心身医学、行为医学、医学心理学、临床心理学等，这些学科均从不同的角度探讨心理、社会因素与健康、疾病的关系，以达到增进人们健康水平和预防疾病的目的。可以说，健康心理学和这些分支学科在内容上相互重叠很多，下面我们看一看这几门学科和健康心理学的直接联系和差异。

#### （一）心身医学（psychosomatic medicine）

心身医学是研究社会因素、心理因素与人体健康和疾病相互关系的一门边缘学科，涉及到医学、心理学、生理学、社会学、人类学等诸多领域[1]。心理因素导致疾病的观点由来已久，早在古希腊时代，人们就已经认识到，心情和精神可以导致身体疾病，也可以使身体疾病痊愈[2]。我国的医学巨著《黄帝内经》在2 000多年前就对心和身的概念以及两者之间的关系作了精辟论述。然而，心身医学逐渐形成为一门独立的学科却是始于20世纪。20世纪早期，弗洛伊德观察到一种称为"癔瘫"的症状，是由心理因素导致肢体瘫痪，而没有神经损伤。通过应用精神分析理论，他认为这些症状是由一些潜意识中的冲突转变而来的，从而认为心理因素不仅是疾病的结果，也可能是疾病的原因。弗洛伊德首次系统地阐述了心身关系理论，成为心身医学诞生的原动力。

---

[1] 胡永年. 医学心理学［M］. 北京：中国医药科技出版社，2000：46.
[2] 赖斯. 健康心理学［M］. 胡佩诚，译. 北京：中国轻工业出版社，2000：9.

心身医学与健康心理学有许多共同之处，如都是以心理学基本理论和方法作为学科基础，研究生物学因素、心理因素及社会因素之间的相互作用。然而，心身医学研究心理和躯体的相互关系，侧重于探查心身疾病的心理学机制，关注心理冲突的价值；而健康心理学关注心理学在人类身心健康中的应用，侧重于积极健康的行为及心理因素对身心健康的影响，强调预防身心疾病，主张采用心理学的方法改变或矫正不健康的心理行为，维护和促进身心健康。

（二）行为医学（behavior medicine）

行为医学是行为科学与医学相结合而发展起来的一门新兴医学学科。它研究行为科学中与健康有关的知识和技术，并把这些知识和技术应用于对疾病的预防、诊断、治疗和康复的科学领域[①]。

行为医学更多是从行为主义心理学中汲取营养，它的产生同行为治疗和生物反馈技术的发展密切联系，强调采用行为技术处理病人症状或矫正不良行为。行为医学认为，人的行为对健康状态有着重要影响。掌握行为改变的原因，就可能实现对行为的控制，进而起到改善人类健康状况的作用。行为医学要应用行为科学的理论和技术，进行行为记录、行为分类、行为改变等工作，直接为解决医学问题服务。

健康心理学是在行为医学的基础上发展起来的。在理论研究和实际应用的过程中，综合运用了行为理论、程序学习和条件反射等原理，研究对象更偏重于健康人。在疾病的预防、缓解精神紧张和心理压力，以及普及身心健康教育，增进人们身心健康水平等方面，都获得了较为显著的成效。

（三）医学心理学（medical psychology）

医学心理学是心理学和医学相互结合、交叉渗透的一门新兴学科。医学心理学是运用心理学的原理和方法，研究心理因素在人体健康与疾病及其相互转化过程中的作用规律，并研究如何预防、控制心理危险因素导致的疾病及利用心理保护因素促进健康的策略和措施的科学[②]。

医学心理学既有医学的特点，又有心理学的特点，主要研究与医学有关的健康与疾病的各种心理问题，研究各种病人的心理行为特点，疾病过程中的各种心理变化规律以及心理因素对疾病的影响，更侧重于疾病治疗。健康心理学的中心任务着力于研究和促进人们的心理健康，包括培养健康的人格，提高对环境的适应能力以及预防心理疾病和问题的发生等，更侧重于提高人们的身心健康水平，预防身心疾病的发生，而不是侧重于疾病治疗。

（四）临床心理学

临床心理学是一门应用心理学，其发展至今约有一百余年的历史，最早提出

---

① 刘克俭，顾瑜琦. 行为医学［M］. 北京：科学出版社，2003：1.
② 朱金富，玄英哲. 医学心理学［M］. 郑州：郑州大学出版社，2008：1.

临床心理学概念的是美国心理学家韦特默（Lightner Witmer），他于1896年首次使用了这个术语。2000年，美国心理学会下属的临床心理学分会对其定义为：临床心理学综合运用科学、理论和实践去理解、预测和改善人们的适应不良、能力缺乏、情绪困扰，并促进人们的适应、应对以及个人的发展。

临床心理学与健康心理学均属于心理学分支学科，心理学理论基础相同。但是，临床心理学的研究对象主要是心理不健康、不适应或有心理障碍的人，它有两个重要领域，即心理诊断与心理治疗，以心理学的方法和技术帮助患者了解自己，解决心理问题，从而恢复健康的心理状态。而健康心理学以一般正常人为对象，重在培养人们的健康行为和良好的生活方式，对现代人生活中影响身心健康的因素进行分析，并提出建议，预防身心疾病的发生。

## 第二节 健康心理学的发展

健康心理学是在心身医学、行为医学、医学心理学、临床心理学的理论基础上孕育和发展起来的。在其三十余年的发展进程中，由于受到不同历史时期社会生产力水平、科学技术和哲学思想的影响，健康心理学随着医学的不断发展，在生物医学模式向生物心理社会模式转化的过程中，汲取其中精华，逐渐形成自己独立的研究领域。

### 一、健康心理学产生的理论和历史背景

健康心理学诞生于1978年，但有关健康心理学的思想和研究，可以追溯到遥远的年代，从人类科学地探索躯体和心理的关系开始逐渐发展而来。

（一）古代的医学研究

在公元前的石器时代，盛行巫医驱邪避病的神灵主义模式。受当时生产力低下的影响，人们相信万物有灵，患病是神灵惩罚和魔鬼缠身。只有通过驱鬼避邪，敬神求仙的方式，才能治愈疾病，维护健康。虽然神灵主义模式盛行的时期已经成为久远的历史，但其影响一直延续至今。在一些经济发展落后的地区，仍旧有人相信巫术的治疗力量。

从公元前3000年前后开始，自然哲学医学模式出现，该模式从物质与精神的哲学关系来阐释心理现象和身体之间的关系，认为精神和身体是统一的整体。医学研究者在医疗实践经验的基础上，运用自然哲学理论解释个体的生命、健康与疾病，实现了医学和巫术的分离。古希腊的"医学之父"希波克拉底提出了体液学说，他认为人体内有四种基本体液：血液、粘液、黄胆汁和黑胆汁，其不同的构成便形成不同性格，进而将性格同疾病联系起来，当四种体液正常而均匀地混合时则为健康，若其中一种过多或过少都会引起疾病。因而，健康的根本是保持体液平衡。

自然哲学模式的整体观以及心身相互作用的辩证观具有积极意义,是东西方医学哲学看待健康的精髓。该模式蕴含的丰富自然哲学思想,尤其是对人本身和人与环境之间整体观念的阐述,有力推动了医学发展。

(二) 生物医学模式

随着工业化和自然科学的发展,西方医学摆脱了宗教的禁锢,步入快速发展的轨道。医学家开始对生物体和生命现象进行大量实验研究。如:英国科学家哈维在实验中发现了血液循环规律和心脏功能,并提出了血液循环理论;法国微生物学家巴斯德对微生物与免疫学等的研究取得了重大成就;德国病理学家魏尔啸提出了细胞病理学说,强调所有的疾病都是细胞的疾病,极大地推动了病理学的发展等。在这些研究的影响下,人类对自身的认识不断提高,把整体分解成系统、器官、细胞、亚细胞以及分子等各种层次,从微观的角度将人类疾病的防治放在实验和定量的基础上,用理化及生物等因素来解释一切生命现象,奠定了现代医学的基础,形成了生物医学模式。

生物医学模式认为,一切疾病和身体不适都可以用生理过程的异常来解释,如损伤、生化失衡、细菌或病毒感染等导致个体器官、细胞或分子发生变化。因此可以采用接种疫苗、外科手术、化学疗法和放射疗法等物理或化学的方法进行治疗,以改变身体的健康状况。在生物医学模式下,研究人员利用疫苗征服了脊髓灰质炎和麻疹等许多感染性疾病,发明了抗生素等有效对抗细菌感染性疾病的武器,对提高人类健康水平作出了巨大贡献。

但是,在该模式的影响下,医生在治疗中只关注如何利用药物和手术的作用治疗患者的局部症状,却没有将患者作为一个统一的整体,忽视了其心理变化、社会环境及社会文化因素在疾病发生、发展中所起的作用,使许多疾病(尤其是精神和心身疾病)的预防、治疗和康复,难以达到更好的效果。

研究者逐渐认识到,仅从生物医学角度认识健康和疾病是不够的,还必须从更广泛的角度认识健康和疾病,从心理学与社会学的角度对其进行综合的研究,促使新的医学模式加速走上医学舞台。

(三) 生物心理社会模式

1879年,德国心理学家冯特(Wilhelm Wundt)在莱比锡大学创建了世界上第一个心理学实验室,标志着科学心理学的诞生。心理学家用实验的方法研究人类行为,使心理学研究获得迅速发展,心理学理论体系日趋完善,为生物心理社会模式的建立以及健康心理学的产生和发展提供了理论依据。

20世纪后期,经济、文化及科技的迅速发展增强了人们的身体保健意识,社会和个人对健康的要求发生了变化,人们越来越关注通过健康的生活方式及健康行为,达到提高生活质量、健康长寿的目的。同时,生物医学的发展,使得人类疾病的比例结构(疾病谱)和死亡率的排列顺序发生了变化。以往威胁人类生命的主要疾病，如结核、肺炎、肠胃炎等细菌性疾病的死亡率显著降低，而与心理、社会因素密切相关的心、脑血管病上升为人类生命的第一杀手。此外，随着社会发展，人类在享受物质文明的同时，生活节奏加快、压力增大以及社会不适应等产生的心理障碍和精神健康问题，也越来越严重地影响人类的健康。医学家及心理学研究者开始对生物医学模式提出质疑，他们认识到心理因素在健康的保持与促进、疾病的预防与诊疗中有着不可低估的作用，疾病不仅仅是由细菌侵害、病毒感染等生物因素所致，而是生物、心理与社会因素综合影响的结果。

在此基础上，1977年，美国医生恩格尔（G. L. Engel）提出了生物心理社会医学模式，该模式认为躯体、心理和社会三方面的合力，共同影响着人们对疾病的易感性、治疗疾病和维护健康的成功性（见图1-1）。

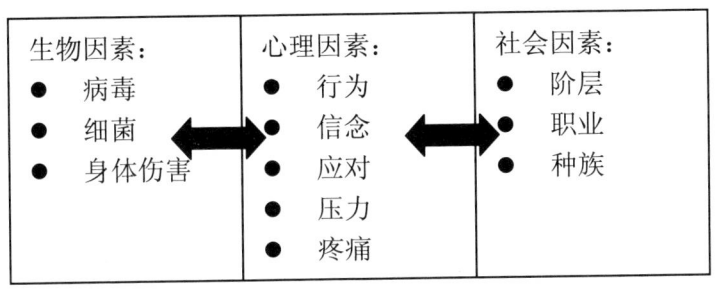

图1-1　健康与疾病的生物心理社会模型①

生物心理社会模式认为，健康或疾病均是生物、心理及社会因素相互作用的复杂的结果。其生物因素主要反映了健康与疾病过程中的微观变化过程，如组织细胞损伤、基因突变等内容；心理社会因素则主要反映了健康与疾病过程中的宏观变化过程，如认知因素、情绪、应对方式、生活事件、社会支持、社会阶层等。健康和疾病状态是个体的宏观过程和微观过程相互作用的结果。

生物心理社会模式的提出，反映了人类对健康和疾病进行了重新思考和定位，实现了健康观从单一的躯体健康模式向整体健康模式的转变。该模式不仅重视从生物学、心理学及社会因素方面认识健康和疾病，而且更强调人类自身行为、生活方式和心理完善程度对维护心身健康以及预防躯体疾病和精神障碍的重要作用和意义。

随着生物心理社会模式、健康领域的心理学研究以及卫生保健系统之间相互渗透、相互融合，健康心理学以美国为中心，在日本和欧洲等地应运而生，并迅速得到发展，成为心理学领域中一个重要的学科分支。

---

① 奥格登. 健康心理学 [M]. 严建雯，陈传锋，金一波，译. 北京：人民邮电出版社，2007：4.

## 二、我国传统的健康心理学思想

在中国古代及近代的传统医学文献中，有很多关于健康心理学思想的记载和精辟的论述。中国是传统的健康心理学思想最古老的发源地之一。我国古代哲学家老子的《道德经》、庄子的《庄子》、孔子的《论语》等哲学论著，以及医学思想家的《易经》和《黄帝内经》等著作中，都蕴含着丰富的健康心理学思想。

### （一）形神合一

形神合一指人的身体与精神统一不可分离，是中国传统健康心理学思想的重要理论基础。春秋时期，《墨子·经上》篇中写道："生，刑（通'形'）与知处也。"指的是，人的身体与精神在一起，才会表现出生命力。在《黄帝内经》中，也有"形与神俱，形神兼备"的思想。中医认为形神和谐，是健康的象征；形神失调，是疾病的标志；形神分离，意味着生命的终结。因此，"形神合一"，就是指人的正常生理与心理机能的有机结合，或和谐统一的完满状态；人的疾患与精神、情绪因素密切相关，心理失调往往可导致多种躯体疾病，因此，既要保养形体，以促进身体健康，也要保养精神，以促进心理健康。

### （二）天人相应

《黄帝内经》中指出"人与天地相参也，与日月相应也"，指人体与大自然有相应的变化，在预防与治疗疾病时，应该注意自身环境及阴阳四时气候等对健康与疾病的影响。人是自然的人、社会的人，不仅仅是一个生物的人。人的正常生理和心理要与整个社会，与自然环境有机融合；它们之间的失衡，往往可导致多种躯体性疾病或心身疾病。

### （三）不治已病治未病

《黄帝内经》中强调"圣人不治已病治未病"，认为患病以后才去用药，犹如"临渴掘井"，为时已晚。"治未病"包含两个方面，一是未病先防，一是已病防变。"不治已病治未病"是我国传统的健康心理学思想中的重要原则，它对养生保健、防病治病有着重要的指导作用，数千年来一直有效地指导着中医学的防治实践。

综上所述，"形神合一"、"天人相应"、"治未病"等精辟的思想，体现了古人对人类心身统一，心理因素与健康、疾病关系重要性的认识。这些论述是生物心理社会模式的基石，蕴含当代健康心理学的重要思想。

## 三、我国健康心理学的发展概况

健康心理学于1978年诞生于美国，是一门正在发展、有着旺盛生命力的新学科。健康心理学的研究重点在于改变人们不适应的生活方式，提高人们的生活质量。因此吸引着各领域的广泛关注，并在我国迅速发展。

我国健康心理学的发展可追溯到20世纪30年代。当时，在国际心理卫生运动日趋发展的影响下，我国许多有识之士日益认识到心理卫生运动的意义及重要性，在国内大约有十几所大学建立了心理系，开设了"心理卫生"选修课程。1936年4月，由教育家、心理学家、医生、社会学家以及其他社会知名人士酝酿发起，在南京正式成立了"中国心理卫生协会"，并在一定范围内开展心理卫生工作。当时心理卫生协会主要的任务有以下几点。

1. 成立心理卫生图书馆，普及心理卫生知识。
2. 编印心理卫生丛书。
3. 举办心理卫生讲座。
4. 调查各地区实施心理卫生工作的状况。
5. 培养心理卫生人才。
6. 编制心理健康测验。
7. 翻译心理卫生书籍。

翌年，因抗日战争爆发，心理卫生的工作被迫停顿。新中国成立后，我国健康心理学工作有了进一步发展。1958年，面对当时发病率较高、久治不愈的神经衰弱病状，中国科学院心理研究所的心理学工作者与北京医学院精神科医生合作，开展了以心理治疗为主的综合治疗，短期内获得显著疗效，引起了医学界及心理学界的重视。与此同时，中国台湾的"中华心理卫生协会"也于1955年在台北儿童心理卫生中心复会，并通过举办讲座、心理咨询、出版图书、专业培训等方式，提高国民的心理健康水平。直到1985年3月，新的中国心理卫生协会才正式成立，同年9月举行成立大会。大会选举产生了理事和常务理事，讨论通过了协会章程。随后成立了儿童心理卫生、青少年心理卫生、老年心理卫生和特殊职业群体心理卫生等专业委员会并开展学术活动。

健康心理学研究在我国刚刚起步，但已经受到医学界和心理学界的重视。1984年，中国台湾发行了《中华心理卫生学刊》；1987年，中国心理卫生协会创办了《中国心理卫生杂志》；1992年，《中国行为医学杂志》创刊；1993年，健康心理学的专业杂志《健康心理学杂志》创刊，现已更名为《中国健康心理学杂志》，该杂志辟有论著介绍、综述与讲座、不同年龄阶段的心理健康研究、不同群体的心理健康调查研究、精神卫生研究、性心理研究、心理治疗、心理咨询、心身医学、心理干预等栏目，从栏目设置上可以看出，我国本土文化下的健康心理学义同"心理卫生"，这也反映了国内健康心理学的研究范畴和现状。近年来，有关心理健康的学术论文和专业书籍在数量上有了迅猛增长，很多医学类杂志开设了专门的心理版，主要从心理健康教育、心理咨询与治疗、心理评估与测量等视角报道健康心理学领域的研究进展与成果，提升了健康心理学研究的学术水平。

2008年，卫生部等17个部门印发了《全国精神卫生工作体系发展指导纲要

（2008年—2015年）》，提出按照"预防为主、防治结合、重点干预、广泛覆盖、依法管理"的原则，建立与"政府领导、部门合作、社会参与"的工作机制相适应的精神卫生工作体系。纲要中提出：中小学建立心理健康辅导室、设置专职教师并配备合格人员的学校比例，到2010年城市达到40%、农村达到10%，2015年城市达到60%、农村达到30%；建立健全精神卫生防治服务网络并在精神卫生工作中发挥主导作用，到2010年，地市级及以上地区和80%的县（市、区）建立精神卫生防治服务网络，2015年所有的县（市、区）建立精神卫生防治服务网络。

此外，我国各级政府日益重视对大中小学心理健康教育的普及工作。1999年8月，教育部颁发了《关于加强中小学心理健康教育的若干意见》；2001年6月在《国务院关于基础教育改革与发展的决定》中，明确提出"加强中小学生的心理健康教育"；2002年，为了进一步指导、规划全国中小学心理健康教育工作，教育部颁布了《中小学心理健康教育指导纲要》。为加强中等职业学校的心理健康教育，2004年7月，教育部印发了《中等职业学校学生心理健康教育指导纲要》。2001年教育部下发了《关于加强普通高等学校大学生心理健康教育工作的意见》；在此基础上，2002年教育部印发《普通高等学校大学生心理健康教育工作实施纲要（试行）》的通知。这些文件的出台，对心理健康工作者明确心理健康教育的目标与任务、心理健康教育的途径与方法、心理健康教育的内容、心理健康教育工作的管理及师资队伍建设等工作起到了重要的指引作用。

我国政府大力倡导并要求三级甲等医院成立心理科，中小学开设心理咨询室并配备心理辅导教师，各大学开设心理咨询中心，分别就大、中小学生的心理困惑及心理问题进行心理健康教育、心理辅导与咨询、心理治疗及危机干预等工作。

为了提高人们的身心健康水平，我国较系统地开展了健康心理学领域专业人才的培养及心理健康从业人员的培训工作。目前，在全国各类院校应用心理学专业的研究生及本科生教育中均开设了"健康心理学"课程；我国国家劳动和社会保障部（现为人力资源与社会保障部）组织中国心理卫生协会有关专家制定和出台了《心理咨询师国家职业标准》，开展了国家职业资格三级心理咨询师（即初级）和国家职业资格二级心理咨询师（即二级）的培训和认证工作（目前国家职业资格一级心理咨询师的认证尚未开始），弥补了专业心理健康工作人员的不足。为了推动和促进中国临床与咨询心理学正规、有序、健康发展，培养高素质的临床与咨询心理学专业人员，提高心理咨询行业的专业水平，2007年2月，中国心理学会在北京召开常务理事会，一致讨论通过了中国心理学会临床与咨询心理学注册系统的注册标准及伦理守则等文件。该注册系统在专业领域内部形成了一定影响，对提升专业领域的工作质量，促进专业领域的健康、可持续发展起到了积极的建设性作用。

除了对专业心理咨询人员进行培训外,国家还对在大、中小学工作的心理健康教育教师提供了各种培训。如2009年,北京市高教学会心理咨询研究会协助北京市教工委制定了北京高校辅导员心理辅导技能培训体系,并定期为北京市高校辅导员进行心理健康及个人成长、大学生心理健康与常见心理问题等培训,提高了辅导员的学生工作水平,在大学生心理疏导和危机预防干预工作中发挥了很大的作用。在中小学师资培训方面,许多省、市或地区与高校科研机构联合做了大量工作,开展了较大规模的专职教师认证工作。如北京市2000年确立了14个区县的294所中小学为市级心理健康教育研究与实验单位;天津市对89%的市区学校、56%的郊区学校、18%的县级学校的心理健康教育教师进行了短期培训,截止到2003年底,每所学校都有1—3名教师拿到了市教委颁发的上岗合格证[①]。

尽管我国在健康心理学领域及心理健康教育工作方面取得了可喜的进展,但是目前我国尚没有健康心理学专业学术机构,从事健康心理学研究的人员分布在医学心理学、临床心理学、心理健康教育等不同的研究领域,健康心理学的研究任务、目标以及研究内容会受到不同领域研究者学科专业背景的影响。此外,健康心理学作为一门兴起不久的新学科,其学科理论、研究方法以及知识范畴多借鉴了其他学科的知识和方法,急需根据我国本土文化和身心健康研究的实际,建立起自己的概念体系和研究方法等。

**四、健康心理学的未来展望**

健康心理学是研究如何维护与增进健康的科学,由于不同研究者的学科背景不同,我国在健康心理学研究领域出现了两种研究体系。一种是和医学紧密结合,旨在研究躯体健康和疾病的心理学;另一种则偏重于从心理健康的角度,研究与人的心理健康有关的行为,或是达到身心健康状态有关的心理现象。健康心理学的未来发展,可能更倾向于两种研究取向的整合,主要立足于以下几方面。

(一) 吸取不同学科之长处

健康心理学作为一门新学科,正处于不断发展和逐步完善的过程中,引起了许多领域研究者的广泛关注。健康心理学需要从心身医学、临床心理学、医学心理学等不同学科中汲取营养,明确适合自己的研究方法和工作内容,从而建立起体现自身特色的学科体系,以实现提高全社会身心健康水平的目标。此外,积极心理学的兴起也为健康心理学的发展提供了良好的机会。积极心理学指利用心理学目前已比较完善和有效的实验方法与测量手段,来研究人类的力量和美德等积极方面的一个心理学思潮。积极心理学的研究对象是一般正常人,它要求心理学家用一种更加开放的、欣赏性的眼光去看待人类的潜能、动机和能力等。而健康

---

① 俞国良. 中小学心理健康教育:任重而道远[N]. 中国教育报,2004-12-17(5).

心理学研究的目的，也是以一般正常人为对象，对现代人生活中影响身心健康的因素，进行分析、研究，提出建议，增进一般人有关身心健康的知识，从而实践"预防重于治疗"的原则，以期达成健康自求的理想。可以看出，两门学科有一定程度的交叠之处，研究对象都是一般正常人，关注人们自身的积极力量，达到预防身心疾病的目的。因此，健康心理学可以成为"积极健康心理学"，借鉴积极心理学的思想与理念，从而凸显其研究目的，拓展健康心理学的研究领域，丰富健康心理学的内涵。

（二）加强心理学与医学合作

长期以来，医学和心理学在关注范围和治疗方向上存在着一些分歧。在医学的潮流逐步从"生物医学模式"向"生物心理社会模式"转化的过程中，医学与心理学的关系受到了越来越多的关注。马克思有句名言："一种美好的心情要比十副良药更能解除生理上的疲惫和病理上的痛苦。"医学研究者认识到，社会的剧烈变革使与心理、社会因素有关的疾病日趋增多，许多疾病的预防和治疗，不仅需要良好的医学技术，还需要通过心理社会干预来减少人们患病的危险因素，并帮助患者和家属应对疾病。因此，健康心理学已日益受到医学界和心理学界的重视，在未来的发展中，精神科及其他专科的医生将与心理学工作者密切合作，让健康心理学为人类健康发挥出更大的作用。

（三）提高健康心理学工作者的专业水平

健康心理学要获得更好的发展，为人类健康作出更大的贡献，就需要建立一支高素质的专业队伍。由于不同专业背景的健康心理学工作者分布在高校、医院、研究所及保健机构等不同的工作领域，其工作重点及对专业背景的要求会有所差异，对健康心理学的任务、内容及目标也会产生分歧。基于此，有必要建立和完善健康心理学的教育和培训体系，对研究人员要有基本的业务培训和受过专业教育的背景要求，从而提高专业队伍的素质，使不同的研究体系之间互相借鉴乃至整合，使健康心理学更好地发展。

对于医学院的本科教育，健康心理学教育可着重于培训心理学专业知识、研究方法、心理健康教育的知识及心理咨询与心理治疗技能等，以便这些学生将来进入医疗领域后，会在医学背景的基础上，应用心理学知识改善患者的健康状况，并通过医疗实践环节，证实其心理干预工作的效果，从而加强医疗机构对心理学的认同。对于心理学专业的学生，健康心理学科着重于培训医学和生理学的相关内容，掌握医学科研方法，提高临床研究的能力，以便未来在整合心理健康教育、心理咨询、心理治疗及临床医学的基础上，进行相关研究，丰富健康心理学的内容，或者在心理治疗或心理咨询中为来访者提供更多的选择和治疗机会。此外，健康心理学培训也可以面向很多非心理学专业的学生，如护理、生物学、健康教育等，可以汲取不同学科背景的优势，为健康心理学的发展提供新的思路。

### （四）参与政府决策

健康心理学在分析和促进健康服务体系和参与健康政策形成方面扮演着重要角色。研究者发现，我国每年数以千万计的地方病患者和残疾人给家庭和社会带来沉重的负担。当前重治疗轻防治的旧医疗观念，公众对生理卫生、心理卫生知识的严重匮乏以及不合理的饮食结构、生活方式和心理危机，造成自杀率和心理疾病的发病率不断攀升。同时，因健康心理学的广泛影响，公众对共同的健康问题如心脏病、高血压、高血脂、癌症等慢性病和心理疾病的关注逐步提高。我国目前制定的医疗保障制度，如《中华人民共和国传染病防治法》、《中华人民共和国职业病防治法》、《艾滋病防治条例》等，只针对某一类疾病或单一病种，而常见疾病的早期预防和早期诊断，并未纳入制度体系，尚属于"重传染病等重点疾病预防，轻慢性非传染性疾病预防"的医药卫生体制，而且预防模式基本上是以突出疾病为导向。因此，健康心理学未来的发展应在调查研究的基础上，促进以预防为主的国家医疗卫生体系的建立，充分发挥社区医生的优势，关注社区家庭居民的健康状况，及时发现并医治疾病。

此外，健康心理学在关心公众健康的同时将更加关注如儿童、老人、妇女和少数民族等特殊群体的健康问题，并在政府相关法规的制定和实施中起重要的参谋作用。为了提高青少年的身心健康水平，保证其健康成长与发展，在健康心理学的研究基础上，我国制定了一系列的政策，如：《中华人民共和国未成年人保护法》，对未成年人父母或者其他监护人的行为作了规定，以保护未成年人的身心健康；《学校卫生工作条例》规定，"学校卫生工作的主要任务是：监测学生健康状况；对学生进行健康教育，培养学生良好的卫生习惯；改善学校卫生环境和教学卫生条件；加强对传染病、学生常见病的预防和治疗"；《中小学生健康教育基本要求》（试行）规定，"健康教育是以传授健康知识、建立卫生行为、改善环境为核心内容的教育"。此后，教育部《关于加强中小学心理健康教育的若干意见》、《中小学心理健康教育指导纲要》等政策文件的颁布，有效指导了各级学校对全体学生开展心理健康教育，并对少数有心理困扰或心理障碍的学生给予科学有效的心理咨询和辅导，使他们尽快消除心理障碍，调节自我，提高心理健康水平，增强发展自我的能力。

## 第三节 健康的概念

健康是人类生存和发展的基础，是社会进步和民族兴旺的保证，是人类共同追求的目标。健康的概念是多元化的，随着社会的发展和人类对自身认识的深化，人们对健康内涵的认识不断丰富和完善。

### 一、健康的定义

什么是健康呢？长期以来，人们常常认为不生病就是健康，这种观点是不全面的。有的人身体并没有发生器质性病变，也没有心理疾病，但是他酗酒、吸烟无度、性格暴躁、人际关系不好，也不能视为健康状态。

1948年，世界卫生组织（WHO）成立时，在其宪章中开宗明义地指出："健康是一种生理、心理和社会适应都日臻完善的状态，而不仅仅是没有疾病和虚弱的状态。"世界卫生组织的三维健康定义，摒弃了生物指标为评价个体健康状况的唯一标准，而是从人的整体出发，把健康与人类的生活联系起来，强调人的心理状态和社会适应能力日臻完善的状态，推动了生物心理社会模式的形成和发展。

1978年，世界卫生组织在国际初级卫生保健大会上通过的《阿拉木图宣言》中重申了健康的含义，指出"健康不仅仅是身体没有缺陷和疾病，而是身体、心理和社会适应各方面的完好状态"。

随着医学水平的提高和人们对精神世界认识的逐渐加深，1989年，世界卫生组织把道德修养纳入了健康的范畴，具体内容包括：健康者不以损害他人的利益来满足自己的需要，能够辨别真善美与假恶丑、荣誉与耻辱等是非观念，能按照社会行为规范来约束自己，以此获得心地踏实、心境平和，并产生一种价值感和崇高感，以道德健康促进整个身心健康。从新的四维健康观来看，健康不仅是没有疾病，而且包括身体健康、心理健康、道德健康和社会适应良好。新的健康观说明了人们对健康的理解日趋完善，对自身健康水平的要求不断提高。

世界卫生组织还提出了健康的十条标准：

第一，精力充沛，能从容不迫地应付日常生活和工作；

第二，处事乐观，态度积极，勇于承担责任，无论事情大小都不挑剔；

第三，精神饱满，情绪稳定，善于休息，睡眠良好；

第四，能适应外界环境的各种变化，应变能力强；

第五，自我控制能力强，善于排除干扰；

第六，体重适当，体态均匀，身体各部位比例协调；

第七，眼睛明亮，善于观察，眼睑不发炎；

第八，牙齿清洁，无缺损，无痛感，牙龈正常，无蛀牙；

第九，头发有光泽，无头屑；

第十，肌肤富有弹性，走路轻松，有活力。

从世界卫生组织对健康的定义与标准中可以看到，健康不再是单纯的生理上的病痛与缺陷，它涵盖了生理、心理、社会及道德健康。心理、社会和道德的相互作用更多地反映了健康与疾病过程中的宏观变化过程，如人格特征、应对方式、行为规范、生活事件等，而生物因素则更多反映了健康与疾病过程中的微观变化过程，如基因突变、组织细胞损伤、生理生化系统紊乱等。可以说，这是一个整体的、积极向上的现代健康观。生理健康、心理健康、道德健康及社会适应健康形成了一个层层向上结构的金字塔，其中，生理健康是心理健康的基础，心理健康是生理健康的有力保障；道德健康以生理健康、心理健康为基础，是生理、心理健康最完美的表现和统一；社会适应健康是以生理健康、心理健康、道德健康为基础的高级健康层次，不仅包括生理、心理和道德健康，还包括较强的社会交往能力、工作能力和广博的科学文化知识；能够胜任在社会生活中的各种角色，不断超越自我，是健康的最高境界。四者的和谐统一构成了人类健康的基础（见图1-2）。

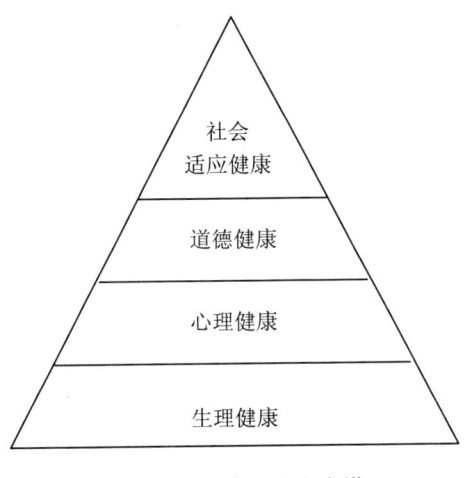

图1-2 健康概念金字塔

## 二、健康与疾病

健康是人们在不断适应内外环境变化过程中，维持生理、心理、社会等诸方面动态平衡的过程，其中，任何一种不良因素的干扰都可能打破原有的平衡而陷入不健康的状态。因此，健康与疾病之间不存在明确的界限，而是一个连续统一的整体，在一定条件下可以相互转化（如图1-3）。

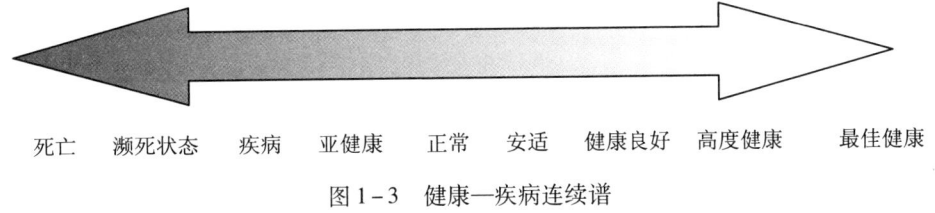

图1-3 健康—疾病连续谱

由图可知，健康与疾病是连续的过程，其活动范围可从濒临死亡到最佳健康状态。每个人的健康状况都会在连续谱上处于某一位置，且时刻都处在动态变化之中。如某人最近感觉有气无力、昏昏沉沉、对什么都没有兴趣、情绪低落、易怒等，但是却查不出任何器质性病变，此时其健康状态偏向左侧的亚健康状态。

经过一段时间的调整，他感觉精力充沛、心情舒畅、工作效率高、人际关系顺畅等，他的健康状况又转向了连续谱右侧的健康良好状态。

根据现代健康观，连续谱上的任何一点都是个体生理、心理、道德修养、社会适应等诸方面的综合表现，而非单纯的生理上的有无疾病。如果一个身体健康的人，精神处于错乱状态，出现妄想、幻觉等不良症状，其在连续谱上的位置应处于左侧的疾病处。

在健康—疾病连续谱线上，有一种状态介于健康与疾病之间，即"亚健康"状态。处于亚健康状态的个体表现为身心疲劳、自感不适，但是经临床检查没有明显的身心疾病。据世界卫生组织的一项全球性调查结果表明，全世界有75%的人处于亚健康状态，处于疾病状态的人仅占20%。亚健康状态的范围很广，有身体上、心理上的不适感觉，或在相当长的一段时间内难以确诊是哪种病症的均可包括在其中，如心理困扰、职业倦怠、神经衰弱、更年期综合症等。和健康状态一样，亚健康状态也是动态变化的，个体可以通过积极采取措施（如加强体育锻炼）进行自我调控或向专业人员求助等方式，促使自己从亚健康向健康状态转化。

### 三、心理健康的概念和标准

**（一）心理健康的概念**

作为人类健康的重要组成部分，心理健康已经越来越受到人们的广泛关注和重视。什么是心理健康呢？当前学术界对心理健康的定义还存在争议。国内外学者由于个人所处的社会文化背景不同，研究问题的立场、观点和方法相异，迄今尚未有统一的意见。

1. 国外研究者的定义

第三届国际心理卫生大会（1946）指出，心理健康是指在身体、智能以及情感上能保持同他人的心理不相矛盾，并将个人的心境发展成最佳的状态。具体表现为：身体、智力、情绪十分协调；适应环境，人际关系中彼此能谦让；有幸福感；在工作和职业中，能充分发挥自己的能力，过有效率的生活。

《简明不列颠百科全书》（1985）将心理健康解释为：心理健康是指个体心理在本身及环境条件许可范围内，所能达到的最佳功能状态，但不是十全十美的绝对状态。

美国健康与人力服务部（1999）在其心理健康报告中指出：心理健康是心理功能的成功性表现，它带来富有成果的活动，完善的人际关系，使人有能力适应环境变化和应对逆境。心理健康对于个人幸福、家庭、人际关系、社区和社会是必不可少的。

2. 我国研究者的定义

我国研究者刘华山认为，心理健康指的是一种持续的心理状态。在这种状态下，个体具有生命的活力、积极的内心体验、良好的社会适应，能有效地发挥个人的身心潜力与积极的社会功能。

研究者申荷永认为，心理健康乃是个体对环境、生活及自我的良好适应状态。环境包括自然环境和社会环境，生活包括个体的学习、职业、家庭及社团等活动，自我包括了个体自身的身体、心理、知识与技能等方面的要素。

研究者吴均林认为，心理健康是旨在充分发挥个体潜能的内部心理协调与外部行为适应相统一的良好状态。这一定义表明，心理健康既表现在个体与环境互动时的适应行为上，也蕴含在相对稳定并处于动态发展和完善中的心理特质上。

综上所述，尽管国内外研究者对心理健康的理解存在着差异，但是其理解中的共同之处为：心理健康是指一种生活适应良好的状态，有两层含义。其一是没有心理疾病，这是心理健康最基本的条件。心理疾病包括各种心理与行为异常的情形。其二是具有一种积极发展的心理状态，即能够维持自己的心理健康，主动减少问题行为和解决心理困扰。

对以上心理健康的概念，可以从广义和狭义的角度去理解。积极发展的心理状态是从广义的角度来说的，心理健康以促进人们自我心理调节、发挥更大的心理效能为目标。心理健康的人能够不断提高心理健康的水平，更好地适应社会生活，更有效地为社会和人类作出贡献。没有心理疾病是从狭义的角度来理解心理健康，即心理健康主要目的在于预防心理障碍、心理疾病和行为障碍。

（二）心理健康的标准

由于判断心理健康的依据不同，研究者的学科特点和考虑问题的角度不同，考虑心理健康标准的出发点也不一样。随着社会文化和时代的发展，心理健康的标准也在不断地发展和变化。

1. 马斯洛（A. Maslow）等提出的标准

美国著名心理学家马斯洛和米特尔曼提出了心理健康的十条标准：（1）有适度的安全感；（2）能充分了解自己，并对自己的能力作适当的评价；（3）生活目标、理想切合实际；（4）能与现实环境保持良好的接触；（5）能保持人格的完整与和谐；（6）具有从经验中学习的能力；（7）能保持良好的人际关系；（8）适当的情绪表达及控制；（9）在不违背集体要求的前提下，能有限度地发挥个性；（10）在不违背社会规范的前提下，能适当地满足个人的基本需要。

2. 奥尔波特（G. W. Allport）的标准[①]

美国人格心理学家奥尔波特提出了六条标准：（1）力争自我的成长；（2）能客观地看待自己；（3）人生观的统一；（4）能与他人建立和睦的关系；（5）获得人生所需的能力、知识和技能；（6）具有同情心，对生命充满爱。

---

① 陈国鹏. 心理测验与常用量表[M]. 上海：上海科学普及出版社，2005：345.

### 3. 坎布斯（A. W. Combs）提出的标准①

美国研究者坎布斯认为，一个心理健康、人格健全的人应有四种特质：（1）积极的自我观念：能悦纳自己，也能为他人所悦纳；能体验自己的存在价值，能面对并处理好日常生活中遇到的各种挑战；虽然有时也可能觉得不如意，也并不总是得到他人喜爱，但是肯定、积极的自我观念总是占优势。（2）恰当地认同他人：既能认同别人又不依赖别人，能和别人分享爱与恨、乐与忧，以及对未来美好的憧憬，并且不会因此而失去自我。（3）面对和接受现实：即使现实不符合自己的期待，也能实事求是地面对和接受现实的考验，倾听不同的意见，相信自己的力量，随时接受挑战；（4）有丰富的主观经验：能对自己、对周围的事及环境有着较清楚的直觉，不会迷惑和彷徨。能够随时提取自己主观经验中各种有用的信息、知识和技能，用以解决所遇到的问题，从而增进自己的行为效率。

### 4. 林崇德提出的标准②

我国著名心理学家林崇德认为，心理健康标准的核心是：凡对一切有益于心理健康的事件或活动作出积极反应的人，其心理便是健康的。主要包括十条标准：（1）了解自我，对自己有充分的认识和了解，并能恰当地评价自己的能力；（2）信任自我，对自己有充分的信任感，能克服困难，面对挫折能坦然处之，并能正确评价自己的失败；（3）悦纳自我，对自己的外形特征、人格、智力、能力等都能愉快地接纳认同；（4）控制自我，能适度地表达和控制自己的情绪和行为；（5）调节自我，对自己不切实际的行为目标、心理不平衡状态、对环境的不适应性，能作出及时的反馈、修正、选择、变革和调整；（6）完善自我，能不断地完善自己，保持人格的完整与和谐；（7）发展自我，具备从经验中学习的能力，充分发展自己的智力，能根据自身的特点，在集体允许的前提下，发展自己的人格；（8）调适自我，对环境有充分的安全感，能与环境保持良好的接触，理解他人，悦纳他人，能保持良好的人际关系；（9）设计自我，有自己的生活理想，理想与目标能切合实际；（10）满足自我，在社会规范的范围内，适度地满足个人的基本要求。

### 5. 俞国良提出的标准③

我国著名心理学家俞国良认为，人的心理是知、情、意、行的统一体，心理健康是一个人整体的适应良好状态，关系到人格的健康和全面发展。俞国良综合国内外研究者的观点，将心理健康的标准总结如下。

---

① 冯敏志，蓝滢. 大学生心理与辅导（高职高专版）[M]. 广州：华南理工大学出版社，2008：43.
② 俞国良. 心理健康教育（学生用书）[M]. 北京：高等教育出版社，2005：4.
③ 俞国良. 现代心理健康教育：心理卫生问题对社会的影响及解决对策[M]. 北京：人民教育出版社，2007：4.

（1）智力正常

智力正常是人正常生活最基本的心理条件，是心理健康的主要标准。智力是人的观察力、记忆力、想象力、思考力和操作能力的综合。一般来说，智商低于 70 分者为智力落后，智商在 80 分以上为心理健康的标准。

（2）人际关系和谐

人际关系的协调与否，对人的心理健康有很大的影响。心理健康的人乐于与人交往，不仅能接受自我，也能接受他人，悦纳他人，能认可别人存在的重要性和作用。心理健康的人乐群性强，既能在与挚友团聚之时共享欢乐，也能在独处沉思之时而无孤独感。在与人相处时，积极的态度（如同情、友善、信任、尊敬等）总是多于消极的态度（如猜疑、嫉妒、畏惧、敌视等），因而在社会生活中具有较强的适应能力和较充足的安全感。

（3）心理与行为符合年龄特征

心理健康的人应具有与同年龄段大多数人一样的心理与行为特征。如果一个人的心理与行为表现与同年龄阶段的其他人相比，存在明显的差异，一般就是心理不健康的表现。

（4）了解自我，悦纳自我

心理健康的人能体验到自己存在的价值，有自知之明，对自己的能力、性格、情绪都能作出恰当、客观的评价，能够为自己制定切合实际的理想和目标。同时，努力发展自己的潜能，能欣然接受自己无法改变的缺陷。而心理不健康的人则缺乏自知之明，制定不切实际的目标和理想，当不能实现的时候则自卑、自责、自怨，出现心理失衡。

（5）面对和接受现实

心理健康的人能够面对现实，接受现实，并能主动适应现实，进一步改造现实，而不是逃避现实；对周围事物和环境能作出客观认识和评价，并能与现实环境保持良好的接触；既有高于现实的理想，又不会沉溺于不切实际的幻想与奢望；对自己的能力有充分的信心，对生活、学习、工作中的各种困难和挑战都能妥善处理。心理不健康的人往往以幻想代替现实，没有足够的勇气去接受现实的挑战，总是抱怨自己生不逢时或责备社会环境对自己不公，因而无法适应现实环境。

（6）能协调与控制情绪，心境良好

心理健康的人积极情绪占据优势，虽然也会有悲伤、忧愁、愤怒等消极情绪体验，但不会长久陷于其中。心理健康的人能适当地表达、控制自己的情绪，在社会交往中既不妄自尊大，也不畏缩恐惧；对于无法得到的东西不过于贪求，争取在社会规范允许范围内满足自己的各种要求，对于自己能得到的一切感到满意。

（7）人格完整独立

心理健康的人的人格，即人的整体精神面貌能够完整、协调、和谐地表现出来。思考问题的方式适中而合理，待人接物能采取恰当灵活的态度，对外界刺激不会有偏颇的情绪和行为反应。

（8）热爱生活，乐于工作

心理健康的人珍惜和热爱生活，积极投身于生活，在生活中尽情享受人生的乐趣。他们在工作中尽可能地发挥自己的个性和聪明才智，并从工作的成果中获得满足和激励，把工作看做是乐趣而不是负担。他们能把工作过程中积累的各种有用的信息、知识和技能存贮起来，便于随时提取使用，以解决可能遇到的新问题，使自己的行为更有效率，工作更有成效。

综上所述，国内外研究者从不同的社会文化、时代背景、学科特点等方面提出了心理健康的标准，对我们在心理健康领域内的工作有着重要的作用和借鉴意义。

然而，当我们依据心理健康标准去评价人们的心理健康状况时，需要注意以下几个问题。

1. 心理健康的标准是相对的。心理健康标准与国家、社会文化、时代发展、传统习俗、价值观念、社会规范、地域及个体差异等密切相关，因此，心理健康只有在时代、文化、地域等因素相同的前提下，对同一年龄阶段的人的心理发展水平进行比较，才能显示其价值。

2. 心理健康与不健康之间是连续的状态。心理健康与不健康之间并不存在截然的界线，没有明确的绝对的标志，它们之间存在着从量变到质变的连续谱系。如果把心理健康和心理疾病视为连续谱系的两个端点，人们的心理健康状态就在两个端点之间动态变化（见图1-4）。

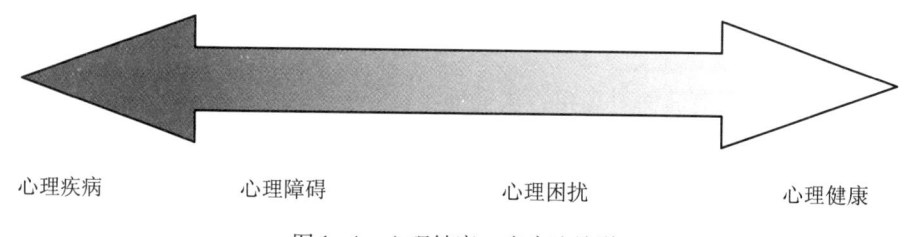

图1-4　心理健康—疾病连续谱

根据问题的严重程度，我们通常把心理健康—疾病连续谱划分为心理健康、心理困扰、心理障碍和心理疾病状态。其中白色的部分是较高水平的心理健康状态，即不仅没有心理疾病，而且能充分发挥个人潜能，发展建设性人际关系，从事具有社会价值的创造，追求高层次需要满足，追寻生活的意义等。

浅灰色的部分是心理困扰，属于心理"亚健康"状态，主要是指人们在生活中遇到的各种适应、应激、人际关系等问题时产生的情绪波动。有心理困扰的个体，可以通过自己调适或向心理咨询师求助等方式，及时走出困惑，调整自己的亚健康状态。

深灰色的部分是心理障碍，主要是指神经症、人格障碍等心理异常。对于轻度的心理障碍，可以通过心理咨询方式解决；而对于重度的心理障碍，则需去医院精神科进行治疗。

近乎黑色的部分是心理疾病，指人脑机能活动失调，导致丧失自知力、不能应付正常生活、不能与现实保持正常接触的严重心理障碍，如精神分裂症，严重的抑郁症等。该状态的个体需要去医院精神科进行治疗。

事实上，生活中有心理障碍或心理疾病的人群极少，多数人遇到的都是一般性的心理困扰。但是，如果对一般性的心理困扰不能及时调节和疏导，发展下去就可能导致心理障碍或心理疾病，影响个体的生活。

3. 心理健康是动态发展变化的过程。和身体健康一样，心理健康状态也不是固定不变的，而是动态变化的过程。随着个体的成长，环境的改变，经验的积累，教育的影响，心理健康状况会不断发生变化。

4. 不健康的心理和行为不能等同于心理不健康。心理不健康指一种持续的不良状态，偶尔出现的一些不健康的心理和行为并不等于心理不健康。心理健康的人，在某些情况下也会出现不健康的心理现象和行为。因此，不能仅从一些心理现象和行为就判定自己或他人心理不健康。

### 四、心理健康的评估方法

心理健康状况和心理障碍的评估和诊断，需要根据心理健康标准，综合运用会谈法、观察法、心理测验法、医学检测法进行。

（一）访谈法

访谈法是指访谈者通过与来访者谈话，来评估其心理健康状况的一种方法。访谈法是收集来访者信息最简单而重要的手段，可以获得一些用其他方法不易获得的重要信息。首先，访谈者要营造良好的氛围，使来访者消除顾虑，积极配合，坦率地说出他们真实的想法；其次，访谈者在谈话过程中，要清楚自己的谈话目的和访谈规则，有效控制整个访谈过程，以免访谈变成漫无边际的聊天；再次，访谈过程是访谈双方相互影响、相互作用的过程。访谈者要能在认真倾听的同时，与来访者积极互动，以获得更多的信息；最后，访谈者在谈话过程中，不仅要了解来访者的态度、认知、性格、情绪等特点，还要随时观察来访者在谈话过程中的行为表现，从而综合评价来访者的心理健康状况。

（二）观察法

观察法就是通过有目的、有计划地观察来访者的外部表现，如动作、姿态、表情、言语、态度和睡眠等，来评估和判断其心理健康状况。观察法是收集第一手资料最直接的手段。观察法分为"参与观察法"和"非参与观察法"。参与观察法是指观察者参与其中，既有自我体验，又能与被观察者建立融洽的关系。如观察企业员工的职业倦怠情况，可以加入到员工队伍中去，参加企业各项工作或活动，深入到员工的内心实际，了解并评估其心理健康状况。非参与观察法是指观察者不参与被观察者的活动，仅从外部对被观察者进行观察的一种方法，即"冷眼旁观"，如在医院中观察精神病人等。与参与观察法相比，非参与观察法较客观，不会对被观察者产生影响，但是其不足之处是：它只能进行一般性的观察，对被观察者的心理健康状况进行概括化的评估，而不能像参与观察法那样，能够深入到被观察者实际生活的各个方面。

（三）心理测验法

心理测验就是用一些经过选择并加以组织的、可以反映人的心理活动特点的材料，让受试者对此作出反应，并将这些反应情况数量化以确定一个人心理活动状况的心理学技术。这些材料称为测验材料；使受试者作出反应的过程称为施测；所采用的比较标准叫常模。常模要在广泛且有代表性的人群中大量取样后提炼获得，这一过程称为测验的标准化。

心理测验的种类很多，主要有以下几类。

1. 按测验的功能分类

（1）智力测验。智力测验的功能是测量人的一般智力水平，如比奈—西蒙智力测验、斯坦福—比奈智力量表、韦克斯勒儿童和成人智力量表等。

（2）人格测验。主要用于测量性格、气质、兴趣、情绪、信念、动机等方面的个性心理特征。人格测验一般有两类，一类是问卷法，如明尼苏达多相人格测验、卡特尔16种人格因素测验、艾森克人格测试量表等；一类是投射法，如罗夏墨迹测验、主题统觉测验（TAT）等。

（3）特殊能力测验。主要用于测量个人潜在的特殊能力，如音乐、绘画才能的测验，为升学、职业指导等提供参考。

2. 按测验材料性质分类

（1）文字测验。测验项目是用文字表达的，被试者用文字作出反应。这种测验要求被试者有一定的文化水平。如各种团体测评多采用文字测验方法编制，实施方便。

（2）非文字测验。测验项目多采用图画、实物、工具、模型等直观材料呈现，被试者无需使用言语进行回答。这种测验不受文化因素的限制，适合学前儿童和不识字的成人。如韦克斯勒儿童和成人智力量表中的操作量表即属于非文字测验。和文字测验相比，非文字测验一般适用于对个体施测，很少用于团体施测。

3. 按测验方法分类

（1）问卷法。指通过书面形式，以严格设计的心理测量项目或问题，对受试者进行测量的方法。

（2）投射测验。测验材料没有明确的结构和固定的意义，如一些意义不明的图片、一片模糊的墨迹或一句不完整的句子等。将这些较模糊的材料呈现给受试者，要求被试根据自己的理解和感受随意作出回答，以了解受试者的体验、情绪或内心冲突，如罗夏墨迹测验、主题统觉测验（TAT）等。

（3）操作测验。用实物或模型工具构成评估项目，通过让受试者具体操作来观察其完成任务的情况。

4. 按测验的方式分类

（1）个体测验。指一个主试在一定时间内只测验一个受试者。如比奈—西蒙智力量表、韦克斯勒智力量表等。

（2）团体施测。指每次测验过程中由一个或多个主试对很多被试者同时实施测验。

（四）医学检查法

在对心理异常者进行评估的过程中，除了使用以上几种方法外，还需要配合医学手段加以检查和评定。有些心理障碍是大脑器质性改变和躯体障碍的结果，如颅内感染、癫痫、脑血管病、颅脑损伤、颅脑肿瘤等一些躯体疾病，可以引起某些精神症状。通过医学手段，对心理异常者进行诸如脑电图、CT等检查，可以及时发现导致其心理异常的关键性因素。

**【建议参考资料】**

1. 陈国鹏. 心理测验与常用量表［M］. 上海：上海科学普及出版社，2005.
2. 顾瑜琦，张颖. 健康心理学［M］. 北京：中国医药科技出版社，2006.
3. 李凌，蒋柯. 健康心理学——人类健康与疾病的心理解读［M］. 上海：华东师范大学出版社，2008.
4. 吴均林. 心理健康教育学［M］. 北京：人民卫生出版社，2007.
5. 奥格登. 健康心理学［M］. 严建雯，陈传锋，金一波，等，译. 3版. 北京：人民邮电出版社，2007.
6. 俞国良. 现代心理健康教育：心理卫生问题对社会的影响及解决对策［M］. 北京：人民教育出版社，2007.
7. 朱敬先. 健康心理学［M］. 北京：教育科学出版社，2002.

**【问题与思考】**

1. 健康心理学的基本任务和目标是什么？
2. 经济、文化及科技的迅速发展对生物医学模式提出了哪些挑战？
3. 你怎样理解新的四维健康观？
4. 请分析你或者家人最近一次生病，有哪些受生物因素的影响？还有哪些因素影响了你或他们的病情？根据你的分析结果写一份健康规划书。
5. 设计一项研究，了解你周围人的亚健康状态。分析不同性别、职业、年龄以及来自不同家庭的人，其健康状态有什么特点？

# 第二章 心理健康理论

【本章提要】

　　心理学家在探索人类复杂的心理现象过程中，发展了许多各具特色的理论，形成了不同的心理学派。这些学派分别从自己的理论基础出发，对心理健康问题进行了多方面的探索。本章主要讲述精神分析理论、行为主义理论、认知心理学理论和人本主义理论对心理健康问题的探究。精神分析理论指出，心理健康主要在于如何有效管理本我、自我和超我之间的冲突，努力克服人在每个心理发展阶段的危机，形成健康人格；行为主义认为，各种心理障碍和心身疾病都是通过学习获得的适应不良行为，需要应用学习技术进行矫正；认知理论认为人的情绪困扰大多来自于其思维中不合理、不符合逻辑的信念，强调理性与逻辑思考的重要性；人本主义理论关注健康人的人格完善与幸福，重视利用人自身的潜能走向自我实现的历程。

【学习重点】

1. 了解弗洛伊德的精神层次理论，人格结构理论；领会由弗洛伊德理论发展而来的心理治疗技术，掌握精神分析理论中的心理健康的思想。
2. 了解行为学习理论中的经典条件反射理论、操作性条件反射理论、华生的学习理论；领会沃尔普的交互抑制和系统脱敏理论、班杜拉的社会学习理论；掌握行为学习理论中的心理健康的思想。
3. 领会贝克的认知疗法、埃利斯的理性情绪疗法的理论基础；掌握认知心理学理论中的心理健康思想。
4. 领会马斯洛和罗杰斯的理论，学会使用其理论解释现实生活中的问题。掌握马斯洛和罗杰斯的心理治疗思想。

【重要术语】

　　潜意识　本我　自我　超我　经典条件反射　操作性条件发射　交互抑制　社会学习理论　理性情绪 ABC　需要层次理论　人性观　自我实现倾向

　　19 世纪末 20 世纪初，人们对心理现象的认识还处在初级阶段。心理学家在探索人类复杂的心理现象过程中，发展了许多各具特色的理论，形成了学派林立、百家争鸣的时代。这些学派分别从自己的理论出发，对心理健康问题进行了多方面的探索。至20世纪30年代以后，各学派在理论上相互吸收与补充，其思想逐渐趋向融合。

## 第一节 精神分析理论

19世纪，奥地利维也纳的精神病学家弗洛伊德（S. Freud，1856—1939）通过与病人的谈话和自己的深入观察，对许多心理和病理现象进行了分析和推理，并由此创立了精神分析学说（psychoanalysis），又称心理动力理论。

### 一、弗洛伊德观点

（一）精神层次理论

弗洛伊德将人的心理活动分为三个层次，即意识（conscious），前意识（preconscious）和潜意识（subconscious）。前意识和潜意识共同构成了人的无意识（unconscious）。弗洛伊德认为，人的欲望、冲动、思维，判断、决定、情感等会在不同的意识层次里发生和进行。

1. 意识

意识指人们能够觉察得到的心理活动，位于心理结构的表层。人们可通过言语及行动来表达对自身和周围环境的感知。如果将意识的三个层次比做海洋中的冰山，那么意识则相当于露出海面的冰山之巅，只占整个心理活动的一小部分。

2. 前意识

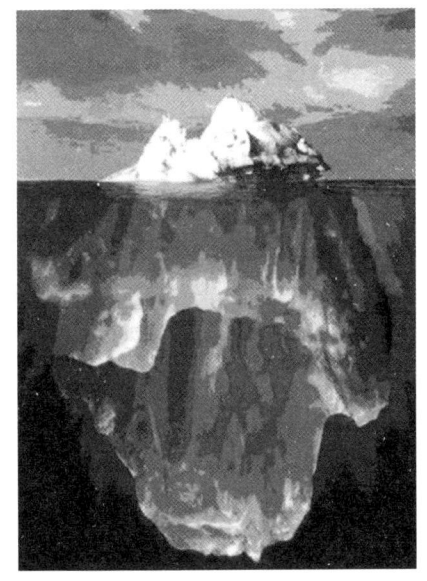

心理结构的第二个层次为前意识。前意识是当前不在意识之中而又能被带到意识区内的心理活动或心理过程，它相当于处在水平面处的冰山的临界部分，可不时显露出来。前意识既联系着意识，又联系着潜意识，使潜意识向意识转化成为可能。但是，它的功能主要体现在对潜意识中的本能欲望起到压抑和监督作用，以保证各种不符合社会规范的欲望和冲动不至于大量涌入意识领域。

3. 潜意识

心理结构的第三个层次为潜意识，是不被人们觉察的心理活动，包括人的本能冲动，以及出生以后被压抑的人的欲望。这些欲望因为社会行为规范不允许其得到满足，而被压抑到内心深处。如果说，露出海面的小部分冰山代表意识，那么沉没于海水中的冰山主体，则代表潜意识。

潜意识代表着人类更深层、更隐秘、更原始的心理能量，是人类一切行为的内驱力，从深层支配着人的整个心理和行为，成为人的一切动机和意图的源泉。人们经常产生不被社会道德、理智允许的欲望，又不得不将它们压抑到最深层的潜意识中去，不能进入意识领域。这些被压抑的心理冲突，虽然感知不到，但并未消失，潜伏在潜意识之中，在一定条件下会以病态的方式表现出来，形成各种心身症状或精神疾病。

（二）人格结构理论

弗洛伊德认为，人的人格结构分为三个层次：本我、自我和超我。人格结构的最基本层次是本我（id），存在于潜意识深处，是生物性的本能冲动，遵循快乐原则，是一种不被个人所觉知的欲求。中间一层是自我（ego），自我具有意识和潜意识两种成分，遵循现实原则，既要求满足本能的冲动和欲望，又要适应现实环境，满足个体的安全需求，它被视为人格的执行者。最上面一层是超我（superego），超我是个体在后天的社会化过程中，将人类社会的道德规范等社会要求内化为具有自我约束力量的良心，按至善的原则行事。

（三）人格发展理论

弗洛伊德认为，每个人生来就具有某种程度的心理能量，即力比多（libido）。力比多驱使人们追求享乐和满足，特别是性的满足。弗洛伊德以身体不同部位获得性冲动的满足为标准，将人格发展划分为五个阶段，其人格发展理论又称性心理期发展论。

口唇期（0—1岁）：在这个阶段，婴幼儿的吸吮、吞咽或其他口腔活动是让他感到快乐的行为。如果婴儿的口唇需要没有得到满足或满足过度，婴儿的人格就会被固着在这个阶段，将来成人后会保留着原有的行为方式，如热衷于吃、喝、咬指甲、抽烟等，或表现为不良的人格特征，如悲观、被动、猜疑、退缩等。

肛门期（1—3岁）：此期儿童性欲望的满足主要来自于肛门或排便过程。儿童需要培养正常的大便习惯，并由此得到满足。如果父母对婴儿排便的控制过严或过宽都有可能导致成人以后的身心障碍，如吝啬、强迫性、清洁、无秩序、凶暴等。

性器官期（3—5岁）：此期儿童性生理的分化导致心理的分化，儿童表现出对生殖器的极大兴趣，性需求集中于性器官本身。他们不仅通过玩弄性器官获得满足，而且通过想象获得满足。此期男孩会经历"恋母情节"，女孩则经历"恋父情节"。如果两种情节获得正当的解决，儿童会形成和其年龄、性别相适应的人格特征。

潜伏期（5—12岁）：在这一时期，儿童开始离开家庭，进入学校生活。其兴趣不再集中于父母亲，而是转向外部世界，参加学校和团体的活动，与同伴娱乐、运动，发展同性的友谊，满足来自于对外界好奇心和知识的满足，娱乐和运动等。

生殖期（12—20岁）：儿童进入青春期后，生理上逐渐发育成熟，生殖区成为主要的性敏感区域。个体开始摆脱童年时期的恋父情结或恋母情结，同父母和家庭的联系逐渐减少，此时力比多的能量转移到寻求自己的伴侣，个体由一个追求快感满足的儿童转变为现实的、社会化的成人。

（四）心理治疗技术

弗洛伊德在临床治疗中，发展了一套从心理学角度对精神障碍进行治疗的理论与技术，并成为后来各种心理治疗理论与技术的开端。

1. 自由联想

弗洛伊德认为，浮现在脑海中的任何东西都不是无缘无故的，都是具有一定因果关系的。自由联想是指在咨询环境中，让来访者将浮现在他们脑中的任何东西，都自由地、不假思索地报告出来。自由联想可以帮助咨询师打开来访者潜意识的大门，以此来捕捉其潜意识中的欲望、思想和情感等，从而可以达到分析其内心潜在冲突的目的。

2. 释梦

弗洛伊德认为，梦是人们在睡眠中发生的潜意识的心理活动的结果。梦通过变形、置换等伪装方式，将潜意识的需要表达出来，是一种欲望的满足。弗洛伊德将梦境分为"显梦"和"隐梦"。显梦指个体能够回忆起来的梦的内容；而隐梦是隐藏在显梦背后的真正意义。释梦就是根据来访者的显梦去分析其隐梦的意义，从而找出其潜意识中的问题。

3. 移情分析

移情指来访者在咨询过程中，将对其生命中某个重要他人的情感、态度、欲望或防御等转移到咨询师身上。移情分为正移情和负移情，正移情指来访者对咨询师产生喜欢、爱、尊敬等积极的情感，负移情指来访者对咨询师产生讨厌、憎恨、蔑视等消极情感。借助移情，咨询师可以让来访者重新经历往日的情感，从而解决其心理冲突。

4. 阻抗

阻抗指在心理咨询或治疗过程中，来访者表现出压抑或否定的态度。阻抗是来访者为了避免痛苦和创伤时的一种反应，通常以来访者的冷漠、回避话题、失约等形式表现出来。阻抗是心理咨询过程或治疗过程中常见的现象，如果处理不当，会影响咨询师和来访者之间建立良好的人际关系。对阻抗进行系统而彻底的分析，是精神分析疗法的重要特征。咨询师需要帮助来访者克服各种形式的阻抗，将压抑在潜意识中的情感释放出来。

5. 解释

解释指咨询师对来访者的一些心理问题进行解释或引导，帮助来访者将潜意识冲突的内容导入到意识层面加以理解。解释是一个逐步深入的过程，治疗师可以在一段时间内，不断向来访者指出其行为、情感背后隐藏的意义，帮助来访者认识到自己的心理症结所在。

弗洛伊德的理论过于强调性本能及早期生活经验对人格发展的影响，自提出以来就不断受到不同心理流派的质疑和批评。尽管如此，其理论对心理健康领域的影响却得到了整个心理学界的公认。在弗洛伊德理论的基础上，弗洛伊德的继承者对其观点进行了修正和补充，不仅重视早期生活经验对人格发展的影响，还强调社会、文化因素对人格形成的作用，形成了新精神分析理论。

**二、新精神分析理论**

新精神分析理论也被称为"新弗洛伊德主义"，代表人物主要有荣格（Carl G. Jung）、阿德勒（Alfred Adler）、霍妮（K. D. Horney）、埃里克森（E. H. Erikson）等。荣格提出了集体无意识的概念，肯定了人的社会性；阿德勒的个体心理学充分肯定了意识的作用；霍妮的理论指出了社会文化对心理健康的作用；埃里克森认为，心理发展的本质在于本能需要与社会要求的失调，同样重视社会制约因素。他们在理论上各有侧重，但都重视社会环境和文化因素对人格和发展的影响，并用它们来取代力比多。以下主要介绍埃里克森的心理社会发展理论。

埃里克森是美国一位著名的心理分析学家。他在弗洛伊德理论的基础上，将弗洛伊德的人格发展阶段从性成熟阶段延伸到个体的一生，认为人格发展是社会心理的发展，涉及整个心理的历程。在发展的过程中，埃里克森不仅强调遗传本能的影响，更重视文化和社会因素，强调自我对人格的发展作用，发展并丰富了心理动力学人格理论，建立了新的弗洛伊德学派——心理社会发展理论。

埃里克森认为，每个人的一生，其发展过程可以分为八个阶段。每个发展阶段都是人生至关重要的转折点，都面临着一个主要危机。如果能成功地解决危机，则会增强自我的力量及对环境的适应力，顺利实现从前一发展阶段向后一阶段的转化。

（一）婴儿期：信任感对不信任感（0—1岁）

婴儿在本阶段的任务是满足生理上的需要，发展信任感，克服不信任感，体验着希望的实现。如果婴儿的需要能够得到满足，就会培养其对母亲或其他人和事的信任感，对自己所处的环境有安全感。如果婴儿总是得不到周围人们的关心与照顾，他就会对外界特别是对周围的人产生不信任和不安全感，以致会影响到下一阶段的顺利发展。

（二）儿童早期：自主感对羞怯和疑虑（1—3岁）

这一阶段儿童主要是获得自主感，克服羞怯和疑虑，体验着意志的实现。儿童开始有了独立自主的要求，如想要自己穿衣、吃饭、走路、拿玩具等，渴望去探索周围的世界。在这个阶段，如果成人能够对儿童的独立性和自主性表示认可和赞扬，就能培养他们的意志力，使儿童的自信心逐渐得到发展；如果成人对其过分爱护，处处包办代替，或者对儿童的限制和批评过多，过分严厉，稍有差错就粗暴地斥责，甚至采用体罚，往往会使儿童产生自我怀疑和羞耻感，影响其健康人格的发展。

（三）学前期：主动感对内疚感（3—6岁）

这一阶段儿童主要的发展任务是获得主动感，克服内疚感，体验目标的实现。本阶段的儿童肌肉运动与言语能力发展很快，能参加跑、跳、骑小车等运动，把自己的活动扩展到家庭以外的范围。儿童对周围的环境充满了好奇心，喜欢提出各种问题。如果成人经常鼓励孩子的好奇心以及探索行为，耐心地解答他们提出的各种问题，让他们有更多机会去自由参加各种活动，孩子的主动性就会得到进一步发展。而如果成人对儿童采取否定与压制的态度，会使孩子产生内疚感与失败感，从而影响下一阶段的发展。

（四）学龄期：勤奋感对自卑感（6—12岁）

本阶段的发展任务是获得勤奋感，克服自卑感，体验能力的实现。这时期的儿童开始了学校生活，学校成为他们掌握知识和技能、适应社会的主要场所，学习成绩以及和老师、同学的关系成为他们主要的生活压力。儿童需要努力学习，获得家长、老师和同学的认可，在这个过程中，他们既有对成功的向往，也有对失败的恐惧。如果在求学的过程中，儿童因自己获得点滴的进步而经常得到成人的鼓励，会养成勤奋进取的性格，不断提高自己各方面的能力；反之，如果儿童的努力不被成人认可，总是遭到成人的指责，则容易产生自卑感，不敢面对现实中的困难。

（五）青年期：同一感对同一感混乱（12—18岁）

本阶段的发展任务是自我意识的确定和自我角色的形成，建立同一感，防止同一感混乱，体验着忠实的实现。所谓同一感，是一种关于自己是谁，在社会上处于何种地位，将来准备成为什么样的人等一系列的感觉。个体如果能对自己有充分的了解，把与自己有关的各方面结合起来，形成一个协调一致、不同于他人的独具风格的自我，能将自己的过去、现在和将来组合成一个有机的整体，确立自己的理想与价值观念，并对未来的发展作出自己的思考，就建立了自我同一感。自我同一感是发展儿童健康人格的重要因素。如果在这一阶段，青少年总是怀疑自我认识与他人对自己认识之间的一致性，不了解自己与各种人、事、物之间的关系，不断进行自我否定，则会造成同一感混乱，缺乏自信，产生各种心理问题。

（六）成年早期：亲密感对孤独感（18—25岁）

本阶段的发展任务是获得亲密感，避免孤独感，体验爱情的实现。亲密感是人与人之间的亲密关系，包括友谊与爱情。这一阶段的青年人更重视和同伴建立深厚的友谊，寻找相爱的伴侣共同生活，形成相互尊重、相互信任的关系，以从中获得亲密感。如果一个人不能与他人分享快乐与痛苦，不能与他人进行思想情感的交流，缺乏相互关心与帮助，就会体验到强烈的孤独寂寞感。

(七) 成年中期：繁殖感对停滞感（25—50岁）

本阶段的发展任务是获得繁殖感而避免停滞感，体验关怀的实现。这里的繁殖不仅指个人的生殖力，主要指关心和指导下一代成长的需要。到了中年，个体不仅为追求自己事业的成功而努力，而且重视培养下一代，关心下一代以至子孙后代的幸福。有人即使没有自己的孩子，也能在教育、培养下一代的过程中获得繁殖感。如果仅仅"自我专注"，只顾及自己以及家庭的幸福，而不顾他人的困难和痛苦，则会产生一种停滞感。

(八) 老年期：完善感对失望感（50岁至死亡）

本阶段的发展任务是获得完善感，避免失望和厌倦感，体验着智慧的实现。个体在回忆自己的一生时，如果感觉自己的人生很有价值，则体验到完善感；如果回忆中的消极成分多于积极成分，就不免对人生感到厌倦和失望。因此，老年人要学会自我调整，接纳自我、承认现实，以超然的态度对待生活和死亡，这是一种超脱的智慧。

埃里克森认为，在每个心理社会发展阶段中都面临着一个主要危机。如果个体在各阶段都能成功地解决危机，就会拥有健全的人格；否则，则会出现情绪障碍。作为新精神分析理论的代表人物，埃里克森的心理社会发展理论不再坚持本能论、力比多、恋母情结及人格结构的解释，而大多从社会、文化因素的视角去说明人的心理危机的原因，对西方心理学界产生相当大的影响。

### 三、评价

弗洛伊德的学说开创了一个全新的心理学研究领域，对健康心理学的发展起到了巨大的推动作用。他首次提出了关于精神疾病较为完整的心理学解释，使其成为近代心理治疗理论的基础。他的心理学观点使人们的思想观念发生了彻底的革命，引领人们开始重视自己的内在世界，如潜意识动机、梦等。他提出的概念和术语已被人们普遍接受并广泛使用，如本我、自我、超我、恋母情结等。然而，自创立以来，精神分析理论就一直处于人们的争论和质疑中，主要表现在以下几个方面。

第一，精神分析理论主要建立在对患者诊断治疗的临床经验基础上，而不是来自于对一般人行为的观察或实验，这种把来自患者的心理治疗数据和结论应用于健康人的做法，其科学性、可靠性、真实性都受到质疑。

第二，经典的精神分析理论把性的意义扩大化，过于泛化，违背了人类活动的现实，受到大多数心理学家的反对。新精神分析理论不再坚持"一切行为取决于本能发展"的泛性论观点，而是在此基础上，开始重视和研究人格发展过程中社会文化因素的影响。

第三，经典的精神分析理论把性冲动看做人类主要的本能，强调幼时的经历和人类本能对以后行为发展的重要作用，忽视了人们自我发展的潜能，降低了人们的自我价值感和尊严感，会对人们未来的成长与适应产生消极影响。

### 四、精神分析理论与心理健康

精神分析理论中蕴含着很多关于心理健康的思想，如产生心理异常的原因、实现心理健康的途径、心理治疗的方法等。

（一）对心理疾病的认识

弗洛伊德认为，心理疾病是由于本我、自我和超我三者的冲突造成的，个体寻求享乐的强烈本能对"自我"造成了威胁，"自我"既想放纵"本我"的原始性冲动，又不愿承受"超我"的责难而左右为难、焦虑不安，从而导致个体出现心理疾病。新精神分析学派代表人物埃里克森则从人格发展的角度看待心理疾病或心理障碍，认为人在心理发展的每个阶段都存在着危机，只有努力去克服危机，个体才能顺利地向下一阶段发展，形成健康人格；反之，则会产生心理障碍。

（二）实现心理健康的途径

从精神分析的角度来看，健康的核心就是自我不再受到本我的冲击和超我的压抑，而形成一种和谐的综合力量。当个体有能力正视自己，充分认识到自己的本能冲动，理性地看待无意识中被压抑的成分，并用社会规范认可的方式来满足自己内心的愿望，达到本我、自我、超我之间平衡的时候，就拥有了良好的适应能力和心理健康状态。

此外，当个体因遭遇挫折而出现心理困扰时，可以通过"升华"的方法，使无意识中的心理能量力比多不再执着于本我的目标，降低自己因为社会规范的制约而产生的挫折感。如歌德失恋之后写出风靡世界的名著《少年维特之烦恼》；南宋才子范曾婚恋受挫，发奋作画，成为著名画家等。这些都是升华的表现。

（三）精神分析治疗方法

弗洛伊德开创的用精神分析的方法治疗精神疾病，是近代心理咨询与治疗的基础。弗洛伊德认为，心理疾病的根源在于早年生活的心灵创伤以及由此遗留下来的被压入潜意识的心理冲突。神经症的症状是被压抑到无意识中的情绪的外在表现形式。精神分析治疗旨在通过自由联想和释梦的方法，把压抑在潜意识中的童年创伤和痛苦体验带到意识层面，并加以分析、阐释，帮助患者洞悉问题的根源，获得情感上的领悟。精神分析可以用来治疗各种神经症、心境障碍、心身疾病以及人格障碍等。然而，精神分析疗法中的许多理论假设是不可验证的，且治疗周期过长，其真理性和有效性遭到了行为学派的质疑。

## 第二节 行为主义理论

行为主义理论是由美国心理学家华生在巴甫洛夫条件反射学说的基础上创立起来的。巴甫洛夫、华生等认为，学习理论是行为学派的理论基础。人的一切行为习惯、生活方式都是通过学习获得（即习得）的，学习是支配人的行为和影响心理健康的重要因素之一。行为学习理论主要包括经典条件反射理论、华生的学习理论、斯金纳的条件反射学说、沃尔普的交互抑制与系统脱敏理论和班杜拉的社会学习理论等。

### 一、行为学习理论

（一）经典条件反射理论

20世纪初，俄国生理学家巴甫洛夫的条件反射实验为行为学习理论的发展奠定了最初的基础。在实验中，他将食物（无条件刺激）放在饥饿的狗面前时，狗会自动分泌唾液（无条件反射）。然后，巴甫洛夫在每次给狗喂食之前先让狗听铃声，这样铃声和喂食经多次结合后，铃声再次出现的时候，狗就会分泌唾液。这时，铃声已成为进食（无条件刺激）的信号，称为条件刺激。这就是著名的经典条件反射（classical conditioning），即某一中性环境刺激（无关刺激）通过反复与无条件刺激相结合的强化，最终成为条件刺激，引起了原本只有无条件刺激才能引起的行为反应的过程。无条件反射是本能行为，条件反射是后天学习获得的习得行为，也叫经典条件反射。巴甫洛夫认为，动物的行为是通过经典条件反射的形成而习得的，随着经典条件反射的消失而消失。通过条件反射，他让狗患上了"实验性神经症"，因此认为心理障碍也是建立了病态条件反射的结果。

（二）华生的学习理论

20世纪20年代，美国行为主义的创始人约翰·华生深受巴甫洛夫经典条件反射理论的影响，开始将该理论应用于对人类行为的实验研究。他与妻子罗莎莉·瑞娜一起完成了一项闻名世界的"小艾尔伯特"实验。艾尔伯特是一个九个月大的婴儿，他原来并不害怕小白鼠，曾与小白鼠一块儿玩过很多次。但在实验中，每当给艾尔伯特看小白鼠时，实验者就猛地敲响铜锣把艾尔伯特吓哭。经过连续多次的配对呈现白鼠和铜锣声后，艾尔伯特一看见小白鼠便开始哭叫并迅速躲避，形成了恐惧性的条件反射。不仅如此，艾尔伯特习得的这种恐惧反应甚至会泛化到小白兔、白围巾、棉花、老人的白胡子等其他物体上。华生的实验表明，人也可以通过条件反射习得某些行为，如果这些行为阻碍了人类更好地适应社会和生存的时候，就成为心理障碍或不适应的行为。那么，通过采用相反的条件反射学习程序，同样也能消退或去除不良行为反应。

（三）操作性条件反射理论

斯金纳是美国著名的教育心理学家，他继承并发展了桑代克和华生的理论，进行了大量而持久的动物实验研究，提出了操作性条件反射理论。斯金纳发明了著名的"斯金纳箱"，并用它对白鸽进行了实验。箱内装有两把钥匙，一把红色，一把绿色，箱子的构造尽可能排除一切外部刺激。鸽子在箱内可自由活动，当它无意中啄动红钥匙时，就会有它喜欢吃的食物掉进箱子下方的盘中；啄动绿钥匙时，箱内无任何动静。不久，鸽子便学会了啄红钥匙。类似的结果在白鼠身上同样得到验证。白鼠在箱内活动时，无意按压了杠杆获得食物。于是，白鼠很快学会了按压杠杆来进食。因此，操作性条件反射就是通过强化有机体（动物或人）的自发活动而形成的条件反射。当有机体的自发行为产生了积极的结果时（如动物得到食物），即得到强化，有机体会更倾向于做出同样的行为，反之，则会抑制该行为。斯金纳认为，人的一切行为几乎都是操作性强化的结果，人们有可能通过强化作用的影响去塑造动物或人的行为。根据操作性条件反射设计的正性强化疗法、厌恶疗法等，现已成为行为治疗的重要手段而广泛用于各种适应不良行为的矫正。

（四）交互抑制和系统脱敏理论

美国著名的行为治疗心理学家约瑟夫·沃尔普，在研究动物神经性症状的基础上，最早将经典性条件反射理论与临床心理治疗实践结合起来，在前人研究的基础上，创立了交互抑制原理和系统脱敏原理，从而促进了行为疗法在临床实践方面的应用。

沃尔普受到巴甫洛夫的影响，联想到神经症可能只是一种情绪上的条件反射现象。人类行为是学习的结果，因此也能够用同样的方法消退这些行为。1946年，沃尔普开始了有关猫的神经症实验研究。通过对笼内的猫进行电击，猫就产生了焦虑反应，如愤怒、拒绝走入实验笼或拒绝吃东西等。猫一旦形成焦虑反应，即使不给以电击，在其他相似的情境中，也会产生同样的焦虑。沃尔普发现，实验性神经症实际是个体在特定情境中通过条件作用而形成的强烈焦虑反应。因此，可以通过使患者对同一刺激产生对抗性条件作用的情绪反应，实现去反应作用，从而系统地阻断焦虑的出现，这就是交互抑制作用。对于猫而言，进食是抑制它们焦虑的积极反应；对于患有焦虑神经症的患者而言，可以通过放松的方法减轻患者的恐惧和焦虑反应。在大量研究的基础上，沃尔普提出了交互抑制理论，并发展了系统脱敏技术。交互抑制理论及系统脱敏技术的提出，为心理治疗领域找到了一项建立在人类行为基本规律上的治疗方法。

（五）社会学习理论

美国心理学家班杜拉创建了社会学习理论。班杜拉认为，人们能够通过观察和模仿他人的行为进行学习，即观察学习。观察学习有三个特点：首先，观察学习并不必然具有外显的反应。学习者经由观察可以获得新的反应模式，但并不必然表现出来，因此观察学习也可以叫做"非尝试学习"。其次，观察学习并不依赖直接强化。经典行为主义把直接强化作为学习的必要条件，而班杜拉则认为观察学习者不需要亲自体验强化（奖赏或惩罚），只要通过观察他人在一定情境中的行为就能完成学习。这种只需通过观察他人便能得到的强化，称为替代强化。最后，认知过程在观察学习中起着重要作用。在观察学习中，学习者从接触榜样到以后表现榜样的行为中，经历了注意、记忆等认知过程，这些观点使得班杜拉被很多人称为"认知的行为主义者"。

社会学习理论认为，一个人的行为受到外部和内部因素的双重影响。外部环境因素对人类行为有重要影响，同时，人是具有自我指导潜能的主体，个人的认知因素在个体行为中起着重要作用。通过社会学习方式，人们可以学会很多生活技能，但也可能学会适应不良的行为方式，可以利用观察学习的原理进行消除。如，当攻击性较强的儿童看到校园中有同学因打架受到惩罚的时候，就会调整自己的适应不良行为。

## 二、评价

行为主义心理学是美国现代心理学的主要流派之一，也是对西方心理学影响最大的流派之一。行为学习理论反对精神分析的无意识影响和性本能论，强调环境的决定作用，认为人的绝大多数行为都是通过经典条件反射、操作条件反射和社会观察学习三种机制习得的，人的心理疾病或异常行为反应也是习得的结果。因此，可以通过学习和训练改变强化模式，代之以新的健康的行为，矫正不良适应行为。在行为学习理论基础上，行为学家发展了行为治疗方法，如厌恶疗法、暴露疗法、系统脱敏法等等。其治疗过程明快简洁，疗效显著以及应用范围广泛。到了20世纪70年代，行为治疗在全世界的整个心理治疗领域中，已经超过精神分析治疗而占据绝对的优势地位，成为心理治疗发展的第二个里程碑。此外，行为学习理论主要来自于实证研究，有较强的科学性和精确性。

尽管如此，行为学习理论还是受到了一些研究者的质疑与批评。条件反射理论虽然来自于实验研究，但大多数实验是以动物为研究对象，而人与动物的最大不同，就是人具有主观能动性，人的心理过程，如认知、情感、意志、动机等因素在形成某种行为的过程中起到了重要作用。班杜拉在社会学习理论中，才开始重视人的认知因素对行为的重要影响，行为是个人内部因素与环境因素交互作用的结果。从20世纪50年代起，行为主义心理学遇到了人本主义心理学和认知心理学两方面的严重挑战。

### 三、行为学习理论和心理健康

行为主义理论认为，各种心理障碍和心身疾病都是通过学习获得的适应不良行为，如，个体在紧张情况下，会出现心跳加快、呼吸急促等内脏行为反应，如果这种心血管反应被不断强化，就可能成为顽固的躯体症状（高血压）。因此，治疗的原则是通过新的条件反射等方法使已经建立的适应不良行为消失。根据这一原理，需要应用基本的学习技术，通过替代反应去矫正人类的非适应性行为。治疗中鼓励来访者积极行动，一步步地实现具体的改变。

行为治疗技术容易操作，治疗周期短。一般来说，精神分析疗法治疗时间较长，少则数月，多则几年。行为治疗周期短暂，通常只需花费几周时间。行为疗法不仅可以用于治疗各种神经症，如强迫症、恐惧症、焦虑症，而且可以用于治疗各种身心疾病，如高血压、冠心病、心律失常、偏头疼、哮喘病等；不仅可以广泛用于矫正儿童或成人的各种不良行为问题，如吸烟、吸毒、酗酒以及各种反社会行为等，而且也可以广泛用于矫治各种性功能障碍和性行为偏离。

## 第三节　认知心理学理论

随着现代控制论、信息论、系统论和电子计算机技术等现代科学技术的发展，认知心理学应运而生。1967年，美国心理学家奈瑟尔（Neisser）综合了许多不同领域内的研究思想，完成了《认知心理学》这一学术著作，标志着认知心理学正式登上了心理学的历史舞台。奈瑟尔认为，"认知"指的是感知输入的转换、简化、储存、恢复和运用的所有过程。认知心理学是一门研究人怎样学习知识、储存知识和运用知识的学科。

认知心理学以人的高级心理过程作为研究对象，通过与计算机相类比，把人脑视为信息传递器和信息加工系统，认为人的认知过程就是信息的接受、编码、贮存、交换、操作、检索、提取和使用的过程。认知理论揭示了人们在环境中如何获得信息，以及这些信息如何作为知识得以再现、转换、被储存，如何影响我们的情感和行为。这些理论对心理治疗领域产生了深刻的影响，帮助临床心理学家从认知的角度考虑心理障碍的成因、干预与治疗。

### 一、贝克（Beck）的认知疗法

贝克是认知疗法的重要代表人之一，因其在抑郁症治疗领域取得的成就而闻名于世。贝克等认为，人的行为并非由无意识本能所决定，也不是对外界刺激的简单反应，而是人进行认知评价的结果。人的一切行为都和认知过程相联系，如，心理障碍、心身疾病的产生都和错误的信念、认知思维方法有关。心理障碍治疗的重点就是帮助患者了解导致障碍的认知行为和情感因素，改变其不良认知模式。

（一）理论基础

贝克认为，在人类的认知活动中，主要有以下几种认知曲解方式。

1. 极端思维，即用全或无、非黑即白的方式来思考或解释，或者按"不是/就是"两个极端对经验进行分类。如，不十分漂亮就是丑陋。

2. 主观臆断，即没有支持性或相关证据就武断做出消极的结论。

3. 选择性概括，即仅凭某一局部细节做出总体的结论。如教师在讲公开课的过程中，仅因为一名学生没有配合好，就断定自己的课程失败了。

4. 过度引申，即因一个偶然事件而产生极端信念，并将该信念不恰当地应用于其他情况。如学生因为数学成绩不理想，就认定自己所有的课程都学不好。

5. 夸大和缩小，即用一种比实际上大或小的意义来感知事件或情境。

6. 个性化，即在没有根据的情况下将一些事件与自己联系起来的倾向。

（二）治疗技术

对这些常见的认知曲解的矫正，贝克认为有五种基本的技术和方法。

1. 识别自动性思维

自动性思维已经成为来访者思维习惯中的一部分，来访者在情绪反应的过程中，并不能意识到这些思维的存在。治疗中咨询师要采用某些技术，帮助来访者学会识别自动性思维。例如，一个学生在上学的路上遇到同学，但同学没有和自己打招呼，于是情绪低落，郁郁寡欢。这种情绪与他对同学行为的归因有关，认为同学没有和自己说话，是由于自己没有价值。因此，咨询师可以通过提问、指导来访者角色扮演或想象等方法，帮助其学会识别这些自动性思维。

2. 识别错误认知

错误认知指来访者在概念上常犯的错误。典型的认知性错误有前面提到的认知曲解，如极端思维，选择性概括等。抑郁症或焦虑症患者倾向于用悲观、消极的眼光看世界，有些认知错误很难识别或评价，治疗师需要帮助来访者归纳出一般规律，认识自己认知中存在的问题。

3. 真实性检验

真实性检验是认知疗法的核心，即鼓励来访者以其自动性思维及错误的认知作为假设，并在某种情境中对假设进行验证。帮助来访者认识到他原来的思维与认知是错误的，并能自觉加以改变。

4. 去中心化

多数焦虑和抑郁症患者会认为自己是别人注意的中心，自己一言一行皆受到他人的议论和评价。为此，来访者会因为担心自己受到周围人的注意和非难而影响情绪。咨询师可以帮助来访者作一些改变，然后观察别人的反应，以此证明很少有人会注意他言行的变化。

5. 抑郁或焦虑水平的监控

很多来访者会担心，他们的焦虑或抑郁情绪会一直持续下去，并因此而更加焦虑不安。咨询师要让来访者认识到，任何情绪都有一个开始、高潮、消退的自然规律，鼓励来访者接纳自己的情绪，对自己的抑郁或焦虑情绪加以自我监控，认识到这些情绪的波动特点，从而增强治疗信心。

总之，贝克认知治疗的核心是帮助来访者识别自己的偏差认知，了解认知对情绪和行为的影响。当来访者通过自我观察，认识到不切实际的负面思维对自己的影响之后，便会检视那些支持或反对自己认知的证据，将自动化思维与现实进行比较，证明自己负性思维的不合理性，从而学会以实际、正确的解释去取代偏差认知，学会改变那些适应不良的信念与假定。

**二、埃利斯（Ellis）的理性情绪疗法**

理性情绪疗法是20世纪50年代由美国人埃利斯创立的一种心理疗法。埃利斯认为，人既是理性的，同时又是非理性的。人的情绪困扰大多来自其思维中不合理、不符合逻辑的信念。当人们长期坚持某些不合理的信念时，便会产生不良的情绪体验。如果一个人学会理性的思维方式，减少非理性思考，其焦虑、抑郁及其他不良情绪就会得到缓解。

（一）非理性信念

埃利斯认为，不合理信念主要有三大特征，即绝对化要求（对人或事物有绝对化的期望与要求）、过分概括（对一件小事作出夸张、以偏概全的反应）、糟糕透顶（对一些挫折与困难作出强烈的反应，并产生严重的不良情绪体验）。埃利斯根据其临床经验，提出了日常生活中11种常见的非理性信念。

1. 一个人绝对应该获得周围其他人，尤其是生活中重要人物的喜爱和赞许。

持有该非理性信念的个体，当他发现周围的人没有对其表现出赞许和喜爱时，便会陷入痛苦或自我否定的不良情绪中。个体如果过于在意他人的评价，可能会采取委曲求全的方法取悦他人，力求获得每个人的欣赏，导致否定自我、迷失自我，导致焦虑、沮丧或挫折感。

2. 一个人必须能力十足，在各方面都有成就，这样才有价值。

当个体持有这样的信念时，会根据"各方面是否有成就"这个标准来评判自己存在的价值，会处处碰壁，体验到很多困扰与失败感。正如世界上没有两片完全相同的树叶，也没有完全相同的两个人。每个人都有自己独特的价值，都有自己的优势和不足，不可能十全十美、永远成功。因此，一个理性的人会接纳自己，接纳自己先天的缺陷，正视自己后天的不足，从而不断完善自我、超越自我。

3. 有些人是邪恶或罪恶的，应该受到责骂和惩罚。

人不可能永远不犯错误，有过失是很正常的。要求自己和他人完全不犯错误，或者他人一时做了错事就无法接纳他，视其为"邪恶之人"，是非理性的信念。

4. 当事情不如己意时，那是可怕的灾祸。

人生不如意事，十有八九。挫折是生活中的常态，是很正常的。每个人要以理性的态度，平静地接纳现实，并寻找应对困境的方法，以乐观、豁达的心态度过难关。

5. 不幸福、不快乐是外界环境造成的，个人无法控制。

外在因素会对个人产生一定的影响，但我们的情绪和幸福感并非全部由外在因素决定。很多时候，不是外在事件决定了我们的情绪感受，而是我们对外在事件的态度影响着我们的情绪。改变对事物的态度，自然可以改变我们的情绪。

6. 我们必须非常关心危险、可怕的事情，时刻注意其发生的可能性。

提高安全意识，关心危险发生的可能性并采取预防措施，不失为明智之举。然而，如果对可能的危险过分忧虑，夸大危险发生的可能性，则会遭受焦虑不安、恐惧、抑郁等情绪的困扰。

7. 逃避困难和责任比面对困难和责任容易。

逃避可以暂时缓和矛盾，但对解决问题却于事无补，只能带来更多的问题和困扰。因此，理性的人应该面对问题，积极寻找解决问题的方法。

8. 人总需要依赖别人，而且也需要一个比自己强的人来让自己有所依靠。

人们在生活中需要互相帮助和依赖，但是过于依赖别人则会迷失自己，失去了独立自主的能力和自我成长的机会。

9. 过去的经历对人目前行为的影响是不可改变的。

过去的经历会影响我们当前的状态，但是却不能决定我们的现在和将来。

10. 一个人应该关心他人的问题，也应为他人的问题而悲伤。

关心他人是友爱的表现，但是每个人都是独立的个体，我们只能为自己负责。如果过分陷于他人的问题中，不但对别人无济于事，还会给自己带来情绪困扰。

11. 人生中的每个问题都应有一个正确、完美的解决方法，我们必须找到这个方法，否则会很痛苦。

世界上本没有完美的解决方法，也正因为如此，我们才有了努力和改善的空间。

（二）理性情绪 ABC 理论

1. 理论基础

埃利斯根据自己的基本观点提出了理性情绪 ABC 理论。A 指诱发事件；B 指个体遇到诱发事件之后的信念系统，即对这一事件的看法、解释和评价；C 是继事件之后，个体的情绪和行为反应的结果。

通常，人们会认为人的情绪和行为反应 C 是事件 A 引起的。埃利斯则认为，人的情绪困扰，通常不是由事件本身产生的，而是由人们对事件的看法产生的，也就是说个体的信念 B 是引起人的情绪和行为反应 C 直接的原因（见图 2-1）。人们的信念有合理的，也有不合理的。当人们坚持某些不合理的信念，长期处于不良情绪状态中，心理障碍就可能产生。埃利斯认为，情感疏导可以消除情绪障碍，但最迅速最深刻和最持久的办法是改变一个人的思维模式和生活态度。

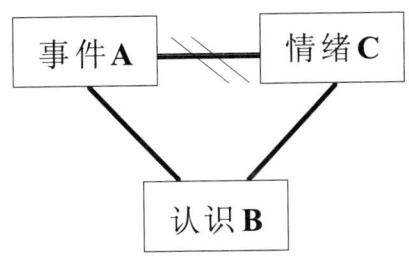

图 2-1　理性情绪 ABC 理论

2. 治疗模式

理性情绪疗法的基本治疗模式由 ABCDEF 六个部分组成（见图 2-2）：

A：确定诱发情绪的事件

B：人们对此事件的信念

C：该信念所引起的情绪及行为后果

D：对原信念中的不合理成分进行驳斥

E：建立理性的想法和适当的情绪

F：治疗后的新感觉

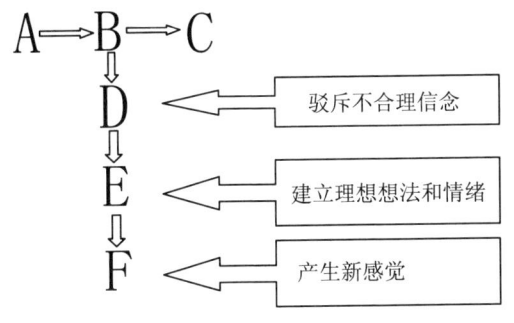

图 2-2　理性情绪疗法的治疗模式

3. 治疗过程

理性情绪疗法的核心就是改变来访者的非理性信念，而代之以理性的思维方式，帮助他们消除情绪困扰，并产生积极的行为方式。整个治疗过程包括四个阶段。

第一，心理诊断阶段。在本阶段，咨询师首先要通过倾听、尊重、共情等方式，建立良好的咨访关系，帮助来访者树立自信；其次，根据来访者的情绪反应，帮助来访者确认其不合理的思维方式和信念；最后，向来访者解释不合理信念与情绪之间的关系，并从其最迫切希望解决的问题入手，与来访者共同制定心理咨询目标。

第二，领悟阶段。帮助来访者认识到，其不良情绪和行为并非其生活经历所致，而是由于自己的不合理信念造成的，帮助他认识到各种情绪问题的不合理信念。

第三，辩论阶段。这是理性情绪疗法的主要阶段，通过和来访者的不合理信念进行辩论，帮助其放弃不合理信念，产生某种认知层次的改变。

第四，认知重构阶段。本阶段主要目的是巩固咨询效果，在放弃原来不合理认知的基础上，帮助来访者建立合理认知，使理性的思维方式成为习惯。

在理性情绪疗法的治疗过程中，常见的技术有：与不合理的信念辩论的技术、合理的情绪想象技术、认知"家庭作业"、角色扮演等。为了改变来访者的认知，可以将多种方法运用于理性情绪治疗的过程中。

### 三、评价

认知心理学采用信息加工的观点解释人们的认知过程，揭示了人的认知特点，为心理学研究、心理咨询和治疗开辟了新的途径。在认知理论的指导下，临床心理学家从认知角度来思考心理障碍的成因、干预与治疗，提出了卓有成效的认知疗法和技术，在治疗抑郁症、焦虑症、社交恐怖症、神经性厌食、性功能障碍、成瘾等心理和行为问题上取得了显著效果，对心理治疗领域的发展有着重大意义和深远的影响。

然而，认知理论和其他心理学理论一样，也不能解决所有的心理问题。认知疗法也受到了一些研究者的批评，主要包括以下几点。

其一，认知疗法过于强调认知因素在情绪困扰中的作用。无论是埃利斯的理性情绪疗法，还是贝克的认知疗法，尽管他们的理论各有侧重，但其共同目标均为重新建构一个更为合理、适应性的认知结构，以达到改变情绪和行为的目的。然而，非理性思维并非是所有情绪困扰的主要原因。事实上，有些情绪困扰来自生理原因，如大脑缺乏5-羟色胺等生化物质会引起抑郁情绪；有些情绪困扰主要来自残酷的现实，如地震中亲人亡故等。如果在心理咨询中过于执着去寻找来访者的非理性信念，则可能会导致咨询师的情绪困扰。

其二，认知疗法过于强调正面思考的力量，不重视来访者过去的经验。有些人认为，认知疗法的"教育"氛围较浓。咨询师代表正面的教育力量，引导来访者发现自己的负性自动化思维或非理性信念，从而修正自己的认知结构，却忽视了来访者过去的经历对自己情绪及不适应行为的影响。

此外，改变对世界的思维方式并不是解决所有问题的方法，有些问题仅仅靠改变思维方式是不够的。认知疗法对情绪困扰的背后原因探索不够，过于技术导向，忽视了移情的作用等。

尽管如此，认知疗法已经成为当代盛行的心理治疗体系之一。认知与行为关系密切，认知的变化可导致行为的转变，行为的转变又可引起认知的更新，二者在治疗中的结合越来越紧密，逐渐整合为认知行为治疗。认知行为治疗是行为治疗的进一步发展，是通过改变个体的认知过程来矫正其适应不良的情绪和行为，建立和重构功能良好的认知过程以达到良好的社会适应。

**四、认知心理学理论与心理健康**

认知理论在日常生活、教育、管理、社会服务等领域得到了广泛的应用。认知理论认为，人们在各种生活情境中的认知、情绪、生理及行为反应是统一的整体，是对内外环境各种信息输入、处理和输出的连续过程。如果个体对外界的事物进行理性的认知评价，则会消除情绪困扰以及行为、生理功能的问题，拥有健康身心。有研究表明（Seligman, Schulman & DeRubeis et al, 1999），认知治疗技术可以预防心理问题。研究者对有抑郁和焦虑倾向的大学生进行了为期八周的干预专题工作坊。经过三年的跟踪调查发现，和没有接受预防干预的控制组相比，参加干预专题工作坊的学生抑郁和焦虑倾向明显减少[①]。因此，在日常生活中，人们可以通过学习心理健康相关的认知理论，了解自己的认知偏差，重构理性的认知系统，对于拥有健康心态，增强幸福感提供了有力保障。

精神分析、行为主义理论忽视了认知因素的重要性，而认知理论系统研究了非理性认知对心理健康的影响，并发展了认知疗法进行矫正。在心理治疗中，认知疗法有详细的操作手册，如贝克和他的同事编制了治疗抑郁症的认知治疗操作手册，便于咨询师运用这些方法，寻找来访者情绪困扰背后的认知偏差，强调在认知改变的同时，付诸行动，以提高治疗效果。研究者通过大量的控制实验发现，认知疗法的疗效显著，目前最有效的治疗对象是抑郁症和焦虑症，如惊恐障碍、社交恐怖症和广泛性焦虑障碍等。认知疗法在维护人们的身心健康，预防和干预心理问题方面起到了重要作用。

## 第四节 人本主义理论

人本主义心理学于20世纪中期兴起于美国，与心理动力学派及行为学派并行，成为心理学界的第三势力，主要代表人物有马斯洛和罗杰斯。人本主义认为，人有积极的本性，有自我行为调节的能力，有向上发展的潜能，心理学要发扬人性中的积极倾向，尊重人的价值和尊严。

---

① SELIGMAN M E P, DERUBEIS R J, HOLLON S D. The prevention of depression and anxiety [J]. Prevention & Treatment, 1999, 2 (1).

## 一、马斯洛的理论

马斯洛是美国社会心理学家,也是人本主义心理学的主要创始人之一,心理学第三势力的领导者,被誉为"人本主义心理学之父"。他开创了人本主义心理学研究的新趋向,构建了需要层次论和自我实现论,促进了以人为中心管理理论的发展。

### (一)需要层次理论

马斯洛认为,人的需要包括五个层次,由低级到高级分别是:生理需要、安全需要、归属和爱的需要、尊重需要与自我实现需要。

1. 生理需要

生理需要是每个人维持自身生存的最基本需求,包括衣、食、住、行等方面的要求。生理需要优先于其他所有的需要,是推动人们行动的强大动力。如果这些需要得不到满足,人类的生存就成了问题。只有这些最基本的需要满足维持生存所必需的条件后,其他的需要才能成为新的激励因素。

2. 安全需要

生理需要得到基本满足后,人们就会出现安全需要。安全的需要包括保障自身安全,职业安全,生活稳定,身体健康,免受疾病、危险等威胁,希望未来有保障等。每一个生活在现实中的人,都有安全感的需要。如果安全需要得不到基本满足,个体很难产生更高层次的需要,如对归属和爱的追求。生活在安全环境中的儿童,才能体验到爱和被爱,身心健康成长。而有的儿童生活在不稳定的家庭环境中,父母吵架、家庭矛盾突出、家庭充满暴力、经济困难等,都会让儿童产生不安全的感觉,对未来充满怀疑和恐惧,产生各种身心问题,影响了健康成长。

3. 归属和爱的需要

生理需要和安全需要得到基本满足后,归属和爱的需要便成为激发行为的动力。归属的需要是指每个人都希望归属于某个群体,得到团体的认同并得到集体的温暖;爱的需要指人人都渴望得到家庭、团体、朋友、同事的关怀和理解,是对友情、信任、家庭温暖、爱情的需要。归属和爱的需要与个人性格、经历、生活区域、民族、生活习惯、宗教信仰等都有关系。

4. 尊重的需要

当归属和爱的基本需要得到满足时,便产生尊重需要。尊重的需要又可分为内部尊重和外部尊重。内部尊重是指人的自尊,即个体对自己的价值和信心的感受,希望自己在不同情境中能独立自主、能胜任、充满信心。外部尊重是指一个人希望有地位、有威信,得到别人的尊重、信赖和高度评价。马斯洛认为,尊重需要得到满足,个体会体验到自己的价值和生活的意义,开始追求最高层次的需要,走上自我实现的旅程。

5. 自我实现的需要

自我实现的需要是最高层次的需要，它是指实现个人理想，最大程度地发挥自己的潜能，不断完善自我、超越自我的需要。马斯洛认为，为满足自我实现需要所采取的途径是因人而异的。有的人在重大的发明创造中满足了自我实现的需要；有的人在艺术水平的升华中达到了自我实现；而有的人在认真做好自己的本职工作中收获了最大的快乐，达到了自我实现。

马斯洛认为，生理需要、安全需要、归属和爱的需要以及尊重需要是人类生存的基本需要，属于低层次的需要，如果不能得到满足，则会引发各种身心疾病，使人放弃对更高层需要的追求，因此又叫缺失需要。后来，马斯洛又提出美的需要、认知的需要，二者和自我实现的需要同属于高层次需要，统称为成长需要，即个体自身健康成长和实现自我最大价值的需要。缺失需要和成长需要共同组成了马斯洛的七层次的需要模式（见图2-3）。

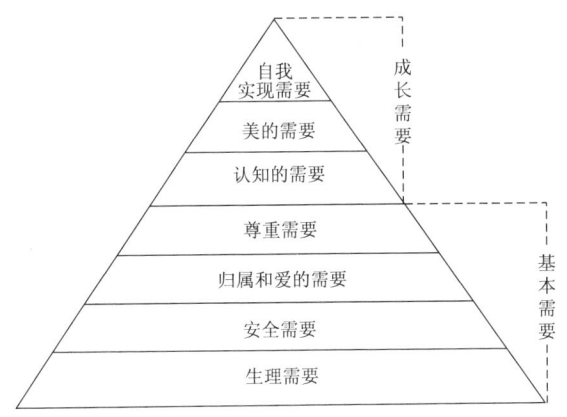

图2-3 马斯洛需要层次模型

（引自：车文博. 人本主义心理学［M］. 杭州：浙江教育出版社，2003.）

马斯洛认为，人在不同的时期，对不同需要的迫切程度是不同的，其中最迫切的需要才是激励人们行动的主要原因和动力。一般来说，低层次需要基本获得满足后，才会进一步追求较高层次的需要。人首先满足生理需要，然后逐渐考虑到安全、归属、自尊的需要，最后才追求自我实现的需要。然而，马斯洛指出，并非所有个体的需要层次都按照从低到高的顺序，存在着很多例外。如有些人已经满足了某一层次的需要，仍固着于追求这一需要；有些具有远大理想的人，可以在基本需要匮乏的情况下，坚持真理，不惜牺牲自己，对其而言，自我实现需要已经超越了低层基本需要的优先地位而成为生活的主导动机。

（二）自我实现理论

自我实现理论是人本主义基本理论的核心，也是马斯洛人格理论的精髓。马斯洛认为，自我实现代表着两层含义：一方面，自我实现就是最大限度地发挥自己的潜能，极尽可能地展现"最好的自己"；另一方面，自我实现就是极少出现不健康或心理疾病状态。自我实现是创造潜能的充分发挥，追求自我实现是人的最高动机，高层次的自我实现具有超越自我的特征，具有很高的社会价值。

马斯洛以心理健康的个体作为研究对象，从中挑选出一些对生命感到满意、能发挥潜能又具有创造力的"自我实现"者，归纳出15种他们共同具有的人格特征。

1. 客观地认识现实

自我实现者的认识主要受成长动机所驱动，为了满足认知及自我实现的需要，他们可以不带任何偏见地看待现实，以客观的态度去认识自己、认识他人、认识周围世界，也能有效地预见未来。

2. 悦纳自己、他人与周围世界

自我实现者承认并接受任何事物都具有积极与消极两个方面，他们不否认任何事物的消极面，并对此持有很大的宽容。他们承认自己的不足，却不妄自菲薄，而是悦纳自己，相信自己的独特性和优势。

3. 自然、坦率和真实

自我实现者言行自然而坦诚，敢于表达自己真实的思想与感情，而不矫揉造作，隐藏或伪装自己的情绪情感。这说明，他们有足够的自信心和安全感，足以让他们表现真实的自己。

4. 以问题为中心，而不是以自我为中心

自我实现者以其热爱的事业为重，在不断应对工作挑战的过程中体验到成就感和自我价值感，感受生命的意义和成长的快乐。他们一般不太关注个人得失，不是为了金钱、名誉和权力而工作，而是因为在其中能最大限度地发挥自己的潜能，不断超越自我。

5. 具有超然于世的品质和独处的需要

自我实现者具有独处与独立的需要，他们不依赖别人，不害怕孤独，常常主动追求独处的环境。他们能够自我决定，为自己负责，按照自己的意愿行事。

6. 对自然条件和文化环境的自主性

自我实现者能够超越环境和文化的束缚，有较强的自主性和独立性。他们更多受到成长动机的驱动，追求高层次需要的满足，而不受低层次缺失动机的限制，这使得他们能够摆脱对外界环境和他人的依赖，独立自主地选择自己的目标，并实现自己的目标。

7. 经久不衰的欣赏热情

对于常人而言，那些司空见惯的事物和平淡无奇的日常生活已经引不起人们的注意和兴趣。然而，自我实现者却能以好奇、新鲜感和愉悦的心情体验生活中遇到的各种事件。在他们眼里，每日升起的太阳是那么壮观，每一个生命是那么鲜活、焕发光彩，每一朵花是那么绚丽，他们对世界上的一切充满愉悦和感恩之心。

8. 常有高峰体验

高峰体验指一种发自心灵深处的颤栗、欣快、满足、超然的情绪体验，那种兴奋与欢愉的感觉犹如站在高山之巅，无法用语言来形容，虽然短暂，却印象尤其深刻。所有人都有享受高峰体验的潜能，但只有自我实现者才能经历更高频率、强度更大的、更充分的高峰体验。

9. 对人类的认同与关爱

自我实现者对所有的人都具有强烈而深刻的认同感和慈爱心。他们的关爱不仅仅限于自己的亲戚朋友，而是包括全世界不同种族、文化和社会阶层的人。

10. 深厚的友谊

自我实现者倾向于寻找其他自我实现者作为朋友，容易建立更融洽、更崇高和更深厚的友谊。由于以共同的价值观和相似的人格特征为基础，他们的朋友虽然不多，但感情非常深厚。

11. 具有民主风范

自我实现者具有民主的行为风范。他们尊重别人，无论其出身、种族、地位、宗教信仰和教育程度如何，皆能平等相待，能够随时倾听别人的意见，虚心向别人学习。

12. 具有强烈的道德感

自我实现者有明确的道德观念，能够明辨是非。尽管他们是非善恶的标准可能与习俗观念不同，但他们认识到自己行为的内在伦理价值，能遵循自己认可的内在道德标准行事。

13. 富有哲理和高度的幽默感

自我实现者的幽默感具有哲理性。他们通常会开一些有哲理性的玩笑，但不愿意开一些庸俗和伤害人的玩笑。他们可以取笑自己，甚至可以取笑人类的愚蠢。

14. 富于创造性

自我实现者的一个突出的特点就是具有很强的创造性。这种创造性不是艺术家和科学家的特权，而更多的强调性格上的品质，如勇敢、自我认可、自由、自发性等，能够以开放、新鲜和率直的眼光看待生活与世界，破除陈规，使自己在生活、工作各方面显示出创意和独特性。

15. 对现有文化具有批判精神

自我实现者不墨守成规、不随波逐流，他们自主独立，能够抵制和批判现存不合理和不完善的社会文化，突破其限制与束缚，其思想和行为遵循自己内心的价值与规范。

马斯洛认为，自我实现者也并非十全十美的完人，有时也会表现出非自我实现者的特征，如他们也会虚荣、骄傲、固执己见等。

**二、罗杰斯的理论**

罗杰斯是美国著名的心理治疗学家，人本主义心理学最有影响的代表人物之一，是以人为中心治疗和会心团体治疗的宗师。他提出的"以人为中心"的人本主义心理学理论广泛用于教育、心理治疗、管理等诸多社会生活领域以及国际关系中。

（一）自我概念

罗杰斯认为，自我分为主体自我和客体自我。主体自我是行为和心理的发动者和支配者，相当于英文中"我"的主格"I"。客体自我指人对自己本身的看法和态度、情感、知觉等，也称自我概念。客体自我是被动者和被观察者，相当于英文中"我"的宾格"me"。

自我概念是罗杰斯人格理论中的一个核心概念，是指个体对自己及自己与环境关系的了解和看法，是人对自己的知觉。一个人随着自己经验的增加，会逐渐丰富和改变对自我的认识。这种认识一旦形成，就会成为一种相对稳定的、连贯的、有联系的知觉模型。

自我概念是人格形成、发展和改变的基础，是人格正常发展的重要标志。罗杰斯认为，自我概念和谐的人，其自我概念与真实体验一致，没有自我冲突。而自我概念不和谐的人，其评价系统不是建立在自己真实体验的基础上，而是为了得到别人的尊重和赞赏，投射了别人的态度。如，一个幼儿园的孩子在其自我概念中是个懂事的好孩子，有一次，老师发苹果的时候，他因抢先拿大苹果而被老师批评，他的自我概念可能曲解为："我是个自私的孩子"，"老师不喜欢我"，"我不喜欢吃大苹果了"。前两种是对经验的曲解，后一种是对真正情感的否定。当投射他人的自我评价和真实的自我体验出现不一致的时候，则可能会出现心理问题。一个心理健康的人，应该具有自我和经验的和谐一致，能够采取开放的态度，将自己的经验同化到自我的结构中。当个体的自我与经验协调一致的时候，个体就能对环境有一个完整、准确、客观的认知，并合理运用环境中的事物以谋求自我的充分发展，成为一个功能完善的人。

自我不和谐还体现在自我与理想自我的差异方面。罗杰斯认为，"理想自我"就是一个人所希望的自我形象，理想自我与真实自我之间的差异可以反映出个体的心理健康状况。当个体的理想自我与真实自我差异过大时，说明个体还不够了解和接受自己，会经常给自己设置一些无法实现的目标，这样容易导致抑郁、挫败感等情绪。

（二）人性观

罗杰斯人格理论的前提之一是人性本善论。在他看来，人的本性是善良的，人性中具有成长和自我实现的倾向。他承认世上有邪恶，但邪恶不是人性所固有的，而是不良环境所造成的。他在进行心理治疗的经验中发现，有些人由于内心的防御和恐惧，会做出邪恶的事情，但是他们内心深处依然存在着向上的力量。因此，罗杰斯假定人性基本上是建设性的，每个人的内心有一种自发的力量，会朝向健康、自我实现的方向前行。

（三）自我实现倾向

罗杰斯认为，所有的生命体身上都有趋向完善或完美的潜能，即实现倾向。自我实现是实现倾向的子系统，只有具有自我概念的人类，才拥有自我实现的倾向和潜能。然而，刚出生的婴儿没有自我的概念，随着与他人和环境的相互作用，才开始慢慢地把"我"与"非我"区分开来。当最初的自我概念形成以后，人的自我实现趋向开始激活，在自我实现动力的驱使下，儿童在环境中尝试各种活动，不断在遗传的限度范围内发展自己的潜能。自我实现倾向是人类自我形成与发展的核心，这种倾向一方面是为了生存，另一方面是为了建设性地实现自己的潜能。

### 三、评价

人本主义心理学家打破了西方心理学第一势力行为主义和第二势力精神分析的理论模式，构建了第三势力人本主义心理学的基本理论和核心内涵，拓宽了心理学的研究领域，在心理学的研究对象、研究内容和心理治疗诸方面独树一帜，建构了一个新的心理学理论体系，在心理治疗、教育改革以及推进社会变革等方面作出了巨大贡献。

第一，在心理学研究对象上，人本主义心理学家反对行为主义学家以动物或儿童为主要样本，也反对精神分析学家以病人为研究对象，主张以健康、成熟、完整的人为研究对象，将研究范围广及全体人类。

第二，在研究内容方面，人本主义反对行为主义学派只研究行为，并把行为看做是对刺激的反应，认为那只是强调环境影响，而不重视人的本性的研究，提倡建立以研究人的本性、尊严、价值为主题的心理学，重视自我潜能的健康发展与实现。此外，人本主义心理学构建了人类系统化的动机理论。精神分析理论用力比多、本能以及本我、自我、超我三者之间的互动来解释个体行为的内在动力；行为主义以强化习得的经验说明个体行为的原因；认知主义理论用归因、认知失调等理论解释个体行为的内在动力；人本主义学家马斯洛的需要层次理论把动机视为一个不同层级的发展系统，建立了以自我实现为核心的人格发展动机理论。

第三，在心理治疗方面，人本主义理论还促进了以人为本的心理治疗的发展，将治疗的着眼点放在人的成长和自我实现上。

人本主义理论也有其局限性和误区,心理学家对人本主义理论的批评主要有:人本主义心理学过分强调人性的作用,认为人的本性是向上的,寻求自我实现的,每个人都具有发挥个人潜能的动力,却忽视了环境对自我实现的影响;人本主义心理学过分强调主观经验的重要性,其主要观点来自于人本治疗实践及自陈研究,缺乏有力的实验分析与佐证等。

### 四、人本主义与心理健康

马斯洛通过对有自我实现倾向的人的研究,构建了需要层次论和自我实现论;罗杰斯则通过心理治疗实践逐渐形成了以人为中心和以潜能发展为主旨的人格理论。他们从不同的研究方向出发,形成了具有相同内涵的人格发展观,丰富和拓展了心理咨询领域,促进了心理健康教育的发展。

(一)马斯洛的健康观及心理治疗思想

当大多数心理治疗者尚在关注精神问题产生的原因时,马斯洛却将视角转向了健康人,探索怎样促进人类的幸福和健康。在多年研究和实践的基础上,马斯洛概括了一系列自我实现者的人格特征,提出了心理健康的标准。他认为,达到自我实现的人就是心理健康的人。当个体没有能力认识自己并满足自己的需要时,就可能出现心理问题。如,大多数神经症患者感受不到安全感,在人际交往中得不到尊重和承认,没有归属感。如果在治疗中帮助来访者了解自己的需要和心理障碍所在,发展其自己满足基本需要的能力,如通过提高人际交往能力满足自己对安全、归属与爱、尊重等的需要,逐步帮助来访者走上自我实现的道路,可以有效提高心理治疗的效果。

(二)罗杰斯的健康观及以来访者为中心的疗法

罗杰斯认为,人的本性是积极向上的,蕴藏着自我实现倾向的强大动力。人们能够评价自我经验对自我实现的作用,发现其自我概念中存在的问题,并有能力调整和控制自己,不断使自我概念适应于新的经验,朝着自我实现的方向迈进。然而,当自我概念和有机体自我经验出现不一致时,个体如果将自我概念建立在内化他人价值观的基础上,歪曲或否认自身的经验,其自我概念就会受到外部因素的影响,容易导致自我不和谐,产生焦虑等不良情绪。如某女士丧偶后很想再婚找个老伴,但是她的自我概念深受周围人道德观的影响,认为老伴去世不久,孩子已经成人,自己应该为儿女和家庭的和谐着想。因此,她的自我概念使她否认了自己的真实情感体验,二者之间的不一致容易导致焦虑、抑郁等情绪困扰的产生。当她由于经验与自我概念不一致而否认、拒绝的经验越多,其自我概念和现实之间的鸿沟就会变得越大,个体感觉到的焦虑就会越严重。

20世纪40年代,罗杰斯在其理论的基础上首创了以来访者为中心的心理咨询与治疗方法,成为心理治疗领域的主要理论流派之一。其基本假设为:如果能为来访者创造一个真诚一致、无条件积极关注的心理环境或心理氛围，他们就会充分发挥自身机能的作用，积极了解自己和自身的体验，改变对自我和对他人的看法，使其原本已经扭曲的自我得到自然的恢复，产生自我指导行为，并最终达到心理健康的水平。为了达成这一目标，治疗师与来访者之间要建立一种真诚关爱的关系，并提供无条件的积极关注，帮助来访者自我成长，在逐步走向自我实现的过程中产生整体的改变。

综上所述，四种心理学理论从不同的角度阐释了对心理健康的理解，都发展了自己的治疗技术。每种观点各有千秋，每种治疗技术都有自己的优势和不足。至20世纪30年代以后，随着心理学研究的不断发展，不同心理学派之间已经不再各执一词，而是以包容、接纳的态度吸收其他理论学派中的精华，不断完善自己的理论模型。

## 【建议参考资料】

1. 车文博. 人本主义心理学 [M]. 杭州：浙江教育出版社，2003.
2. 陈巴特尔. 心理咨询与治疗 [M]. 天津：天津大学出版社，2009.
3. 高觉敷，叶浩生. 西方教育心理学发展史 [M]. 福州：福建教育出版社，2005.
4. 阿洛伊，雷斯金德，玛诺斯. 变态心理学 [M]. 汤震宇，邱鹤飞，杨茜，译. 上海：上海社会科学院出版社，2005.
5. 郭念锋. 心理咨询师（二级）[M]. 北京：民族出版社，2005.
6. 西蒙诺维兹，皮尔斯. 人格的发展 [M]. 唐蕴玉，译. 上海：上海社会科学院出版社，2006.

## 【问题与思考】

1. 在本章四种学派的理论中，你最赞同哪种观点？举例说明理由。
2. 试用埃里克森的心理社会发展理论分析，自己目前处于哪一阶段？自己在完成本阶段任务的过程中有哪些困扰？
3. 四种不同理论流派发展的心理咨询及治疗技术是什么？
4. 请观察并分析你或家人有哪些非理性信念？这些信念给你们的工作或生活带来哪些困扰？如何消除自己或家人的非理性信念？
5. 根据马斯洛的需要层次理论，你现阶段最迫切的成长需要是什么？如何利用自己的潜能，不断满足自我实现的需要？

# 第三章 压力与健康

## 【本章提要】

我们生活在一个充满压力的时代，压力不仅成为我们生活中的一部分，同时也是影响我们身心健康的最重要的因素之一。适度的心理压力对人的身心健康有积极的影响，然而长期过大的压力会损害人的身心健康。本章就压力的概念及压力来源、压力对身心健康的影响、压力评估及应对等进行了阐述和探讨，以培养人们有效管理压力的能力，提高身心健康水平。

## 【学习重点】

1. 了解压力的定义及产生压力的三个基本环节。
2. 了解压力的相关理论。
3. 领会压力与心理健康、生理健康的关系。
4. 掌握管理压力的技术。

## 【重要术语】

压力　压力源　一般适应综合症　初级评估　次级评估　压力管理　渐进式肌肉放松法　系统脱敏法　生物反馈法

社会飞速发展，生活节奏不断加快，我们生活在一个充满压力的时代：经济压力、就业压力、工作压力、家庭压力……正如著名科学家、诺贝尔奖获得者杜博斯在其《健康与疾病》中所言：现代人已经不太需要去对抗饥寒交迫的窘境和其他有伤身体的危险，但是他们必须对付排得满满的日程表、繁忙的交通、噪声、拥挤、竞争和其他人为的紧张环境。压力已经成为我们生活中的一部分，同时也成为影响我们身心健康的最重要的因素之一。

## 第一节　压力与压力源

### 一、压力概念

压力的英文词"stress"，在医学和心理学中被译为"压力、应激、紧张刺激"等含义。许多研究者从多方面探索压力的概念，提出了不同的压力定义。

20世纪30年代，加拿大著名生理学家塞利（H. Selye）首次将stress引入医学领域，提出了"压力"概念。他在生理研究中发现，将热刺激、冷刺激和毒物分别施加到动物身上时，动物体内都会发生相似的变化，如肾上腺皮质增大，胃和结肠出血性溃烂，淋巴结萎缩等。塞利意识到，这是个体对不同刺激物质产生的一种非特异性的生理反应，即各种不同的因素都可以引起这些生理反应。基于此，塞利提出，压力是个体在遭受各种有害刺激侵袭时发生的非特异性的生理和生化方面的反应。

在塞利压力学说的基础上，很多研究者从心理学角度对压力进行了大量研究，提出了压力的心理学理论。其中，美国著名的压力问题专家拉扎鲁斯（R. S. Lazarus）于1976年提出了认知心理压力理论，其压力定义得到了心理研究者的广泛认可和运用。拉扎鲁斯认为，压力是以认知评估为核心的个体与环境的交换作用过程。在这个过程中，个体要对环境事件进行最初的评估，即初级评估；然后评估自己是否有能力应对当前的问题或者对当前问题负起责任，如果超出了自己的应对能力范围，则会出现身心紧张状态。因此，从这个意义上说，压力是个体通过认知评估确定在生理或心理上受到威胁时出现的一种带有适应性的身心紧张状态。

由上可知，压力是一个复杂的动态变化过程，主要包括三个基本环节。

1. 任何情境或刺激，含有伤害或威胁个人的潜在因素。这是产生压力的压力源，如与同学发生冲突、面临考试、父母离婚等。

2. 个体对当前的环境和刺激进行认知评估。如果个体认为当前环境或刺激对自己确实存在威胁，此时即构成压力；反之，则不构成压力。

3. 个体对当前环境和刺激作出反应。当个体意识到自己正处于危险之中时，会作出应对反应，包括生理反应、心理反应和行为变化。

可见，个体通过感受刺激（压力源）—认知评估—作出反应（行为）三个基本环节，产生了生理、心理和行为反应，反应结果可以是适应的，也可以是不适应的。

## 二、压力源

在压力理论中，压力源（stressor）是指能够引起个体稳态失调并唤起适应反应的环境事件与情境等。一般而言，生活中的任何改变都是潜在的压力源，然而，只有人们察觉到（通过认知评估）这些改变对自身有威胁或挑战时，潜在的压力源才会转变成现实的压力源。压力源泛指人们在生活中遇到的、可以扰乱心理和生理稳态的生活事件，可以分为以下几种类型。

（一）按压力属性分类

1. 生理性压力源，指直接作用于个体的生理器官或系统而使个体的稳定状态失衡的刺激物，如高温、疲劳、噪声、辐射、微生物、创伤和疾病等。

2. 心理性压力源，指人们头脑中的紧张信息，是内在的认知系统评估外部世界可能对自己造成威胁的结果，如各种消极情绪、人际关系的冲突，不切实际的期望，能力不足与过高期望的矛盾等。

3. 社会性压力源，主要指个体为了适应环境而需要作出调整和适应的情境与事件，如考试、升学、离婚、个人安全受到威胁等。社会性压力源一般可以分为两类：一是社会变动性与社会地位的不适应，如社会交往，生活工作的变化，政治经济制度变革、重大的社会动荡，地震、水灾等自然灾害、战争、恐怖事件，都属于社会性应激源的范畴；二是客观的社会学指标，指个人的年龄、家族、受教育程度、婚姻状况、职业、经济状况等差异以及这些指标的变迁。

4. 文化性压力源，指因文化环境的改变而产生的刺激或情境。个体从一个熟悉的文化环境到一个陌生的文化环境后，由于语言、风俗习惯、信仰、社会价值观等方面的改变而引起的心理冲突。如留学或移民时，由于社会文化、风俗习惯的巨大差异容易产生压力。

以上几种压力源对个体产生的影响都不是孤立的，而是相互联系、相互作用的。个体承受的生理性压力、社会性压力以及文化性压力都可以使人产生紧张、焦虑等情绪，加重心理压力；而不良情绪等心理压力反过来又加重了生理反应，影响了个体的社会关系以及与周围环境的互动，降低了个体对新环境的适应能力等。

（二）按压力对个体的影响分类

1. 正性生活事件，指个体认为对自己的身心健康具有积极意义，从而产生积极体验的情境或事件，如上大学、晋升、获奖、结婚等。

2. 负性生活事件，指个体认为对自己具有威胁、给身心健康带来消极影响的情境或事件，如考试失败、离婚、重病等。

无论是正性生活事件还是负性生活事件，都可以成为压力源，引起个体的压力反应。然而，负性生活事件会对个体带来消极或持久的情绪体验，容易引起各种身心健康问题。

（三）按心理社会因素对个体影响程度和持续时间分类

1. 重要生活事件，指生活中的重大变故。生活事件是指那些可以观测的、明显的生活改变。人们很难有效应对及处理生活方面的突然变动，及日常生活中引起人们心理平衡失调的事件。

2. 日常生活困扰，人们在生活中面临的应激不一定都涉及重大事件，而是频繁而轻微的激惹、挫折和苦恼。日常生活中常见的压力因素有父母不和、夫妻关系紧张、家庭成员患病、经济困难、工作学习负担过重、工作繁忙等。

## 三、压力源的相关研究

很多研究表明,生活事件是造成心理压力进而损害健康的主要压力源。1967年,美国华盛顿大学医学院的精神病学专家霍尔姆斯(T. H. Holmes)和雷赫(R. H. Rahe)通过对5 000多人进行社会调查和分析,首次对生活事件与健康的关系进行了定量研究,并编制了"社会再适应量表"(Social Readjustment Rating Scale,SRRS)[1]。量表列出了43种日常生活事件,根据每种生活事件的影响程度,以生活变化单位(life change units,LCU)为指标加以评分,用以检测事件对个体的心理刺激强度(见表3-1)。如,量表人为规定配偶死亡的生活变化单位(LCU)为100,作为最高的刺激强度。然后由被试根据此标准对其他生活事件进行评估,最后获得被试群体对43项生活事件自评的LCU平均值,作为常模。

该量表通过检测个体在某段时间内经历的各种生活事件,计算出LCU总分,可以预测个体未来一年的身体健康状况。霍尔姆斯在研究中发现,第一年LCU总分累计超过300的人群中,86%的人第二年健康会受到影响,患病概率提高;若一年累计LCU分数为150—300,则有50%的人可能在第二年患病;若一年累计LCU分数小于150,来年则可能身体健康。有研究发现,生活变化单位(LCU)的升高与与突然的心源性死亡、结核、白血病、多发性硬化、糖尿病、运动创伤和交通事故有类似的相关性[2]。

表3-1 社会再适应评定量表

| 等级 | 生活事件 | LCU | 等级 | 生活事件 | LCU |
|---|---|---|---|---|---|
| 1 | 配偶死亡 | 100 | 10 | 退休 | 45 |
| 2 | 离婚 | 73 | 11 | 家庭成员健康变化 | 44 |
| 3 | 夫妻分居 | 65 | 12 | 妊娠 | 40 |
| 4 | 坐牢 | 63 | 13 | 性困难 | 39 |
| 5 | 家庭成员死亡 | 63 | 14 | 家庭增加新成员 | 39 |
| 6 | 个人受伤或患病 | 53 | 15 | 业务上的新调整 | 39 |
| 7 | 结婚 | 50 | 16 | 经济状况的改变 | 38 |
| 8 | 被解雇 | 47 | 17 | 好友死亡 | 37 |
| 9 | 复婚 | 45 | 18 | 工作性质变化 | 36 |

---

[1] HOLMES T H, RAHE R H. The social readjustment rating scale [J]. Journal of Psychosomatic Research, 1967, 11 (2): 213-218.

[2] 张理义. 应激障碍 [M]. 北京:人民卫生出版社, 2009: 200.

(续表)

| 等级 | 生活事件 | LCU | 等级 | 生活事件 | LCU |
|---|---|---|---|---|---|
| 19 | 夫妻不和 | 35 | 32 | 搬迁 | 20 |
| 20 | 抵押超万美元 | 31 | 33 | 转学 | 20 |
| 21 | 抵押品赎回权被取消 | 30 | 34 | 娱乐改变 | 19 |
| 22 | 工作职责上的变化 | 29 | 35 | 宗教活动变化 | 19 |
| 23 | 儿女离家 | 29 | 36 | 社会活动变化 | 18 |
| 24 | 离婚纠纷 | 29 | 37 | 抵押或贷款少于万美元 | 17 |
| 25 | 杰出的个人成就 | 28 | 38 | 睡眠习惯上的改变 | 16 |
| 26 | 妻子开始或停止工作 | 26 | 39 | 一起生活的家庭成员数目改变 | 15 |
| 27 | 上学或毕业 | 26 | 40 | 饮食习惯改变 | 15 |
| 28 | 生活条件的变化 | 25 | 41 | 休假 | 13 |
| 29 | 个人习惯的改变 | 24 | 42 | 圣诞节 | 12 |
| 30 | 与领导的矛盾 | 23 | 43 | 轻微违法行为 | 11 |
| 31 | 工作时间或条件变化 | 20 | | | |

引自：顾瑜琦，刘克俭. 健康心理学 [M]. 北京：北京科学技术出版社，2004.

霍尔姆斯等研究者的社会再适应量表发表后，国内外学者纷纷致力于生活事件与身心健康的研究，同时，也对社会再适应量表提出了一些质疑和批评。在该量表中，生活中遇到的各种事件是一起计入 LCU 总分的，其中包括积极、消极、可控、不可控、可预见、不可预见事件等。因为不同性质的生活事件可以引发不同类型的压力反应，这种记分方法的科学性得到了很多研究者的质疑。此外，在压力产生的过程中，个体的认知评估因素起着重要的作用。社会再适应量表没有考虑到个体对生活事件的认知评估和应对能力等因素对压力感受的影响，对不同个体经历的生活事件按照同一标准记分，忽视了个体差异因素，降低了该量表对健康的预测效度。

尽管社会再适应量表存在着一些缺陷和不足，但是其定量研究的方法却为后来的研究者们提供了有效思路。在此基础上，1978 年，萨勒森等研究者（Sarason, et al, 1978）发展了生活事件量表（Life Experience Survey, LES）[1]。我国

---

[1] SARASON I G, JOHNSON J H, SIEGEL J M. Assessing the impact of life changes: development of the life experience survey [J]. Journal of Consulting and Clinical Psychology, 1978, 46 (5): 932 – 946.

杨德森、张亚林（1983）和张明圆（1987）等研究者根据我国本土文化特点，各自编制了适合中国人使用的《生活事件量表》。

## 第二节 压力理论

当前存在许多关于压力的生物学和心理学理论，其中比较有影响的是塞利的适应综合症理论和拉扎鲁斯的认知评估理论。这些理论解释了压力的内涵、压力作用的过程、个体对压力源的反应，以及个体如何与压力源相互作用，为人们更有效的管理压力提供了理论基础。

### 一、坎农的"战斗或逃跑"反应

20世纪30年代，沃尔特·坎农（Walter Cannon）在研究中发现，当个体遇到危险或挑战时，其恐惧或愤怒等情绪的变化，主要通过交感神经系统和内分泌系统的作用，如交感神经兴奋性增高，肾上腺髓质分泌增加，心率和呼吸加速，心肌收缩力增强，血液向脑部和肌肉转移，使个体处于战斗或逃跑的准备状态，以影响全身功能变化。

坎农认为，战斗或逃跑反应是个体应对压力的适应性反应，可以使个体迅速应对威胁和挑战。然而，该反应可能会损伤个体的情绪和生理功能，长时间处于这种紧张的压力状态下，会影响健康。

### 二、塞利的"一般适应综合症"

塞利（Hans Selye，1907—1982）是加拿大著名的生理心理学家。他在医学院上大学时就开始了对压力的研究，提出了"压力与适应学说"，1950年，塞利出版了第一本专著《压力》，对压力研究产生了重要影响，被称为"压力理论之父"。

塞利指出，压力是一个动态过程，是人体应对环境刺激而产生的一系列非特异的适应反应，包括"局部适应综合症"（local adaptation syndrome，LAS）和"一般适应综合症"（general adaptation syndrome，GAS）。局部适应综合症是指个体在出现全身反应的同时所出现的某一器官或区域内的反应。一般适应综合症，又称全身适应综合症，是人体对压力源的全身性、紧张性、非特异性的反应。这种反应涉及身体的各个系统，主要是自主神经系统和内分泌系统的反应。其中下丘脑、垂体及肾上腺在反应中起着重要的作用。一般适应综合症包括警觉期、抵抗期和耗竭期（见图3-1）。

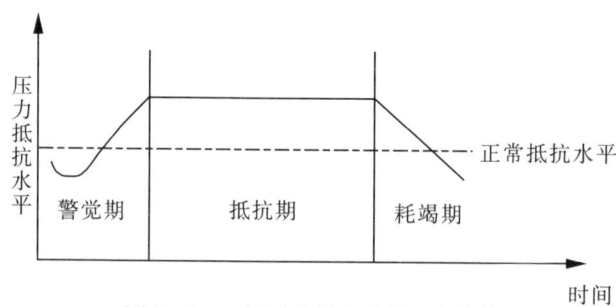

图 3-1 一般适应综合症的三个阶段

（引自：王维利．护理学导论［M］．北京：人民卫生出版社，2009.）

（一）警觉期

警觉期是个体觉察到威胁而唤起体内防御能力的警戒反应，也称动员阶段。在压力源出现后很短的时间内，警戒反应就会发生。个体会产生一系列自我保护性的调节反应，个体的抵抗力下降。主要表现为肾上腺皮质增大，激素增加，心率加快，血压上升，肌肉紧张度增加，血糖上升等。如果防御反应有效，警戒就会消退，个体会恢复正常活动。如果压力源仍然存在，在产生警戒反应后，个体会进入第二阶段，即抵抗期。

（二）抵抗期

抵抗期的个体与压力源处于抗衡阶段，以副交感神经兴奋及人体对压力源的适应为特征。此时个体抵抗力高于正常水平状态，与压力源形成对峙。若个体适应有效，则内环境重建稳定，激素水平、生命体征、产生的能量等趋于正常。若压力源对身体损伤太大，如重病发作，人体的抵抗能力无法克服，预防机制失效，则会进入第三个反应阶段——耗竭期。

（三）耗竭期

如果压力源强烈或长期存在，或出现了新的压力源，个体在适应过程中，体内适应性资源被耗尽，抵抗能力已经达到极限，低于正常水平，即进入了耗竭期。可以说，长期的或反复的资源耗竭，是造成个体生理损伤和引起疾病的原因。此时个体会出现各种营养不良症状，器官和组织功能逐渐趋向衰竭，表现为体重减轻，肾上腺增大，然后衰竭，淋巴系统功能更紊乱，激素分泌先增加后耗竭，最后全身衰竭而危及生命。

塞利是第一个将外界刺激和疾病、健康联系起来的研究者，对人类健康与疾病的研究有重大贡献。他启动了研究者们对压力理论的探索，以后许多压力研究都是在其压力理论基础上的修正、充实和发展。塞利的压力理论使人们对疾病的认识进一步扩展，将病因学的研究转入更广泛的领域。

然而，无论是坎农的"战斗或逃跑"反应，还是塞利的"一般适应综合症"理论，其研究大多来自于动物实验，压力理论主要是从医学或病理生物学的角度提出来的，过分关注压力下的生理反应，而忽视了心理和社会因素的影响。因此，塞利的压力理论被称为"生理压力理论"。在塞利研究的基础上，许多学者展开了对压力的社会心理学研究，促进了有关压力的心理模式的发展。

### 三、拉扎鲁斯的压力与应对模式

随着人类研究的进展，人们认识到，心理因素在压力过程中起着十分重要的作用。在众多解释心理压力的理论体系中，较具代表性的是美国心理学家拉扎鲁斯（Richard S. Lazarus，1922—2002）提出的压力与应对模式。拉扎鲁斯是压力理论的杰出代表人物之一，他从20世纪60年代开始对压力进行了心理认知方面的研究，提出了压力与应对模式。

（一）认知评估

拉扎鲁斯认为，个体的认知评估和应对在压力产生的过程中起着重要作用。认知评估是压力源与个体反应之间的一项重要的中介变量。压力反应取决于个体对压力源的感知和自身应对能力的认知评估，是个体和环境交互作用的结果。认知评估包含三种方式：初级评估、次级评估及重新评估。

1. 初级评估

初级评估指个体初步确认面临的情境或事件与自己是否有利害关系以及与这种关系的程度。初级评估要回答的问题是"事件对于我是积极的、中性的、还是消极的？如果是消极的，对我的未来会造成多大程度的危害？有没有潜在的威胁？"初级评估的结果有三种：与个人无关、有益的、有压力的。如果事件被评估为与个人无关，则不会对健康构成任何威胁。对自己有益，说明事件是良性，一般不要求很高的应对能力。当感到环境中的事件对身心有伤害时，便出现压力反应。

研究者（Speisman，Lazarus，Mordkoff et al，1964）利用实验证明了初级评估在压力体验中的重要性[①]。实验要求大学生被试看一部电影，电影内容是一个原始部落年轻男孩的成长典礼，其中包括切割男孩生殖器的情节。观看电影前，研究者将被试分为四个实验组，每组看电影的方式有所不同。第一组被试看电影时听不到声音，第二组听到声音，是一种"创伤性"的解说，表达这种手术的痛苦、危险和原始；第三组听到的是"否定"的解说，否认男孩的痛苦以及潜在的伤害，将他们描述为乐意参加这个令人愉悦的活动；第四组听到的是"科学的"解说，鼓励关注分离的方式，如"这个手术是形式性的外科手术，有些粗糙，要仔细观察"等。研究通过生理学测量及听取被试在电影开演之前的自我报告，评估被试的心理压力，发现与第一组没有听到声音的被试相比，第二组被试

---

① 萨拉斐诺. 健康心理学［M］. 胡佩诚，译. 4版. 北京：中国轻工业出版社，2006.

有更强的心理压力反应,而第三、四组被试体验到的心理压力较弱。这说明,压力不仅取决于电影本身,还取决于个体对它的初级评估过程。

2. 次级评估

次级评估是对自己的应对方式、应对能力和资源条件的评估过程,判断个体是否可以克服压力事件所带来的伤害、威胁和挑战。次级评估要回答的问题是"在这种情况下我应该做什么?"次级评估可以改变初级评估的结果,如果相信自己能够成功应对面临的挑战,会减轻压力感。次级评估会产生相应的情绪反应。评估结果是有利的,会出现愉快、满足、幸福等正性情绪;若评估结果是不利的,会出现焦虑、恐惧、内疚等负性情绪。

3. 重新评估

重新评估指在初级评估和次级评估反馈的基础上,对压力进行进一步评估。个体经过评估认识到压力情境的威胁,开始采取措施应对压力。随着压力情境中不断有新信息出现,个体会据此对情境进行再评估,从而随时调整应对策略,并相应调整自己的情绪和行为反应。如果再评估时认为应对有效,威胁减小,则压力感降低;反之,则压力感增强。

评估心理压力事件取决于两种因素,一是与环境相关的因素,二是与个人相关的因素,如智力、动机、人格特征等。个体对周围环境的评估过程中,如果判断周围的资源和自身需求之间的冲突不是很大时,则体验很少压力甚至体验不到心理压力。但是,如果认为需求远远大于资源时,则可能体验到较大的心理压力。如,考试即将来临,一个平时很刻苦的学生可能会期待利用考试机会来考查自己知识掌握的情况,而一个贪玩、无所事事的学生则可能因担忧考试失败而产生逃避的想法等。他们的动机不同,体验的心理压力也是不同的。

此外,压力感不仅仅来自于个体对经历事件的评估,还包括对他人体验的想象,对未来伤害的预期等。认知评估也不是固定不变的,极易受到心情、健康、动机状态改变的影响。因此,事件或环境产生的压力也是随着认知评估的变化而变化的。

对于拉扎鲁斯的认知压力理论,有研究者指出,压力反应之前不一定伴有认知评估过程。例如,公路上突然出现险情,两车相撞时,个体可能会出现不知所措、心跳加速、身体僵硬等压力反应,这时候,认知功能在紧急状态下受到冲击和损害,个体并没有进行认知评估过程。不过在紧急情况下,认知评估出现在心理压力反应之前是可能的[1]。

---

[1] TOMAKA J, BLASCOVICH J, KIBLER J, ERNST J M. Cognitive and physiological antecedents of threat and challenge appraisal [J]. Journal of Personality and Social Psychology, 1997, 73 (1): 63-72.

## （二）应对

应对是压力与健康之间的中介因素，对健康的影响起着重要的作用。拉扎鲁斯认为，应对是个体为了处理自己的内外部需求以及需求之间的冲突，而作出的持续性的认知和行为努力。个体在初级、次级以及再评估过程中，对周围环境或事件以及自身的应对方式、应对能力和资源条件进行评估之后，即开始实施具体的应对行为。

1. 应对方式

个体采取的应对方式有很多种，包括积极的应对方式和消极的应对方式。积极的方式有：通过积极解决问题、向他人寻求帮助或情感支持等方法减轻压力感；消极的应对方式有回避、自责、抱怨、幻想等。

2. 应对资源

包括生理、心理和社会三方面的应对资源。生理方面的应对资源即身体的健康状况；心理资源包括自尊、个体解决问题的能力及判断能力、个人的生活态度、信仰及价值观等；社会资源包括经济地位、社会支持系统及情绪支持等。

个体通过利用自身的应对资源，采用积极的应对方式，如控制或改变压力的环境、解决或消除问题、缓解由于压力而出现的情绪反应等方法减轻压力感，从而达到身心健康的目的。

## 第三节　压力对健康的影响

塞利说："压力是生活的调味品。"说明压力不一定是消极的，它也可能给我们带来积极的影响。适度的心理压力对人的身心健康有积极的影响，主要表现在以下两个方面。

首先，压力是维持正常生理活动的基础。塞利认为，完全脱离压力等于死亡。心理学的许多研究表明，如果人被剥夺了一切外界刺激的压力超过一定时间限度后，会出现精神恍惚、记忆受损、思维迟缓等身心功能损害。生物正是有了饥饿、干渴和寒冷的压力，才会积极采取措施，得以生存和发展。从生理角度而言，一定的压力会使人动员机体非特异性的适应系统，增强对疾病的抵抗力，增强体质和适应能力。

其次，压力是个体成长和发展的必要条件。人在成长的过程中，会经历很多挫折和压力。正是在应对压力的过程中，个体学会了正视问题、积极解决问题，不断提高自己的适应能力和独立生活能力，拥有了更多面对压力和挫折的资源，增加了心理韧性，提升了保持身心健康的能力。可以说，适度的压力能够唤起和激发个体的潜能，促使个体积极主动地适应环境变化，以满足生活的需要。而那些自小受到溺爱的孩子，犹如温室中的花朵，在未来成长的道路上经不起任何风雨的侵袭，容易引发各种身心健康问题。

因此，压力对人有着不可忽视的积极意义。然而，当压力过于强烈或持久时，超过了个体自身的调节和控制能力，就可能导致心理和生理功能的紊乱，出现身心健康问题。压力对个体的身心健康有什么样的消极影响呢？

## 一、心理压力与生理健康

### （一）压力的生理反应

根据坎农的反应理论，个体遇到危险或挑战时，会敏感地评估威胁，采取"战斗或逃跑"的生理反应。塞利的压力学说则认为，压力的生理变化模式为"一般适应综合症"（GAS），分为警觉、抵抗和耗竭三个阶段。

压力的生理反应机制主要通过神经系统、内分泌系统和免疫系统三者的整体反应和调节，使个体尽可能从压力造成的紊乱中恢复过来。个体面对压力的时候，各种刺激形成神经冲动到达中枢神经系统，经过加工、处理后传递神经冲动，激活交感—肾上腺髓质系统，释放大量的肾上腺素和去甲肾上腺素。机体为了应对外来压力的紧张状态而采取应对策略时，交感神经兴奋，通过自主神经系统和肾上腺素的影响，增加心跳及心脏收缩力，使血压升高、瞳孔放大、四肢肌肉收缩、呼吸加快、血糖增加、肌肉紧张度增加及敏感性增加。同时，内分泌系统中的下丘脑—垂体—肾上腺皮质系统开始发挥作用，血糖升高，促进脂肪和蛋白质分解并抑制其合成，以增强机体抗炎及对内毒素的抵抗力；胰腺和甲状腺等分泌腺分解代谢类激素，为机体在压力情况下的需要提供必要的能量供应。对免疫系统来说，心理压力可以通过影响中枢神经系统促进糖皮质激素的分泌，抑制免疫功能。但是，被压力激活的免疫细胞也可以通过活性免疫细胞释放的干扰素、IL-1、ACTH等信使性物质向大脑传递信息，影响中枢神经系统功能；或者通过分泌细胞因子等机制影响内分泌系统功能。总之，压力引起神经系统、内分泌系统和免疫系统的一系列变化，这些变化将重新调整机体的内环境平衡状态，以达到适应和对抗压力源的作用。但是，如果个体处于塞利提出的一般适应综合症的第三阶段"耗竭期"，过分强烈或长时间的压力状态使内环境不断处于变动中，会增加机体各器官功能的负荷或过于消耗自身防御系统，造成机体适应能力的破坏或适应潜能的耗竭，最终导致疾病的发生。

### （二）心理压力对生理健康的影响

长期过大的压力会损害人的健康。人类的生理疾病可以分成两大类：心身疾病和非心身疾病。在心身疾病中，心理压力是重要的致病因素之一。如胃、十二指肠溃疡是与心理压力密切相关的心身疾病。心理压力不仅会加重已有的躯体疾病，而且会造成机体对疾病的易感状态，导致新的生理疾病。对于非心身疾病，由于长期的心理压力可以降低机体的免疫力水平，因此心理压力对非心身疾病的发生起到辅助作用。

1. 心理压力与消化系统

压力发生时，机体的消化系统功能受到抑制，胃肠血管收缩，血流量减少，特别是胃肠粘膜缺血引起的胃肠黏膜损害，会导致胃溃疡的发生。医学研究发现，胃及十二指肠溃疡患者大多在前一年内经历过生活压力事件，如丧亲、离异、自然灾害等。战争时期胃及十二指肠溃疡的发病率明显增高，无疑与战争带来的紧张、恐惧、苦难和严重的精神创伤有关。金雁等研究者（1996）对58例十二指肠溃疡患者进行了实验研究。研究对被试进行了明尼苏达多项人格测验（MMPI）、生活事件量表、焦虑自评量表（SAS）、抑郁自评量表（SDS）等心理测试，以及血清胃泌素水平及幽门螺杆菌检验。结果发现，负性生活事件可能对十二指肠溃疡发病有促发作用[1]。瞿湘平等研究者（1998）对103例功能性消化不良患者进行了研究，实验材料为症状自评量表（SCL-90）、艾森克人格问卷（EPQ）、生活事件量表、社会支持量表等，结果表明，功能性消化不良的患者经历的负性生活事件要显著多于正常人，说明了生活压力事件对消化系统的消极影响[2]。

此外，压力生活事件对肠易激综合症（IBS）的发病及发展有着不可忽视的影响。IBS是一种以腹痛或腹部不适感伴随排便习惯改变为特征的功能性肠病。在心理压力因素的影响下，IBS患者表现的焦虑、抑郁和其他类型的心理压抑比其他器质性疾病患者更多见。沃勒（Waller）等研究者在医学研究中发现，有4/5的肠易激综合症患者处于压力状态。这是由于消化过程的进食、胃肠动力、排便等均要通过神经内分泌系统来调控，压力可以使内分泌系统的工作发生紊乱，从而破坏内脏的功能，出现腹痛、腹泻、便秘、食欲减退等症状。

2. 心理压力与心血管系统

情绪心理压力因素与心血管疾病关系密切，压力已经成为触发急性心肌梗死、心源性猝死的重要诱因。以往研究发现，持续的负性情绪因素，特别是敌意情绪可诱发高血压和冠心病的发生。情绪心理压力可以激活高血压的遗传易感因素，引起交感—肾上腺髓质系统的兴奋及血管紧张素增加，促使外周小动脉收缩，血管外周阻力增加等，从而导致高血压和动脉粥样硬化的发生。医学研究已经证实，情绪压力与原发性高血压、冠心病和心律失常三种疾病密切相关。

研究者弗赛斯（Forsyth，1969）在实验中将恒河猴分为两组[3]。实验组的猴

---

[1] 金雁，吴彩云. 心理社会因素与十二指肠球部溃疡的关系 [J]. 中国心理卫生杂志，1993，4：164-165.

[2] 瞿湘萍，凌奇荷. 功能性消化不良患者的心理卫生状况初步研究 [J]. 中国临床心理学杂志，1998，6（4）：228-229.

[3] FORSYTH R P. Blood pressure responses to long-term avoidance schedules in the restrained rhesus monkey [J]. Psychosomatic Medicine，1969，31：300-309.

子每天12小时通过按压杠杆来避免受到电击，实验采用共轭控制，即如果在正确的时刻按压了杠杆，则实验组和控制组的猴子都可避免一次电击；如果实验组的猴子不能正确地按压杠杆，则两组的猴子都接受电击。经过几个月的实验后发现，连续处于心理压力中的实验组猴子的平均血压比实验前升高了20—30mmHg，实验结束后血压依然保持升高后的水平，而对照组猴子的平均血压水平并无明显改变。实验表明，心理压力和动物的高血压之间有密切联系。

情绪压力是心力衰竭的常见诱因。情绪压力产生的急性期反应会使血液黏度升高、凝固性增强，促进血管病损处的血栓形成，引起急性心肌缺血、心肌梗死。急性情绪压力可以诱发一种急性心血管疾病，即"压力性心肌病"。此病发病前几乎均有急性情绪或躯体压力因素存在，如突然事件、亲人去世、惊讶、过度兴奋、遭遇车祸等。情绪压力除了可以引起心肌缺血，心功能障碍之外，还可促发各种心律失常甚至猝死。据统计，至少20%的严重室性心律失常或猝死的发作由强烈的情绪压力而诱发[1]。

3. 心理压力与免疫功能

心理压力是通过神经内分泌系统对免疫产生影响，继而引起疾病。其所导致的免疫功能障碍主要表现为两方面：自身免疫病和免疫抑制。

（1）自身免疫病。持续强烈的心理压力会造成免疫功能的抑制甚至功能紊乱，形成自身免疫病，如类风湿性关节炎，系统性红斑狼疮。严重的心理压力可以诱发这些疾病的急性发作，如哮喘患者在愤怒、惊吓，甚至在公众面前讲话时，可能会因急性心理压力哮喘发作。

（2）免疫抑制。临床研究发现，心理压力会造成机体的免疫功能减弱，对病毒抗原的抗体生成反应降低。对动物的研究结果表明，如果将动物放在拥挤、约束、噪音的环境中，或暴露在凶恶的动物前，产生的心理压力可以增加动物个体对某些受免疫功能影响的疾病的易感性。当然，压力引起的免疫功能变化不一定就会发展成疾病，但是可以成为某些疾病发生的条件，如呼吸系统感染、恶性肿瘤、自身免疫性疾病等。

4. 心理压力与内分泌功能障碍

压力可以引起神经—内分泌功能的广泛变化，长期的压力则会造成多种内分泌功能的紊乱，包括生长轴、甲状腺轴和性腺轴功能的紊乱。研究表明，长期的心理压力会导致生长激素减少，甲状腺功能低下，造成儿童生长发育延迟。有些生活在非正常家庭中的儿童，由于家庭暴力频发、没有安全感、亲子关系紧张等，常常陷于恐惧、忧虑甚至绝望的情绪中，会出现心理行为异常，如抑郁、异

---

[1] ZIEGELSTEIN R C. Acute emotional stress and cardiac arrhythmias [J]. The Journal of the American Medical Association, 2007, 298: 324-329.

食癖等，甚至生长缓慢、青春期延迟，乃致心因性侏儒。

此外，急性压力和慢性压力都可以引起性腺轴的明显紊乱。如亲人的突然过世等突发事件可使女性出现突然绝经等症状；考试前的长期熬夜备战及焦虑感，会使个体出现性欲减退，月经不调等内分泌紊乱症状。

### 二、压力与心理健康

（一）压力的心理反应

个体在压力状态下会发生认知、情绪、行为等方面的反应，主要表现如下。

1. 认知反应

适度的压力状态有助于个体增强感知能力、注意力集中、活跃思维、精神振奋，以适应外界的威胁和挑战。但过度的压力则对认知活动产生不良影响，导致注意力不集中、过分的情绪唤起（激动）或低落（抑郁）、记忆力下降、思维或语言迟钝等现象。

压力会影响人的思维活动，引起人的认知偏差，不能冷静地认知问题。研究表明，压力条件下最常见的消极认知反应是灾难化（catastrophizing），主要表现为过度强调负性事件的潜在后果。如高考失败的学生可能会认为"自己的一切都完了，生活没有希望了"；失恋的人可能会认为自己"再也不会有爱了"等。灾难化不仅会干扰认知活动，还会引发个体的焦虑、沮丧、抑郁等情绪，产生心理健康问题。

2. 情绪反应

个体在压力状态下会产生不同程度的情绪，轻微的压力会唤起个体适度的情绪，如适度的紧张、焦虑，使个体集中注意力，有助于个体理性地评价压力源的性质，作出合理的判断与决定，以适应外界环境的变化。如果压力过大，则会引起焦虑、恐惧、愤怒、抑郁、失望、自卑、沮丧等多种不良情绪。压力过大还会导致个体心理上的疲惫状态，使人悲观厌世、孤僻冷漠，远离人际交往环境，对他人充满疑虑和不信任，没有安全感，导致人际关系不协调。这些反过来又会加重心理压力状况，形成恶性循环。

3. 行为反应

在压力状态下，个体会表现出两种行为方式：积极行为和消极行为。积极行为指为消除压力源或缓解压力感而作出的各种努力，个体会接近压力源，分析压力情境和事件，评估自己的应对能力及应对资源，寻找解决问题的策略。消极行为指为缓解压力源带来的紧张而表现出来的逃避、退缩等行为，有以下几种表现形式。

（1）逃避与回避，指个体在已经接触或尚未接触到压力源之前就采取远离压力源的行动。

（2）敌对与攻击。压力作用一段时间后，个体可能会将压抑很久的愤怒情绪，演化为敌对和攻击行为。个体会采取不友好、憎恨或羞辱的方式对待他人，甚至攻击他人或出现自伤自残行为。

（3）无助与自怜。无助指个体处于一种被动、无能为力的行为状态，自怜指自我怜悯惋惜。个体在压力面前无能为力，独自哀叹，易产生抑郁、焦虑、沮丧等情绪问题，降低自我价值感。

（4）退行与依赖。退行（regression）是一种心理防御机制，指当人们遇到挫折时，放弃已经习惯的成人方式，而恢复使用早期幼稚的方法去回避现实，摆脱痛苦。退行会伴随依赖的心理和行为，即处处依赖别人的关心和照顾，以期摆脱压力。

（5）物质滥用。指个体在压力状态下常常靠吸烟、饮酒、服用药物等不良行为来对抗环境。物质滥用尽管能够暂时麻痹自己，摆脱烦恼和困境，但却对解决问题于事无补。

（二）压力对心理健康的影响

短期的生活压力所引起的负面情绪，会随着压力的消失而消失，不一定对身心健康产生不良影响。但是，长期的生活压力下所引起的心理负面反应则会对人的身心健康造成不利影响。

过度或持久的压力会引发紧张、焦虑、无助的情绪，自我评价降低，对自己丧失信心，严重的甚至会患上精神障碍方面的疾病。对青少年而言，高强度的心理压力会使青少年的心理发展出现障碍，人格发展异常，甚至出现发展危机，导致不良行为及精神障碍；对成人而言，高强度的压力可以使人心理失衡，出现心理功能失调，如神经症、性心理异常、滥用药物或吸毒，严重者可发生精神崩溃、精神障碍；对老年人而言，过度的压力会增加老年人的孤独感，导致老年性痴呆等疾病的发生。

## 第四节　压力管理

在现实生活中，压力可以说是无处不在，如影随形。每个人都要面对来自外界环境和个体内心需求的压力。然而，并不是每个人在压力面前都出现不良身心反应，很多人在较大压力下仍然能变压力为动力，积极主动地面对人生中遇到的各种问题。因此，如果能够合理地控制和管理压力，则会提高学习和工作效率，保持良好情绪状态，提高自我价值感，对个体的身心健康发展具有重要的意义。

一、压力管理概述

所谓压力管理，就是设计和应用各种各样的心理学方法以减少潜在压力影响的过程。压力管理最初应用于临床实践中，以帮助患者适应慢性疾病和充满压力的治疗过程，如偏头疼、多发性硬化症、高血压、肥胖症、物质滥用等各种疾病的治疗。随着社会竞争日益激烈，人类面临的压力源数量和频率日益增多，健康心理学家越来越重视发展压力管理技术，使压力处于人们的掌控之下，从而最大效率地发挥压力的积极作用，减轻压力对人们的不良影响。

当然，压力管理不是要彻底消除压力，而是把压力水平控制在一个最佳状态之下。压力是一种唤醒，使心理处于警觉状态。心理学家耶克斯和多德森（Yerkes & Dodson）的研究表明，各种活动都存在一个最佳的唤醒或动机水平，唤醒水平与工作效率之间的关系不是一种线性关系，而是倒U形曲线。唤醒处于中等水平时，工作效率最高；唤醒水平不足或过分强烈，都会使工作效率下降，这就是著名的耶克斯—多德森定律（见图3-2）。

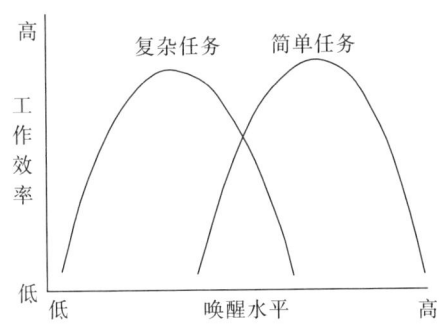

图3-2 唤醒水平与工作效率间的关系

典型的压力管理包括三个阶段，即教育、技术获得和实践。在教育阶段，帮助人们了解什么是压力，如何识别压力源以及压力对人的影响等知识；在技术获得阶段，教人们学会并熟练掌握压力管理技术；在实践阶段，让人们在目标情境中练习所学的压力管理技术，并分析讨论其有效性（Meichenbaum & Jaremko, 1983）。

学习管理压力的知识和技术，不仅有利于个体在日常生活中减少压力感和焦虑水平，提高生活质量、学习和工作效率，保持身心健康，还有利于个体帮助周围的人处理压力，降低生理反应和情绪困扰，和谐人际关系，创造良好的生活氛围。

二、压力管理的技术

根据个体在压力状态下发生的生理和心理等方面的反应，心理学研究者发展了很多压力管理技术,帮助个体学习如何自主地实现躯体放松和内心的平静。无论个体最终采用哪一种技术,重要的是经常练习直至掌握。

(一)针对压力生理反应的管理技术

1. 渐进式肌肉放松法

20世纪早期,生理学家雅各布森(Edmund Jacobson)提出了渐进式肌肉放松法(PMR)。他认为,压力产生过程引起的躯体反应是肌肉紧张,而放松与紧张不安是完全相反的状态,通过放松技术,可以有效地控制压力下的肌肉紧张。渐进式肌肉放松法通过让身体某一部分的肌肉先绷紧,然后再有意地使它放松。当身体的各个部分都得到放松时,便能够很容易地觉察和控制身体的变化。通过练习掌握放松技术,能有效消除紧张情绪。以下是渐进式肌肉放松法的具体实施步骤。

找一个安静的地方,舒适地躺着或坐着,然后按照以下步骤操作。

(1)首先,深呼吸三次,每次都慢慢地呼气。呼气时,想象身体的紧张开始消除。

(2)握紧拳头,坚持7—10秒,然后放松15—20秒。在绷紧、放松其他的肌肉群时,也要使用同样的时间间隔。

(3)绷紧肱二头肌,把前臂举起来,靠近肩膀,双臂同时用力。绷紧……放松。

(4)按照前面的方法,分别绷紧和放松肱三头肌(上臂的内侧肌肉)、前额的肌肉、眼睛周围的肌肉、下巴、颈部背面的肌肉、头部、肩膀、肩胛周围的肌肉、胸部、腹部、腰部、大腿、小腿、脚趾。

(5)用心感觉一下全身,看有没有残余的紧张。如果某个部位还是很紧张的话,那组肌肉群再重复做一两次绷紧、放松的练习。

整套渐进式肌肉放松技术在第一次做的时候,需要20—30分钟的时间。随着练习次数的增加,所需时间会减少到15—20分钟。坚持练习,才可以取得良好效果。

现在,渐进式肌肉放松法已经用于干预多种身体疾病,比如失眠、高血压、头痛、背痛、眼睛紧绷、肌肉痉挛以及失眠等。

2. 深呼吸

选取舒适的姿势坐好或者躺下,闭上眼睛,注意力集中在腹部肚脐下方。采用腹式呼吸的方法,即吸气时,想象空气被吸入腹部,腹部慢慢鼓起;屏住呼吸几秒种,然后慢慢呼气,想象腹部的气体慢慢排出,腹部逐渐瘪下去,呼气的同时默念"放——松——"。吸气要深深地吸,呼气要慢慢地呼,呼吸次数每分钟不要超过6—8次,连续进行3—5分钟。这种方法简单易行,在紧张的场合如演讲前、考试前进行深呼吸动作，可以在短时间内放松下来，减轻压力感。

3. 想象

选一个舒适的姿势坐好或者躺下，闭上眼睛，想象一个安全、宁静、惬意的场景，可以是树林、海滨或者湖泊。尽可能让自己置身于美丽的景色中，想象自己在当时的情景，想象自己听到的声音，触摸的感觉，闻到的花香、草香或泥土的味道，想象得越具体、越真实越好，让整个身心慢慢融入到美丽的大自然之中。

4. 系统脱敏法

美国著名的行为治疗心理学家约瑟夫·沃尔普（Joseph Wolpe）发展了"系统脱敏技术"（systematic desensitization），即利用深层肌肉放松的技术消除来访者的神经性焦虑。系统脱敏技术分为三步。第一步，教会来访者掌握放松技巧。沃尔普改进了雅各布森的放松技术，将放松的时间调整到更短。第二步，深入了解来访者的异常行为表现（如焦虑和恐惧）是由什么样的压力情境引起的，帮助来访者把引起焦虑的情境划分等级。第三步，让来访者开始从最低等级的焦虑开始，想象产生焦虑的刺激情境，同时做放松练习。治疗师要不断根据来访者的反应调整刺激的强弱。这样循序渐进，有系统地把那些习得的、强弱不同的焦虑反应，由弱到强一个一个地予以消除，最后把最强烈的焦虑反应（即我们所要治疗的靶行为）也予以消除（即脱敏）。

在进行系统脱敏治疗的过程中，如果咨询师不能帮助来访者正确地确定焦虑的等级、不能进入想象焦虑的情境或者不能进入放松状态都会影响系统脱敏的实践效果。因此，系统脱敏法对来访者有以下要求：首先，来访者要学会放松的技术；其次，来访者要会使用想象法进入让自己产生焦虑的压力情境；其三，来访者要能正确合理地确定焦虑的等级。下面表格中列出了一位学生考试焦虑的等级（见表3-2）。由于每个学生的具体情况不同，因此焦虑等级的排列要因人而异。

表3-2 某学生考试焦虑等级表

| 序号 | 事件 | 程度 |
| --- | --- | --- |
| 1 | 本学期第一天，老师把教学计划和考试计划告诉了我们。 | 10 |
| 2 | 考试前一个月，我感觉考试即将来临。 | 20 |
| 3 | 考试前一周，我心中总是感到隐隐的不安。 | 30 |
| 4 | 考试前两天，我开始变得紧张起来，难以集中精力做事情。 | 40 |
| 5 | 考试前一天，我的手掌容易潮湿，好像把学过的一切重点都忘记了。 | 50 |

（续表）

| 序号 | 事件 | 程度 |
| --- | --- | --- |
| 6 | 考试前的那一夜，我失眠了，而且半夜容易惊醒。 | 60 |
| 7 | 考试当天，我在去学校的途中，感觉双腿发软。 | 70 |
| 8 | 当我走进教室时，我开始心跳过速，手心冒汗，真想逃离考场。 | 80 |
| 9 | 考卷传过来时，我几乎全身僵直，无法行动。 | 90 |
| 10 | 当我看着考卷时，有两道题不知如何作答，感觉大脑一片空白。 | 100 |

5. 生物反馈法

研究表明，心理（情绪）反应和生理（内脏）活动之间存在着一定的联系，心理社会因素通过意识影响情绪反应，使不受意识支配的内脏活动发生异常改变，导致疾病的发生。

生物反馈疗法是在行为疗法的基础上发展起来的一种新型心理治疗技术和方法。它利用现代生理科学仪器，通过人体内生理或病理信息的自身反馈，使患者经过生物反馈训练后，建立新的行为模式，实现有意识地控制内脏活动和腺体的分泌，以消除病理过程，使患者恢复身心健康。

用于生物反馈治疗的设备有：肌电反馈仪、皮肤湿度反馈仪、皮电反馈仪、脑电反馈仪及脉搏反馈仪等。仪器的操作者需经过专业训练，以保证结果的可靠性和科学性。

生物反馈的种类主要有：脑电波反馈、肌电反馈、心率反馈、血压反馈、皮肤电反馈、皮肤温度反馈。脑电波反馈的训练可以使失眠病人产生睡眠脑电波，如 $\alpha$ 波和 $\theta$ 波。肌电反馈训练可以提高肌肉紧张度，使瘫痪肌肉恢复功能，或降低肌肉紧张度，使人解除紧张，这里体现了生物反馈训练的特点为双向性，它不单是放松训练，同时也可作紧张性训练，此点不同于放松疗法。心率反馈训练可以使病人应付应激情况，保持心率正常。血压反馈训练可以使高血压患者觉察和控制自己的血压。皮肤电反馈和皮肤温度反馈训练多用于治疗焦虑、偏头痛和雷诺氏病等。

生物反馈疗法主要依靠自我训练来控制体内机能，要每天练习并持之以恒，才会有良好效果。仪器监测与反馈只是帮助自我训练的初步手段，而不是治疗的全过程。

6. 体育锻炼

有规律的低等或中等强度的体育锻炼可以有效缓解压力。首先，锻炼会引起大脑释放自然合成的镇静剂——内啡肽，使肌肉在紧张之后进入松弛状态，可以达到放松并降低生理唤醒的作用。能调节人体紧张情绪，舒展身心，调节睡眠，改善生理和心理状态，恢复体力和精力；其次，体育锻炼有效地转移了对压力事件的注意，有利于改善精神状态；再次，体育锻炼可以从根本上增强个体的身体素质和应对压力的能力；最后，体育锻炼可以陶冶情操，保持健康的心态，充分发挥个体的积极性、创造性和主动性，从而提高自信心和价值观，使个性在融洽的氛围中获得健康、和谐的发展。

有效的锻炼应该以有氧锻炼为主，即人体在氧气供应充分的情况下进行的体育锻炼。坚持快走、爬楼梯、骑自行车、游泳等有氧运动，是减少压力的最有效方法。

（二）针对压力心理反应的管理技术

1. 敏锐地觉察压力

在生活中，我们可以看到这样的现象：温文尔雅的领导因一点儿小事对下属歇斯底里地批评，一向和善的教师在学生面前脾气暴躁，去医院检查身体时医生对自己的问题极其不耐烦……可能当事人自己都不知道，为什么会有这么多无名之火。其实，这些莫名的不良情绪是在提醒人们觉察自己的压力。压力是一个信号灯，说明个体需要面对自己的问题，并根据自身情况进行及时调整。

压力的信号除了产生莫名的烦躁不安、恐惧、焦虑及抑郁等情绪外，还包括反常的举动，如过度的冒险行为、持续过度亢奋的工作状态、对一切没有兴趣、嗜食或厌食、攻击行为、精神无法集中、记忆力下降、体型变化过大、神经衰弱、失眠等。当出现这些症状时，我们要及时检视自己，弄清自己真正的问题是什么，找到自己的压力源，积极地面对而非逃避，才能采取有效的对策调节压力。

觉察压力有三个水平：微小的压力引发纷乱的情绪；较大的压力带来躯体的不适反应；过大的压力出现意识狭窄，对环境反应迟钝，心身处在崩溃的边缘。我们要培养自己觉察压力的能力，了解自己承受的压力水平，学会自我防护，掌握一些心理保健知识和预防心理疾病的方法，并根据自己身体的具体健康状况和心理情况，进行必要的减压锻炼。

2. 正确分析压力

觉察到压力之后，对自己承受的压力进行理性的分析，了解个人在面对压力时焦虑和紧张的表现，辨识个体的情绪反应和非理性信念，通过确立适当的目标，制定周密的计划，运用科学的方法以及合理地安排时间，寻找适合自己的应对策略。

（1）理性认知

古希腊一位哲人说过："人不是被事情本身所困扰，而是被其对事情的看法所困扰。"很多事情之所以引起心理压力，是由于人们对它的错误评估和判断。如，一个人可能把即将到来的工作面试当做一种威胁，而另一个人则可能认为是等候多时的机会。

个体在压力的困扰下产生不良情绪时，更好的方法不是直接去改变情绪本身，而是先通过情绪的现象来寻找引起这种情绪的想法，再从这些想法中分析哪些是不合理信念，从而通过驳斥不合理信念来树立合理的信念。理性情绪疗法的创始人埃利斯认为，不合理信念主要有三大特征。

第一，绝对化要求，指一个人以自己的意愿为出发点，认为事物必定会发生或不会发生的信念。这种想法通常与"必须"、"应该"、"一定"等词汇联系起来，如"我必须成功"等。

第二，过分概括化，这是一种以偏概全的思维方式，由一个人对自己的不合理评价所致。如遇到一点挫折就认为自己"笨"、"没用"等。

第三，糟糕透顶，认为发生压力事件后，必定会非常糟糕，发生灾难性的后果，让自己陷入极端不良的情绪体验而难以自拔。

埃利斯根据其临床经验，提出了日常生活中 11 种常见的非理性信念，以及如何利用理性情绪疗法，矫正自己的非理性信念（详见第二章内容）。

此外，遇到压力时人们更容易看重事物消极的一面，而忽略积极的一面。事物的意义往往不是唯一的，看问题要一分为二，换个角度看问题也会改变个体的压力体验。如，同样一张夕阳西下的图片，有的人看到会认为"夕阳无限好，只是近黄昏"，感受到时间紧迫的压力，引发时光飞逝的伤感；而有的人却会抱有"但得夕阳无限好，何须惆怅近黄昏"的积极、乐观、活在当下的现实情怀。

（2）管理情绪

过度的压力会使人产生紧张、焦虑、愤怒、抑郁等负性情绪，过强的负性情绪会使人思维狭窄、固执、偏激，缺乏对行为后果的预见性。要疏导过强的负性情绪，避免其对健康的影响就要做到以下几点。首先，个体要坦然接受自己的情绪，了解压力下的负性情绪是一种适应性的反应，是自然现象，避免自己因否认这些情绪而产生的内疚、羞愧、焦虑，加重心理负担和压力反应。

其次，个体可以通过合理的宣泄方式缓解心理压力，有利于恢复正常的情绪状态和认知功能。如向人倾诉、大哭一场、唱歌、写日记、运动等，都是积极的宣泄方式。

再次，为了避免长时间的负性情绪和压力对自己的不良影响，个体可以采取暂时回避的方式，转移注意力，如看电影、跳舞、游泳、和朋友聚会、散步、购物、练习瑜伽等，如果还不能走出情绪困境，也可以向心理咨询机构寻求帮助。

3. 合理缓解压力

（1）接受现实

每个人都有自己的梦想和目标，然而在实现目标的过程中，我们会遇到很多挫折和压力。当现实自我和理想自我的差异过大时，个体会体验到抑郁、焦虑等情绪，感觉到较大的压力感。一方面，个体要反思自己的目标是否过高，超出了自己的能力；另一方面，分析个体自身还有哪些可以提升的空间，可以通过努力达到目标，减缓压力。如果个体通过任何尝试都无济于事，那么与其抱怨命运不好，不如接受现实，学习适应。适应是个体通过身心调整，在现实环境中维持一种良好有效的生存状态的过程，也是自我与环境和谐统一的一种良好的生存状态。改变可以改变的，弥补自己的不足，努力提升自己；适应不能改变的，悦纳自己先天的局限，积极地适应环境，就会更多地体验到幸福与和谐。

（2）自我控制

个体只有意识到自己可以控制压力事件或情境，才会有信心去解决面临的问题，从而减缓压力。格拉斯等人的一项研究[1]是让两组被试接受完全相同的噪声干扰，实验者告诉第一组被试，他们可以通过房间里的按钮关掉噪声，但劝告他们尽量不要关掉；对第二组被试则没有提供任何关闭噪声按钮的提示。结果发现，在相同的时间内，第一组被试没有一个人关闭噪声，但是其压力反应强度显著低于第二组被试。这说明，在压力事件面前，如果个体相信事件是可以控制的，则可以减轻压力。人们越是感到外界刺激不可预测和不可控制，其压力感越强。

其实，每个人都是把握各种压力事件或情境的主体。但是，很多人尽管能控制很多事情，他们却意识不到自己的"驾驭"地位，仍然感觉无能为力，这样会激活机体的压力反应，严重时可以导致身心疾病。因此，个体要相信自己有能力控制压力事件或压力感，有意识地培养自己的自我控制能力，学习觉察压力及负性情绪，识别非理性认知以及采取应对策略等，从而能够通过认知来控制过强的压力反应。

（3）寻求社会支持

社会支持是指个体从社会网络中获得情感、物质和生活上的帮助。人都生活在由一定的社会关系联结而成的社会群体之中，包括家庭、邻里、朋友、工作团体等，这些基本社会群体共同构成社会网络。科布[2]指出，拥有强大社会支持的个体缓解压力的能力强，且较少生病，心理健康，寿命长久。因此，科学地利用社会支持系统有利于降低或减轻个体的压力强度，使个体更能面对压力的挑战。

社会支持的形式有很多种，包括提供应对压力事件的信息，倾听并给予支持和理解，给予情感上的关怀和物质上的支持，鼓励个体积极寻找应对压力的策略并采取行动等都可以缓冲和减轻压力带来的不良情绪感受，给个体以积极的力量。

从表面上看，每个人的社会关系都差不多，如父母手足、同学同事、亲戚朋

---

[1] REIM B, GLASS D C, SINGER J E. Behavioral consequences of exposure to uncontrollable and unpredictable noise [J]. Journal of Applied Social Psychology, 1971, 1 (1): 44-56.

[2] COBB S. Social support as a moderator of life stress [J]. Psychosomatic Medicine, 1976, 38 (5): 300-314.

友等，但是每个人从中获得的支持却差异很大。这与每个人的人际交往方式以及个性有很大关系。有的人平时很少和别人交往，需要帮助时又不愿意主动求助，羞于表达，在压力面前容易陷入孤立无援的状态。因此平时要努力建立并维护良好的人际关系，拥有一个社会支持网络，并从中获得温暖、爱、归属和安全感。个体在感受到社会支持强大力量的同时，还可以将爱心和支持回馈给他人，为别人提供力所能及的帮助也是释放压力、洗涤自己心灵的一种方式。

**【建议参考资料】**

1. 伯尼，格莱诺．焦虑的10种简明应对方式［M］．殷芳，译．上海：华东师范大学出版社，2006.
2. 顾瑜琦，张颖．健康心理学［M］．北京：中国医药科技出版社，2006.
3. 李虹．健康心理学［M］．武汉：武汉大学出版社，2007.
4. 萨拉裴诺．健康心理学［M］．胡佩诚，译．4版．北京：中国轻工业出版社，2006.
5. 沈晓红．健康心理学［M］．杭州：浙江教育出版社，2009.
6. 泰勒．健康心理学［M］．朱熊兆，姚树桥，王湘，等，译．5版．北京：人民卫生出版社，2006.
7. 张伯华，孔军辉，杨振宁．健康心理学［M］．济南：山东人民出版社，2010.
8. 朱敬先．健康心理学［M］．北京：教育科学出版社，2002.

**【问题与思考】**

1. 什么是心理压力？有哪些压力理论？
2. 压力会导致个体哪些身心反应？
3. 心理压力源与心身疾病有什么关系？
4. 当人们遭遇压力事件后，在感到焦虑、抑郁和愤怒时可能会有哪些不合理信念？请分别将以下不合理信念写下来。

（1）"糟糕透顶"的想法：

（2）"我无法忍受"的想法：

（3）"必须……"、"应该……"的想法：

（4）自我贬斥、自我谴责的想法：

5. 小明以优异的成绩考入了某重点高中。然而在第一学期末的时候，他的父母离异，只好和姥姥一起生活。新学校生活的不适应、家庭的变故让他感觉压力很大，学习成绩一落千丈。如果你是他的班主任老师，请根据本章中的压力管理知识，设计一个方案减轻他的压力，帮助他走出生活的低谷。

# 第四章　情绪与健康

【本章提要】

情绪是人类精神活动的重要组成部分，也是反应个体身心健康的重要窗口。情绪发生时会伴随呼吸系统、循环系统、消化系统、内外分泌系统等一系列的体内生理变化，同时对个体的人格、人际关系、认知功能有着不可忽视的影响。本章介绍了情绪的基本概念以及不同的情绪理论观点，阐述了情绪对身心健康的影响，对生活中常见的情绪问题进行了详细的介绍和分析，并介绍了几种情绪调节策略，以帮助陷于情绪困扰的个体保持适度的情绪水平，使情绪、认知和行为达到协调状态。

【学习重点】

1. 了解情绪的定义和相关理论。
2. 了解情绪的生理及心理反应，领悟情绪对身心健康的影响。
3. 了解生活中常见的情绪问题，领悟干预不同情绪问题的方法。
4. 掌握并能利用情绪调节策略改善不良情绪。

【重要术语】

基本情绪　复合情绪　心境　激情　应激　状态性焦虑　特质性焦虑　抑郁　情绪调节　先行关注调节　反应关注调节

人非草木，孰能无情。情绪是人类精神活动的重要组成部分，在人类心理生活和社会实践中有着重要作用。情绪状态不仅影响着人的心理和行为，而且也是反应个体身心健康的重要窗口。学习情绪知识，认识自己的情绪，了解自己的情绪并学会管理情绪的方法，是我们保持身心健康、拥有幸福人生的重要保障。

## 第一节　情绪概述

什么是情绪？人为什么会产生各种不同的情绪状态？各种情绪对我们的生活会带来哪些影响？心理学家对情绪的概念、情绪的产生机制等问题进行了长期而深入的研究，提出了许多重要的理论，为我们进一步了解情绪奠定了基础。

### 一、情绪概念

一般来说,情绪是指人们在内心活动过程中产生的心理体验,或者说是人们在心理活动中对客观事物的态度体验。情绪包括内部的主观感受、外在的行为表现形式和生理过程三种成分。

第一,情绪是指向自我的一种内在感受。情绪是以人的需要为中介的一种心理活动,反映的是客观世界事物与主体需要之间的关系。外界事物符合人的需要,就会引起积极的情绪体验;否则会引起消极的情绪体验,这种体验构成了情绪的心理内容。

第二,个体在产生某种情绪体验时,一般会伴随着不同的外在表现,包括面部表情、身段表情、言语表情,情绪的外在表现经常成为人们判断和推测情绪的指标。

第三,情绪伴随着一定的生理过程。神经系统一定部位的激活为情绪的发生和活动提供能量。大脑皮层对情绪起调节和抑制的作用,边缘系统参与情绪体验的产生,内分泌系统与自主神经系统和中枢神经系统之间的联系直接参与情绪活动,情绪的产生和变化对呼吸系统、循环系统、消化系统等都具有重要的影响。

情绪的内在感受、外在表现及生理过程同时存在,同时活动,构成一个完整的情绪体验过程。

### 二、情绪的类型

心理学对情绪类型的划分有不同的依据和角度,主要包括以下几种分类方法。

(一) 基本情绪和复合情绪

从生物进化的角度来看,人类的情绪可以分为基本情绪和复合情绪。基本情绪是人和动物所共有的、先天的、不学而能的情绪。每一种基本情绪都有其独立的神经生理机制、内部体验、外部表现和不同的适应功能。人类的基本情绪主要有快乐、痛苦、悲伤、愤怒、恐惧等五种。

复合情绪是在基本情绪的基础上,通过自我的认知评价所产生的。主要的复合情绪有爱、焦虑、内疚和自我意识情绪等。

(二) 心境、激情和应激

依据情绪发生的强度、持续性、紧张度等标准,可将情绪状态分为心境、激情与应激三种状态。

1. 心境

心境是一种微弱、持久而又具有弥漫性的情绪状态。心境没有指向性,并不针对某一具体事物或对象,而是以同样的态度对待所有的事物,如"忧者见之则忧,喜者见之则喜",心境愉悦的时候,无论看到什么都感觉开心;心境抑郁的时候，无论看到什么都感到沉闷和忧伤。

2. 激情

激情是指一种短暂、强烈的、爆发式的情绪状态，常由重大、突如其来的事件或激烈的冲突引起，同时伴有明显的生理反应和外部行为表现，如勃然大怒、暴跳如雷、欣喜若狂等状态。激情具有强烈的冲动性和爆发性，发生的时间短，会随着时过境迁而弱化或消失。在激情状态下，人们的认识范围往往比较狭窄，行为容易失控，甚至出现一些非理智行为。

3. 应激

应激是指在意外的、紧急情况下所产生的适应性反应。当人面临危险或突发事件时，身心会处于高度紧张状态，伴有强烈的生理、心理反应及能量的消耗。如突然遭遇的火灾、地震及威胁会使人心律加快、血压升高、呼吸急促和肌肉紧张度增加，提高机体的应变能力，使人转危为安。但是长期处于应激状态，会损害免疫系统功能，导致身心疾病和心理障碍。

（三）正性情绪和负性情绪

根据情绪内心体验的功效，可将情绪分为正性情绪和负性情绪。一般将愉快、自信、感激、关怀、喜欢等视为正性情绪（positive affect），这些情绪可以不断产生能量，对人们的活动具有促进作用，属于动力性情绪；而将痛苦、烦恼、气愤、悲伤、恐惧、焦虑等视为负性情绪（negative affect），对正在进行的活动有阻止或干扰作用，属于损耗性情绪。经常、持久的负性情绪体验不仅影响人的心情，而且对身体健康也有不良的影响。长寿学者胡夫兰指出，一切对人不利的影响中，最能使人短命夭亡的，就是不愉快的情绪和恶劣的心情了。

### 三、情绪的功能

情绪一经产生，便会对个体的生理、心理及行为等产生影响。情绪主要具有以下几种功能。

（一）适应功能

达尔文（Darwin）曾在《人类与动物的情感》中提出情绪的适应性功能，认为恐惧、愤怒、快乐等情绪是帮助人类生存的有效工具。如在远古时代，恐惧情绪可以让人类避开野兽的侵袭，愤怒情绪可以警告他人远离自己；在高速发展的现代社会，莫名的焦虑、不安等情绪可以提示个体觉察生活中的压力或个体的环境适应能力是否出现了问题，需要及时作出调整。

（二）动机功能

情绪对个体的活动有驱动作用，具有特殊的动机功能。正性情绪如快乐、热爱、自信等可以激发和促进人们的活动，并提高活动的效率；负性情绪如恐惧、痛苦、自卑等会降低人们活动的积极性。有时候，某种情绪会同时具有增力和减力两种动力性质，如悲痛可以使人消沉，也可以使人化悲痛为力量。

（三）调控功能

情绪对人们的认知过程有影响，既有积极作用，也有消极作用。大量研究表明，适当的情绪情感对人的认知活动具有积极的组织功能，不当的情绪情感对人的认知活动具有消极的瓦解作用。

适当的正性情绪会提高大脑活动的唤醒水平，提高认知操作的速度与质量。有研究者在实验中，让三组初二的学生被试分别在喜悦、悲伤、中性三种情绪状态下进行感知、推理作业的认知操作。结果发现，喜悦、悲伤、中性三种情绪状态组被试的认知操作成绩（感知作业、推理作业）依次下降，达到显著性差异水平[1]。耶克斯—多德森定律说明了情绪与认知操作效率的关系：不同情绪水平与不同难度的操作任务有关联，在困难复杂的工作中，低水平的情绪有助于保持最佳的操作效果；在中等难度的任务中，中等情绪水平则是达到最佳操作效果的条件；在简单工作中，高情绪唤醒水平是保证工作效率的条件。

过于长久或强烈的负性情绪对认知活动功能具有消极的瓦解作用。个体如陷于较长时间的恐惧、悲哀、愤怒等情绪中，会干扰或抑制其认知功能，负性情绪强度越大，对认知操作的破坏就越大。

（四）信号功能

情绪是人们社会交往中的一种心理表现形式，情绪在人际交往中通过表情这种媒介起着重要的信号作用。表情是比言语产生更早的心理现象，婴儿在不会说话前，主要靠表情与他人进行交流。通过表情，人们可以准确而微妙地表达自己的思想感情，或者去识别对方的态度和内心世界。可以说，表情是人际交往中进行情感交流的纽带。

**四、情绪理论**

心理学的各个学派都十分重视情绪的研究，形成了一些较为经典的情绪理论。不同心理学派之间的理论争议促进了当代情绪理论的发展。

（一）詹姆斯—兰格理论

美国心理学家詹姆斯（William James）和丹麦生理学家兰格（Carl Lange）分别在1884年和1885年提出了观点相近的情绪理论，即形成了詹姆斯—兰格理论。詹姆斯认为，情绪是对身体变化的知觉。在詹姆斯看来，人们是因为哭泣而痛苦，因为微笑而快乐，因为发抖而害怕。兰格非常赞同这种观点，认为情绪是一种内脏反应，当自主性神经系统支配作用加强、血管扩张时，就产生愉快情绪；当自主性神经系统活动减弱，血管收缩及器官痉挛时，就产生恐怖情绪，情

---

[1] 丁念友. 不同智力水平与情绪状态对初中学生认知操作的影响及相互关系的实验研究[J]. 心理发展与教育，1997，4：6-10.

绪是对机体内部和外部生理变化的意识。

可见，詹姆斯和兰格都认为外界刺激引起身体的生理反应，而生理反应进一步导致情绪体验的产生。但是，他们过度强调植物性神经系统在情绪发生中的作用，忽视了中枢神经系统的调节、控制作用，因而引起了很多争议。

（二）坎农—巴德理论

美国生理学家坎农（W. Cannon，1927）和巴德（Bard，1934）提出了丘脑理论，把情绪的中心作用归因于丘脑。诱发情绪的刺激由丘脑进行加工处理，同时把信息向大脑和身体其他部分输送信息。输送到大脑皮层的信息产生情绪体验；输送到内脏和骨骼肌的信息激活生理变化。身体变化和情绪体验是同时发生的，情绪感觉是由大脑皮层和自主性神经系统共同作用的结果。

（三）沙赫特—辛格理论

20世纪60年代初，美国心理学家沙赫特（S. Schachter）和辛格（J. Singer）针对前人情绪理论的不足，强调认知因素在情绪中的核心作用。他们认为，情绪既来自生理反应的反馈，也来自对导致这些反应情境的认知评价。任何情绪的产生，都是由外界环境刺激、机体的生理变化和对外界环境刺激的认识三者相互作用的结果，其中认知过程起着决定性的作用。

## 第二节 情绪对健康的影响

稳定、乐观的情绪是身心健康的重要标志。情绪不仅是心理活动的重要组成部分，还具有明显的生理反应成分，情绪的变化直接关系到个体的身心健康状况。许多研究表明，良好的情绪能够提高工作、学习效率，促进身心健康，而不良情绪不但影响日常的工作和学习，还会诱发各种身心疾病。那么，什么是良好的情绪，什么是不良的情绪呢？

首先，良好的情绪不一定必须是正性情绪。从进化的角度来看，人类拥有的所有情绪都有其积极的意义。如，内疚会让个体意识到自己的失误，从而产生改变的动机；痛苦情绪让个体避开危险，并积累人生的经验；生气可以帮助个体作出反应并采取行动，克服那些看起来不可逾越的障碍和困难等。只要情绪反应适度，作用时间短暂，都不会对身心健康产生不良影响，均可算做良好的情绪。

其次，不良情绪是指过度的情绪反应和持久性的情绪。如果个体对生活中的一些事情反应过于强烈，如欣喜若狂、暴怒、悲痛欲绝、激动不已等，则属于情绪反应过度；当引起悲伤、恐惧、忧虑、愤怒等情绪的因素消失后，如果个体仍长时间沉溺于消极状态中不能自拔，则属于情绪作用持久。不良情绪会对个体的身心健康造成不良影响。

### 一、情绪对生理健康的影响

前苏联生理学家巴甫洛夫说过："愉快的情绪可以让你更易感受到生命的跳

动,无论是躯体还是精神上的愉快情绪,都可以使身体健康。"我国中医讲的"怒伤肝,思伤脾,恐伤肾"等,也阐明了情绪对身体健康的影响。情绪发生的时候会发生哪些生理变化?这些变化又对生理健康有何影响呢?

(一)情绪产生的生理变化

情绪发生的时候会伴随一系列的体内生理变化。机体中由植物性神经系统支配的内脏器官和内分泌活动都会发生变化,机体的呼吸系统、循环系统、消化系统、内外分泌系统等都会发生相应的变化。

1. 呼吸系统。不同的情绪会对个体的呼吸方式产生不同的影响。如个体在紧张的情绪下,呼吸会比正常状态更加急促,呼出更多的二氧化碳,降低血液中的二氧化碳的浓度,可能会出现麻木、心跳过速甚至昏厥症状;在愉悦的情绪状态下,呼吸则是均匀平缓的。

2. 循环系统。情绪会影响心跳、血压、血糖等功能。如人在悲伤情绪中,交感神经系统会分泌出大量的压力激素,使心跳加速、动脉收缩,容易出现心痛、气短和休克等症状;人在情绪紧张或焦虑时,会出现血压升高、脉搏加快等反应。

3. 消化系统。当人处在抑郁、悲哀、焦虑、惊恐等消极情绪中时,消化腺活动受到抑制,食欲降低。长期的紧张不安情绪可以引起胃酸分泌持续升高,导致胃溃疡。愉快的情绪能促进胃液、唾液的分泌,有助于消化。

4. 内外分泌腺。人在不同的情绪状态下,内外分泌腺体的分泌会有所变化。在正性情绪状态下时,机体的肾上腺素、去甲肾上腺素以及皮质醇的水平降低。这三种物质都是与压力有关的荷尔蒙,当个体的压力感增大时,这三项指标会升高,负性情绪体验增强。焦虑、恐惧的情绪状态会引起排尿次数增多;激动时肾上腺素分泌增多,唾液腺分泌增加;悲伤时泪腺分泌加强等。

(二)良好的情绪对身体健康的影响

1. 良好的情绪可以使人精力充沛,提高人的大脑和整个神经系统的活力,保持机体内分泌的平衡,使体内各器官系统的活动协调一致,发挥人的潜在能力。

2. 良好的情绪能增强机体对疾病的免疫力。情绪是一种作用于全身的影响因素,情绪的好坏直接影响着机体免疫力的高低。人体处于积极的情绪状态时,大脑及下丘脑等神经系统通过激素、神经肽、神经递质等信息分子,作用于体内植物神经和内分泌系统等,增加细胞免疫、体液免疫和体内其他功能,从而增强机体抵抗疾病的能力。如,垂体前叶分泌的多肽物质生长素可使自然杀伤细胞及巨噬细胞活力增强,免疫细胞生成的各类干扰素均有杀细菌、抗病毒及排除异物作用,增强机体对疾病的免疫力。可见,积极健康的情绪可以通过影响人的免疫系统来影响人的身体健康,从而起到预防疾病的作用。

3. 良好的情绪有利于身体康复。研究表明,积极情绪可以开启身体的自愈系统。机体内的自愈功能懂得如何保持体内各系统之间的平衡,在病毒侵入的时候,调动身体各器官来与病毒进行对抗。在临床工作中,医生也常会发现有些患者通过自我调节，发挥良好的情绪作用，可以使某些疾病自愈。

（三）不良情绪对身体健康的影响

英国文豪狄更斯曾经说过："莫把烦恼放心上，免得白了少年头；莫把烦恼放心上，免得未老先丧生。"可见，不良情绪会伤害身体健康。

1. 不良情绪易诱发身体疾病。不良情绪如果长期受到压抑，得不到有效疏导和宣泄，会使身体各系统之间的作用失去平衡，各器官的正常功能受到影响，久而久之会引起疾病。如剧烈的恐怖、焦虑、愤怒等会使肾上腺素皮质类固醇等内分泌激素增加，造成人的心率加快，血管收缩，血压升高、呼吸加深、胃肠蠕动减慢等，易诱发冠心病、恶性肿瘤、消化性溃疡、哮喘和偏头疼等多种疾病。俄国生理学家巴甫洛夫认为："一切顽固沉重的抑郁和焦虑，足以给疾病打开方便之门。"很多临床观察结果表明，像高血压、心脏病、胃溃疡、支气管哮喘、月经失调、癌症等疾病，均与情绪有着密切关系。

2. 不良情绪降低免疫力。当人体处于不良情绪状态时，体内会分泌大量的茶酚胺、皮质醇、泌乳素以及天然镇静剂β-内啡肽、脑啡肽等物质，使免疫细胞的功能发生阻碍，免疫力降低。同时，不良情绪可损伤细胞 DNA 的自然修复，自然杀伤细胞数量减少，降低 T 细胞和单核细胞的活动，使免疫细胞的增殖应答减弱，免疫球蛋白 A 减少，影响相关激素释放增加，免疫细胞的功能受损，降低机体的免疫力。如，在长期抑郁、焦虑、紧张等不良情绪作用下，个体免疫力下降，会诱发癌细胞形成，导致癌症的发生等。

## 二、情绪对心理健康的影响

个体的情绪不仅对身体健康有影响，还在个体的心理状态中起着核心作用，对个体所有的心理活动有着重要影响。

（一）良好的情绪对心理健康的影响

良好的情绪有助于形成健康的人格。人格的核心是性格，一个人的性格是否健康，在很大程度上取决于情绪的表现。良好的情绪是完善人格的重要内容，情绪可以通过影响个体对健康进行积极的归因、形成正确的应激与心理防御系统、拥有良好的人际关系、获得较多的社会支持，以及通过中枢神经结构和功能的改变等一些特定途径与方式形成健康的人格，减少和消除不良情绪的负面影响，使人体验到快乐和幸福。越来越多的研究和临床资料发现，儿童或成人的许多人格问题都可以从童年期的情绪创伤中找到诱因，儿童早期的情绪情感经历对以后人格的顺利发展具有重要的作用。

良好的积极情绪有利于人际交往。良好的情绪是社会交往的润滑剂，有助于消除隔阂，拉近人与人之间的心理距离。拥有良好的情绪，并能适当地控制和保持，可以大大促进和维护与他人的社会交往，感受到他人的关心与支持，强化自己的社会支持系统。同时，良好情绪的外部表现也可以准确地识别人际交往中他人的重要信息，表达自己的真诚和善意，如坦诚的目光可以表达自己的真诚，接纳的身体姿势可以表达自己的亲密和善意等。

（二）不良情绪对心理健康的影响

强烈而持久的不良情绪会影响个体神经系统的功能，破坏大脑皮层兴奋与抑制的平衡，使人的认知范围变窄，分析判断力减弱，注意力不集中，记忆力下降，精神恍惚，工作和学习效率下降，从而影响了个体的正常生活。

不良情绪还会影响个体的社会交往能力，如个体在愤怒、嫉妒、敌视等情绪的影响下，会远离人群或者产生攻击性行为，遭到群体的排斥，而长期独自承受孤独、寂寞、被人疏远的结果又会加重不良情绪体验，造成恶性循环，严重的会使人作出敌视社会的冲动性行为反应，或者导致各种神经症，如焦虑症、抑郁症等，甚至诱发精神病。此外，不合理的情绪表达方式也会阻碍个体的人际交往，弱化个体的社会支持系统。如个体在不良情绪的影响下，总是以外在的攻击性言语或行为表达愤怒，会妨碍正常的人际关系，失去周围朋友的关心和支持。

## 第三节　常见的情绪问题

情绪是人们对外部刺激的反应，是个体内心体验丰富的表现。情绪健康是心理健康的重要内容，大部分心理问题或心理障碍与情绪不健康有关。因此，了解情绪的相关知识和健康情绪的标准，知道生活中有哪些常见的情绪问题，从而学会合理调控情绪，拥有健康的情绪，对个体的成长与发展有着重要的意义。

### 一、健康情绪的标准

健康的情绪是指一个人的情绪发展、反应水平和自我控制能力与其年龄和社会要求相适应，并为社会所接受，是健全人格的必要条件之一。正如心理健康和不健康之间没有明确的界限一样，健康情绪与不健康情绪之间也很难找到一个明确的区分标准。一般来说，健康情绪应符合以下几个标准。

（一）引发情绪的原因明确

任何情绪的发生，都是由一定的原因引起的。考试取得了好成绩会高兴；家人的去世会带来痛苦；生活中遭遇不公平，会生气或愤怒。毫无原因的情绪反应是不健康的情绪反应。

（二）心理过程协调一致

心理过程是指认知过程、（情绪）情感过程和意志过程。对于诱发情绪的客观事件，正常、健康的情绪反应是和个体的认知以及引发情绪的原因相一致的。如果个体在快乐的场合无故悲伤，在悲痛的场所纵声欢笑却无法解释其原因，认知和情绪不协调，则属于情绪异常。

（三）情绪反应的强度适度

健康的情绪反应强度应和引起情绪的事件或情境相符，过于强烈的情绪反应或者强度不足的反应都不是健康的情绪反应。如经历父母离异、失业等生活重大事件时却无动于衷、反应冷漠，经历微小的刺激时却反应强烈、歇斯底里等，均属于不健康的情绪。

（四）情绪发展过程符合自然规律

一切情绪均有其消长的规律，其强度和反应时间会随着外界刺激的变化而发生变化。"时间是治愈一切创伤的良药"便说明了情绪的自然发展规律。一般来说，当引起情绪的因素消失后，情绪反应在较短的时间内恢复平静。一个人如果长期陷于某种情绪中不可自拔，则属于不健康的情绪。

（五）正性情绪体验占主体

尽管负性情绪也有其积极的意义，但是健康情绪的主旋律应该是正性情绪多于负性情绪，如乐观开朗、悦纳他人、悦纳自己、热爱生活和学习、热情、宁静、祥和、愉悦、自信、坚强等，这样会使人拥有幸福快乐、积极向上的生活态度。

（六）情绪具有稳定性

能够适应环境的变化与外界事物的影响而保持乐观稳定的心境，是情绪健康的重要特征。情绪产生后，保持相对的稳定，不会出现正负性情绪的频繁交替、大起大落。个体在成长的过程中，情绪由幼时的易兴奋、激动、不稳定、缺乏自我调节和控制情绪的能力逐渐向成熟、稳定的情绪控制能力发展。如果一个成年人的情绪反应变化无常，一会儿情绪高涨，一会儿情绪跌落低谷，这说明他的情绪是不健康的。

总之，拥有健康情绪的人，一般处于积极向上的情绪体验中，其情绪反应性质、强度、持续时间与引起情绪的外部刺激相符合，同时与其年龄特征相符合。处于不同年龄阶段的个体，其情绪体验有着不同的特点。随着年龄的增长和自我意识的发展，个体的情绪逐渐趋于稳定，情绪调节和控制能力不断增强，激动与冲动逐渐减少。因此，判断一个人的情绪是否健康时，需要根据个体年龄阶段的情绪特征，综合考虑以上几点标准。

**二、常见的情绪问题**

个体的情绪发展呈现出阶段性和层次性的特点。一方面，随着年龄的增长、知识的积累和生活阅历的增加，不同年龄阶段的人有不同的情绪特点；另一方面，同一年龄阶段的人由于职业、环境、能力、知识层次等差异，情绪特点也呈现出不同的层次。一般来说，个体在发展过程中，可能会遇到的情绪问题有以下几种。

（一）焦虑

1. 焦虑的概念

焦虑是指人们预感到不利情景的出现而产生的一种担忧、紧张、不安、恐惧、不愉快等综合情绪体验。它可以在人遭受挫折时出现，也可能没有明显的诱因，即在缺乏充分客观根据的情况下出现某些情绪紊乱。

焦虑情绪本身并非是一种情绪困扰，许多心理学家认为焦虑具有维护生命的积极作用。当个体面对危险时，产生的焦虑情绪使其知觉到外界危险的存在，从而产生逃避的行为。弗洛伊德认为焦虑预示着外界的危险或内部危险的存在，当人们知觉到危险，便会动员身体或心理的能量来应对危险。如个体想作出违反道德和法律的行动时，知觉自己的想法会造成危险，就会产生焦虑反应。

适度的焦虑有益于个人潜能的开发。如果一个人没有焦虑或是焦虑不足，就会导致注意力涣散，工作、学习效率下降。所以，无论是学习还是工作，都需要保持一定的焦虑。而过度的焦虑往往会使人因过度紧张而产生注意分散和工作学习效率的降低。焦虑不只停留于内心活动，如烦躁、压抑、愁苦，还常外显为行为方式。表现为不能集中精力，坐立不安，失眠或经常在梦中惊醒等。个体如果长期陷入焦虑情绪不能自拔，内心便常常被不安、恐惧、烦恼等负性情绪体验所充满，行为上会出现退缩、冷漠等情况。

2. 生理变化

焦虑状态通常伴有植物性神经系统活动的亢进。由于焦虑程度的严重性不同以及个体间的差异，致使这种变化因人而异，但仍有其一致性。焦虑伴有明显的生理变化，尤其是植物性神经活动的变化。表现为血液内肾上腺素浓度增加、心悸、血压升高、呼吸加深加快、肌张力降低、皮肤苍白、失眠、尿频、腹泻等等。严重而持续的焦虑反应还会造成注意集中困难、联想和记忆力减弱、工作效率降低、社会活动能力下降和性行为能力减退等症状。

3. 焦虑的分类

根据焦虑的性质，可以把焦虑分为两类。（1）状态性焦虑，指在特定情境中产生的焦虑反应状态。状态焦虑有着不同的强度，随时都在波动。例如，第一次参加演讲比赛的人，在上讲台前体验到的紧张、不安就是比赛前的状态焦虑。（2）特质性焦虑。表现在人格中的焦虑是特质焦虑，不同人格的个体，其情绪反应的频度和强度也有所不同。如在陌生的情境中，有的人很放松，谈笑风生，而有的人却是焦虑不安。

根据焦虑产生的原因，也可以将焦虑分为适应焦虑、考试焦虑、身体过分关注焦虑和选择焦虑等。

4. 焦虑的评估

焦虑的评估工具很多，在医学领域最常用的是汉密尔顿焦虑量表（Hamilton anxiety scale，HAMA）。该量表由汉密尔顿于1959年编制，由躯体焦虑因子和精神焦虑因子两类构成，有着较高的信度和效度。在学校心理健康领域中，比较常用的是焦虑自评量表（Self-Rating Anxiety Scale，SAS）。该量表由 W. Zung 于1971年编制，共20个题目（见表4-1）。

## 表 4–1　焦虑自评量表（SAS）

根据测试者最近一或两星期的实际感受，在适当的圈内打对钩。

| | 偶或无 | 有时 | 经常 | 持续 |
|---|---|---|---|---|
| 1. 我觉得比平常容易紧张和着急 | 1 ○ | 2 ○ | 3 ○ | 4 ○ |
| 2. 我无缘无故地感到害怕 | 1 ○ | 2 ○ | 3 ○ | 4 ○ |
| 3. 我容易心里烦乱或觉得惊恐 | 1 ○ | 2 ○ | 3 ○ | 4 ○ |
| 4. 我觉得我可能将要发疯 | 1 ○ | 2 ○ | 3 ○ | 4 ○ |
| 5. 我觉得一切都很好，也不会发生什么不幸 | 4 ○ | 3 ○ | 2 ○ | 1 ○ |
| 6. 我手脚发抖打颤 | 1 ○ | 2 ○ | 3 ○ | 4 ○ |
| 7. 我因为头痛、头颈痛和背痛而苦恼 | 1 ○ | 2 ○ | 3 ○ | 4 ○ |
| 8. 我感到容易衰弱和疲乏 | 1 ○ | 2 ○ | 3 ○ | 4 ○ |
| 9. 我觉得心平气和，并且容易保持宁静 | 4 ○ | 3 ○ | 2 ○ | 1 ○ |
| 10. 我觉得心跳得很快 | 1 ○ | 2 ○ | 3 ○ | 4 ○ |
| 11. 我因为一阵阵头晕而苦恼 | 1 ○ | 2 ○ | 3 ○ | 4 ○ |
| 12. 我有晕倒发作或觉得要晕倒似的 | 1 ○ | 2 ○ | 3 ○ | 4 ○ |
| 13. 我呼气、吸气都感到很容易 | 4 ○ | 3 ○ | 2 ○ | 1 ○ |
| 14. 我手脚麻木和刺痛 | 1 ○ | 2 ○ | 3 ○ | 4 ○ |
| 15. 我因为胃痛和消化不良而苦恼 | 1 ○ | 2 ○ | 3 ○ | 4 ○ |
| 16. 我常常有要小便的感觉 | 1 ○ | 2 ○ | 3 ○ | 4 ○ |
| 17. 我的手脚常常是潮湿的 | 1 ○ | 2 ○ | 3 ○ | 4 ○ |
| 18. 我脸红发热 | 1 ○ | 2 ○ | 3 ○ | 4 ○ |
| 19. 我容易入睡，并且一夜睡得很好 | 4 ○ | 3 ○ | 2 ○ | 1 ○ |
| 20. 我做恶梦 | 1 ○ | 2 ○ | 3 ○ | 4 ○ |

评分方法：将圈圈旁边的各项分数相加，得到粗分，然后再乘以 1.25，转换为标准分。50 分以上者有焦虑倾向，分数越高焦虑倾向越明显。如果对自己的分数有疑问，需要咨询专业心理咨询师。

5. 干预方法

克服焦虑的方法有很多，主要有放松训练方法、改变认知方法、角色训练方法等。

6. 焦虑症

（1）概念。焦虑症又称焦虑性神经症，是以广泛性焦虑症（慢性焦虑症）

和发作性惊恐状态（急性焦虑症）为主要临床表现，常伴有头晕、胸闷、心悸、呼吸困难、口干、尿频、尿急、出汗、震颤和运动性不安等症，其焦虑并非由实际威胁所引起，或其紧张惊恐程度与现实情况很不相称。常见的焦虑种类有社交焦虑、强迫焦虑、广泛性焦虑、惊恐发作等。

焦虑症与正常焦虑情绪反应不同：第一，它是无缘无故的、没有明确对象和明确内容的焦急、紧张和恐惧；第二，它是指向未来，似乎某些威胁即将来临，但是自己却说不出究竟存在何种威胁或危险；第三，它持续时间很长，如不进行积极有效的治疗，几周、几月甚至几年都难以痊愈。

（2）产生原因。产生焦虑症的原因主要有：生物学因素，如遗传影响与生理因素；心理因素，如认知、情绪等；社会因素，如城市过密、居住空间拥挤、环境污染、紧张、工作压力过大等。

焦虑症和焦虑情绪不同。焦虑症不是一般意义上的情绪问题，而是属于一种神经症，需要去医院的精神科进行诊断和药物治疗，同时还可以配以心理治疗。

（二）抑郁

1. 抑郁的概念

抑郁是以心境低落为主的精神状态，主要表现为情绪反应强度不足，缺乏激情、忧心忡忡、话语减少、食欲不振等生理和心理反应。

2. 主要特征

抑郁情绪主要表现为情感低落、哭泣、悲伤、失望、活动能力减退，以及思维、认知功能迟缓等特征。在以下特征中，如果两周内有五种以上症状即可诊断为抑郁症。

（1）压抑、苦闷；

（2）负面自我评价，无价值、无意义，悲观失望；

（3）缺乏兴趣、依赖性强；

（4）反应迟钝、活动水平下降、动作迟缓；

（5）精力减退，精疲力竭；

（6）回避交往；

（7）体验不到快乐、自卑、自责；

（8）身体反应（失眠、食欲下降、言语动作迟缓、乏力、面色灰暗、全身酸痛、性功能障碍、哭泣、叹息等）；

（9）妄想（严重的出现自罪妄想、贫穷妄想、疑病妄想、嫉妒妄想等）；

（10）自杀倾向。

3. 产生原因

（1）躯体疾病

患有躯体疾病的个体，如各种癌症、脑血管疾病、高血压、冠心病、糖尿病、类风湿性关节炎等疾病难以治愈，会让人和死亡联系在一起，给患者带来过大的心理压力和无能为力感，容易陷入抑郁状态。

（2）心理社会因素

抑郁是一种负性的情绪状态，大多与个人学习、交往和生活中的困扰和挫折有关。例如，学习、工作或经济压力太大，对自己的专业或职业不满意，亲人病故等，均可导致抑郁。可以通过自我心理调节或积极向他人求助的方法，走出抑郁的情绪低谷。但是，如果抑郁情绪作用时间强烈而持久，则有发展为抑郁症的危险，需要及时到医院精神科就诊。

4. 抑郁的评估

Zung 于 1965 年编制了抑郁自评量表（Self-rating Depression Scale，SDS），能够较准确地反映个体的抑郁状态程度和变化（见表 4-2）。该测验为短程自评量表，操作方便，不受年龄、性别、经济状况等因素的影响；应用范围颇广，不仅适用于各种职业、文化阶层及年龄段的健康人群，还用于医院早期发现抑郁症患者以及各类精神疾病患者。

### 表 4-2 抑郁自评量表（SDS）

根据测试者最近一或两星期的实际感受，在适当的圈内打对钩。

| | 偶或无 | 有时 | 经常 | 持续 |
|---|---|---|---|---|
| 1. 我觉得闷闷不乐，情绪低沉 | 1 ○ | 2 ○ | 3 ○ | 4 ○ |
| 2. 我感到早晨心情最好 | 4 ○ | 3 ○ | 2 ○ | 1 ○ |
| 3. 我要哭或我想哭 | 1 ○ | 2 ○ | 3 ○ | 4 ○ |
| 4. 我晚上睡眠不好 | 1 ○ | 2 ○ | 3 ○ | 4 ○ |
| 5. 我吃饭和平时一样多 | 4 ○ | 3 ○ | 2 ○ | 1 ○ |
| 6. 我与异性接触时和以往一样感到愉快 | 4 ○ | 3 ○ | 2 ○ | 1 ○ |
| 7. 我感觉体重在下降 | 1 ○ | 2 ○ | 3 ○ | 4 ○ |
| 8. 我为便秘苦恼 | 1 ○ | 2 ○ | 3 ○ | 4 ○ |
| 9. 我心跳比平时快 | 1 ○ | 2 ○ | 3 ○ | 4 ○ |
| 10. 我无缘无故感到疲劳 | 1 ○ | 2 ○ | 3 ○ | 4 ○ |
| 11. 我的头脑和平时一样清楚 | 4 ○ | 3 ○ | 2 ○ | 1 ○ |
| 12. 我做事情像平时一样不感到困难 | 4 ○ | 3 ○ | 2 ○ | 1 ○ |
| 13. 我觉得不安，难以保持平静 | 1 ○ | 2 ○ | 3 ○ | 4 ○ |
| 14. 我对将来抱有希望 | 4 ○ | 3 ○ | 2 ○ | 1 ○ |

|  | 偶或无 | 有时 | 经常 | 持续 |
|---|---|---|---|---|
| 15. 我比平常容易激动 | 1 ○ | 2 ○ | 3 ○ | 4 ○ |
| 16. 我觉得作出决定是容易的 | 4 ○ | 3 ○ | 2 ○ | 1 ○ |
| 17. 我觉得自己是有用的和不可缺少的人 | 4 ○ | 3 ○ | 2 ○ | 1 ○ |
| 18. 我的生活很有意义 | 4 ○ | 3 ○ | 2 ○ | 1 ○ |
| 19. 我认为如果我死了别人会生活得更好 | 1 ○ | 2 ○ | 3 ○ | 4 ○ |
| 20. 平常感兴趣的事我仍然感兴趣 | 1 ○ | 2 ○ | 3 ○ | 4 ○ |

评分方法：将圈圈旁边的各项分数相加，得到粗分，然后再乘以1.25，转换为标准分。50分以下属于正常；51—59分，轻度抑郁；60—69分，中度抑郁；70分以上，重度抑郁。需要注意的是，如果测试者分数偏高，并非一定是抑郁症，需要咨询专业心理咨询师或到医院精神科进行诊断。

5. 抑郁症

抑郁症是一种常见的神经症，主要表现为情绪低落、兴趣减低、悲观、思维迟缓、缺乏主动性、自责自罪、饮食、睡眠差，担心自己患有各种疾病，感到全身多处不适，严重者可出现自杀念头和行为。

特别需要提出的是，抑郁情绪与抑郁症既相互联系，又有质的区别。前者属于一种不良情绪困扰，需要进行心理上的调整；后者则属于神经症，需要及时到医院就诊。抑郁症与一般的"不高兴"有着本质区别，它有明显的特征，综合起来有三大主要症状，即情绪低落、思维迟缓和运动抑制。情绪低落就是高兴不起来，总是忧愁伤感、甚至悲观绝望；思维迟缓就是自觉脑子不好使，记不住事，思考问题困难；运动抑制就是不爱活动、走路缓慢、言语少等，严重的可能不吃不动，生活不能自理。

著名心理学家马丁·塞利格曼将抑郁症称为精神病学中的"感冒"。大约12%的人在一生中的某个时期，都曾患过相当严重且需要治疗的抑郁症。抑郁症的患病原因比较复杂，以下因素都可诱发抑郁症。

（1）遗传基因。抑郁症跟家族病史有密切的关系。研究显示，父母其中一人得抑郁症，子女得病率提高至50%—75%。

（2）环境诱因。工作紧张、繁忙，人际关系不良，生活压力大，遇到令人感到压抑的生活事件，以及失落感也可能诱发抑郁症，如丧偶、离婚、丢掉工作、财务危机、失去健康等。

（3）药物因素。对一些人而言，长期服用某些药物（如治疗高血压、关节炎或帕金森症的药物）会造成抑郁症状。

（4）疾病。患慢性疾病（如心脏病、中风、糖尿病、癌症等）的病人，得抑郁症的几率较高。甲状腺机能亢进，即使是轻微的情况，也会患上抑郁症。抑郁症也可能是严重疾病的前兆，如胰脏癌、脑瘤、帕金森症等。

（5）个性。自卑、自责、悲观等，都较容易患上抑郁症。

（6）抽烟、酗酒与滥用药物。使用酒精、尼古丁等药物会引发抑郁症。

（7）饮食。缺乏叶酸与维生素 B12 能引起抑郁症状。

目前，药物治疗仍然是治疗抑郁症的主要手段之一。对严重的抑郁症也可采用电痉挛疗法（electroconvulsive therapy，ECT），即用一定量的电流通过脑部，激发中枢神经系统放电，从而达到减轻或消除抑郁症状的效果；也可以使用运动疗法，即通过不同的运动方式帮助患者减轻压力和抑郁情绪，使人精力充沛。在以上方法治疗的同时，需要辅以心理治疗，改变消极认知，建立新的思维和行为方式，从客观、积极的角度评价自我，从而提高治愈率。

（三）愤怒

1. 愤怒的概念

愤怒是由于客观事物与人的主观愿望相违背，或因愿望无法实现时，人们内心产生的一种强烈的情绪反应，从程度上可分为不满、气恼、愤怒、暴怒、狂怒等。人如果无法控制自己的情绪，动辄发怒，就会造成对别人和自己的伤害。

2. 产生原因

愤怒情绪一般来自个体对烦恼和挫折的认知，当个体遇到自己的合法权益受到侵犯、自己受到不公正的待遇或目标受到阻挠无法实现等事件时，当他人的行为挑战自己的价值观时，均会激起愤怒的情绪。

3. 生理变化

初怒时血管扩张，皮肤血液增加，呈现红色。后来血管收缩，血液不足以清洗血内废物，因而变成其他颜色；愤怒时呼吸加快，肺容量增加，额头和颈部的经脉扩张；盛怒时可使鼻孔流血，导致血管破裂，致人死亡。

4. 愤怒的影响

（1）积极影响

从进化的角度来看，愤怒使人肌肉紧张度增强，心脏和呼吸更好地为肌肉提供营养，使个体感觉到自己的躯体充满力量，可以有效克服恐惧，从而集中力量进行防御，作好战斗的准备。个体还可以通过愤怒的表达满足自身的需求，改变生活处境。

（2）消极影响

愤怒会干扰大脑的正常思维，导致人思想不集中，甚至失去理智，以致作出片面的、不合逻辑的判断和偏激、错误的行为。强烈而持久的暴怒可能导致间歇性精神混乱。如果不对愤怒加以合理的控制和疏导，还可以引起高血压、心脏病和中风等多种疾病，过于压抑愤怒还会引发各种癌症。愤怒时分泌的体液、呼出的气体对身体也有很大的危害。美国生理学家艾尔玛将人在愤怒状态下呼出的气体收集在玻璃试管中，冷却成水后有紫色沉淀，将其注射到大白鼠身上，几分钟后大白鼠即死亡。因此，艾尔玛将"生气水"称为致命杀手。心理学家们还发现，人生气10分钟会耗费大量精力，其程度不亚于参加一次3 000米的赛跑。可见，要学会采用心理调节的方法，学会控制和调节自己的愤怒情绪和冲动。

此外，愤怒会使个体产生攻击性行为，以此来展示自己的力量，维护自我价值感；也会产生自我攻击，将怒气转向自身，自责自罪，严重的甚至会发生伤害自己身体的自戕行为或自杀危机。

5. 愤怒的调控

愤怒情绪发生时，要采取合理的方式宣泄愤怒，而不是压抑愤怒。压抑愤怒不仅会对身体，尤其是心脑血管的健康造成很大的伤害，还会诱发羞耻、抑郁等其他负性情绪，导致心理健康问题。容易体验愤怒情绪的个体可以学习合理表达和宣泄愤怒情绪、改变认知、学会目标转移等方法进行自我调整，或者采用心理放松训练、音乐疗法、认知疗法等心理咨询技术进行干预等。

（四）冷漠

1. 冷漠的概念

冷漠是一种情绪反应强度不足的表现，表现为对人对事漠不关心的消极状态。处于冷漠情绪状态中的人，在行为上常表现为对生活没有热情和兴趣；对工作、学习漠然置之、无精打采；对周围的同学、同事冷淡，怀有戒心甚至敌对情绪，对他人的冷暖无动于衷；对集体活动漠不关心、麻木不仁，属于无欲望、无关心、无气力的"三无"类型。

2. 原因和影响

冷漠是一种对环境和现实的自我逃避的退缩性心理反应。个体遭受挫折后对克服困难感到无能为力，因而长期压抑自己的情绪，失去了信心和勇气，对原来的生活目标失去兴趣，变得麻木不仁，无动于衷。此外，从小就缺乏家庭温暖的个体，没有安全感，不被信任和尊重，也会造成个体孤僻古怪、情绪冷漠麻木的性格。

从进化的角度上看，冷漠情绪带有一定心理防御的性质，有其积极的意义。但是冷漠会使当事者感到孤独、委靡不振、退缩躲避、自我封闭以及对世上的一切都不感兴趣，导致了消极的心理反应，并严重影响一个人的身心健康。

3. 干预

克服冷漠情绪，首先要找到冷漠源，然后对症下药——是仅仅对家庭成员冷漠，还是对同事冷漠？是对集体活动冷漠，还是对亲密关系交往冷漠？找到了冷漠的根源，分析其中的原因，寻找克服冷漠的方法。

其次，改变自己的认知。分析自己的思维模式中有哪些非理性的思维，通过自我调整或向他人求助的方法，树立理性的思维模式，逐步建立起自己的生活目标，重构自己的信念，找回过去曾经充满积极热情的状态。

另外，多参加社会实践和集体活动，激发自己内心的情感和对生活的热情。第一，要从建立责任意识入手，为家人、朋友、同学、同事付出爱心，或参加一些公益活动。在付出的过程中，个体会得到爱的回馈，感受到自我价值感。第二，进行人际交往，积极投入到学习、工作与生活中。长期回避社交场合、不愿意与人交流的人，会越来越冷漠，甚至会在想和别人交流时出现不知道说什么、结巴、木讷、反应慢等严重后果。通过多参加社会实践和集体活动，可以体验到人与人之间的温暖和关爱，找到生活的热情。

（五）嫉妒

1. 嫉妒的概念

嫉妒是由于别人胜过自己而引起抵触的消极的情绪体验。英国科学家培根说过："在人类的一切情欲中，嫉妒之情恐怕要算做最顽强、最持久的了。"嫉妒的人看到别人比自己强，心中便不是滋味，内心体验到憎恶与羡慕、愤怒与怨恨、失望、屈辱、伤心以及悲痛等复杂的情绪。

2. 对身心健康的影响

首先，嫉妒心强的人长期处于复杂的负性不良情绪状态中，如忧愁、愤怒、怀疑、痛苦、自卑、焦虑等，会引发消极的心理反应，损害身心健康。其次，嫉妒心强的人会把主要的注意力放在过度关注他人、希望他人不如自己甚至想方设法阻止别人发展等方面，忽视了自我的成长与发展。别人获得的成绩和进步不断让自己陷入不良情绪状态，还会降低学习、工作效率，无法把握自己的生活和幸福。另外，嫉妒情绪会影响我们的人际关系，让自己的人际交往受阻，从而感到孤独、寂寞，弱化了社会支持系统，破坏了良好的心理氛围。

3. 干预

培根说过："每个埋头沉入自己事业的人，是没有工夫去嫉妒别人的。"因此，个体首先要正确认识自己，客观评价他人。了解自己的优势，努力弥补自己后天的不足，并悦纳自己先天的限制明白每个人都有自己的独特之处，要处处都比别人强是不现实的想法。其次，要不断充实自己，积极进取，以转移对他人的注意力，让自己强大起来要比阻挠别人成功更容易，还会在此过程中体验到成就感和自我价值感。再次，学习并欣赏他人的长处，化嫉妒为动力。只有善于观察，意识到他人的优点并虚心去学习，再结合自身的优势，才能让自己集采众家之长，不断成长和突破自我。

（六）自卑

1. 自卑的概念

自卑是一种因过多地自我否定而产生的自惭形秽的情绪体验。每个人或多或少都有自卑感，但是有的人自卑体验较强烈而持久，影响了自己的正常生活和人际交往，需要进行调整和干预。自卑情绪体验主要体现在以下几点。

（1）自我评价过低。自卑的个体并不是真的不如别人，而是总是用他人的长处和自己的短处相比较，认为自己无论在哪方面都不如别人。

（2）超概括化和泛化。自卑者经常将某一方面的失败概括化为整个人的失败，将自卑情绪泛化到其他方面。如某中学生因学习成绩不好，就认为自己处处不如别人，认为自己没有价值，一无是处。

（3）过分的敏感性和掩饰性。具有自卑心理的人有着很强的自尊心，即尊重自己，维护自己的人格尊严，不容许别人侮辱和歧视自己。自卑的人常常对他人的评价很敏感，会把别人无关的言行看成对自己的轻视或侮辱，为了不让别人发现自己的弱点，常常对自己的不足进行掩饰或否认，甚至为了避免缺点暴露出来而回避社会交往，形成闭锁的性格。

2. 产生原因

（1）个人成长的经历。人会产生自卑心理，大多和儿童时代的生活经历有奖。如小时候老师对学生的不公平对待，或因某个学生作业、回答问题出错而讽刺挖苦；同学之间的冲突和伤害等都会让孩子形成自卑心理。

（2）父母的教养方式。父母在教育过程中，如果望子成龙心切，过于关注孩子的缺点和不足，总是寻找榜样和自己的子女进行比较，以达到激励孩子奋发向上的目的，结果却适得其反。在这种教育氛围中，孩子时刻感到自己不如别人，永远达不到父母的要求，得不到父母的欣赏，极易形成自卑心理。

（3）生活中的挫折。生活中充满了竞争和压力，因而挫折成为生活中的常态。但是有些人面对挫折经历和事件不能正确认识，不是积极地面对和解决问题，而是否定自己，看不起自己，从而产生自卑心理。

（4）自我意识的发展。儿童在成长的过程中，随着自我意识的发展，对自己的外貌、能力、自我价值、个性品质等方面有了更多的关注，也很在意他人对自己的评价。当他们的理想自我和现实自我差异过大时，会影响他们的自我评价，产生自我认识偏差，从而体验到自卑情绪。

3. 对身心健康的影响

自卑感严重的人认为自己事事不如意，处处不如别人，自己瞧不起自己。在社交场合因担心出丑而回避退缩，在挫折面前易引发抑郁、焦虑、失望、颓废的情绪反应。如果不尽快调整，会越来越消沉，产生多种情绪障碍，甚至发生自杀危机。

长期的自卑情绪体验不仅会使个体的心理活动失去平衡，对身体健康也会产生不良影响。对自卑情绪最敏感的是心血管系统和消化系统，易引发相关的身体疾病。生理上的变化反过来又会影响心理变化，形成恶性循环，加重人的自卑心理。

4. 干预

首先，改变不合理的认知方式，正确认识自己。正如世界上没有两片完全相同的树叶,世界上也没有两个完全相同的人。每个人都有自己的独特性,有自己的优势和不足。充分认识自己的能力,不夸大自己的缺点,也不忽视自己的长处,确立适合自我发展的目标,将自卑的压力变为成长的动力。

其次,要积极与人交往。通过人际交往活动,可以学习别人的长处并从中培养自己的能力,还可以从与别人的互动中获得情感支持和鼓励,意识到自己的长处,提高自我价值感。

## 第四节　情绪调节

情绪调节与人们的身心健康息息相关。健康的情绪会给人的学习、工作和生活带来高质量和高效率,不良情绪对个体的身体健康、学习和生活产生不同程度的负面影响。情绪调节可以减少情绪的不良行为反应,降低过于强烈而持久的情绪体验水平,从而减轻不良情绪对人们的消极影响,增加机体的免疫能力。

情绪调节是个体通过一定的策略和机制,管理和改变自己(或他人)的情绪,使其在生理反应、主观体验、表情等方面发生一定变化的过程。情绪调节既包含情绪水平的减弱,也包含情绪的增强或维持;既包含对负性情绪的调节,也包含对正性情绪的调节;既可以是对自身情绪体验、认知和行为的调节,也可以是对有关情绪的外界情境的调节。广义的情绪调节不仅包含积极有益的调节,而且包含消极有害的调节,本节关注的是积极的情绪调节。积极情绪调节的目的就是为了使情绪、认知和行为达到协调,使个体保持适度的情绪水平。

如何学会积极调节自己的情绪,以健康的身心状态投入到学习、工作和生活中去呢?可以从以下几个方面学习调节和管理情绪。

### 一、学会觉察情绪

情绪觉察指通过自己和他人的反应、表现来觉察情绪,包括觉察自己的情绪和觉察他人的情绪。要想合理地调节不良情绪,使之保持适度水平,首先要学会觉察自己和他人的情绪,才能及时采取行动进行疏解,保持健康的身心状态。

(一)觉察自己的情绪

每天可以抽出一段时间对自己的情绪进行整理,将自己的情绪写下来,分析情绪产生的原因,了解情绪背后的需求。可以问自己几个关于情绪的问题:自己产生了哪些情绪?哪些情绪最强烈?情绪是怎样产生的?自己做了些什么,说了些什么?对自己的行为产生了什么影响和后果?如果有些情绪发生的时候自己没有理性地控制,事后理性地进行分析有助于将来更好地管理自己的情绪。

(二)觉察他人的情绪

觉察情绪的能力不仅包括觉察自己的能力,还包括觉察他人的情绪。尽管人们可以通过语言有意控制自己的真实情绪,但是从其外在的面部表情、姿势等可以识别出其真实的情绪。识别他人的情绪有助于我们客观地理解他人，了解他人真实的需要，使自己在与人相处时能分享他人的情绪，设身处地地为他人着想，建立良好的人际关系。

**二、接纳自己的情绪**

从进化的角度来看，所有的负性情绪都有其积极的意义。当个体体验到负性情绪时，其困惑并不是由负性情绪本身所导致，而是由不接纳自己的情绪所致。如有位同学在班干部改选中落选了，体验到很强的失落和难过情绪。如果他能认识到自己的期待没有满足，产生失落情绪是很正常的，则不会产生情绪问题。但是，如果他不接纳自己的情绪，认为不应该受到这件小事的影响，应该以豁达宽广的心胸，以快乐自信的态度面对此事，则会否定、压抑自己的情绪。而这些被压抑的情绪并不会自动消失，而是逐渐积累起来，等待在以后的某一天集中爆发。

因此，大多数情绪困扰是因为我们不接受自己的情绪造成的。我们要知道情绪是客观存在的，只是反映出我们内在的感受，没有好坏之分。学会接纳自己的情绪，允许自己有负性情绪，平和地对待情绪变化，只有自由地体验各种情绪，才能感受更多流畅的情绪，提高情绪调节的水平。

**三、合理表达情绪**

有效的情绪觉察和表达对我们的生存和发展至关重要，能够促进人与人之间的相互理解与和谐相处，建立良好的人际关系。因此，我们不仅要学习如何从他人的情绪表达中了解对方的想法，分享对方的感受和情绪，也要学习如何表达自己的情绪，拉近人际交往中彼此的心理距离，建立相互尊重的关系。而不良的情绪表达则会伤害彼此的感情，反过来又恶化了自己的情绪感受。情绪的表达可以分为以下几个层次。

（一）向自我表达

将情绪提到意识层面，在情绪觉察的基础上，分析情绪的性质、特点和产生原因等。

（二）向他人表达

向他人表达是情绪表达的主要方式，也是人们最熟悉的方式，分为言语表达和非言语表达两种形式。首先，向他人表达时，要把握表达的时机。如果对方正处于盛怒的情绪状态中，要避免表达自己的负性情绪，等对方平静下来，再将自己的想法和感受告知对方。其次，向他人表达情绪时不仅包括正性情绪的表达，如用拥抱、喜悦的表情和言语表达感激等，还包括负性情绪的表达，如用指责、皱眉头等表达不满的情绪等。

表达负性情绪时要注意方式和方法。生活中，人们经常使用"你"或"他"开头的句子去表示抱怨，如"你怎么总是那么自私"等，这样会激起对方的反感和敌对。在表达感受时，要尽力使用第一人称表述，即以"我"为开头，描述自己明确的情绪反应，如"我觉得有些生气和无奈"、"我感觉很烦躁"等。用"我"作为主语，可以协助沟通的双方更能认清相互的感受，同时减轻对方的不安全感。

（三）向客观环境表达

对于不善于与人交往的人来说，也可以利用环境来表达自己的不良情绪。如在空旷的操场上奔跑，在安静的房间里大声唱歌或哭泣等。

（四）升华表达

升华是对情绪的一种高水平的宣泄，将情绪激发的能量疏导到对人、对己、对社会都有利的方面去。如化悲痛为力量，变压力为动力等。德国作家歌德正是将失恋后的痛苦情绪升华，写出了名著《少年维特之烦恼》。

## 四、有效调节情绪

情绪心理学家格罗斯将情绪调节分为先行关注情绪调节和反应关注情绪调节。其中，先行关注情绪调节是针对情绪发生的原因进行调节，调节策略包括情境的选择与修正、注意分配以及认知改变。反应关注调节是发生在情绪激活之后，以反应调整为中心的情绪调节。

（一）先行关注情绪调节

1. 情境调节

情境调节是指通过调节周围的物理环境和人际环境，以达到情境调节的目的。

（1）物理情境调节。不良情绪如果主要来自于环境，而环境一时又难以改变，远离环境是调节情绪的一种方法。如在紧张而充满竞争的环境中工作的人，为了降低过强的焦虑和紧张水平，可以利用周末的时间去大自然中走一走，起到放松身心的作用。

（2）人际情境调节。在人际调节中，个体的动机、社会信号、个人认知等因素起到了重要作用。在社会交往过程中，周围人的情绪可能会影响个体的情绪，如与总是唉声叹气的人在一起，情绪受到影响变得低落。人与人之间的关系也会让个体的情绪产生波动，如和同学吵架、认为领导看不起自己、邻里关系紧张等，都会产生负性情绪体验。由人际情境不佳产生的情绪困扰，不能用逃避的方法解决，需要个体面对问题，积极寻找解决的方法，真诚待人，建立良好的人际关系，从而改变人际情境，达到调节不良情绪的目的。

2. 认知调节

认知调节指通过改变个体的认知因素来调节情绪。美国心理学家埃利斯认为，人的情绪并不是直接由诱发情绪的事件或情境决定的，人们对情境的认知才是影响情绪的直接因素。也就是说，人们虽然无法改变负性事件，却可以通过改变对事件的认知来调节负性情绪。埃利斯指出，导致不良情绪的不合理信念有三个主要特征：绝对化要求、过分概括化、糟糕透顶。当个体遇到情绪困扰的时候，可以根据这三个特征进行反思，在导致自己不良情绪的信念中，有哪些属于不合理信念，并用合理的信念代替不合理信念，从而改善自己的情绪体验。

3. 转移注意

个体遇到挫折而感到苦闷、烦恼、情绪处于低潮时，可尽快积极主动地将自己的注意力转移到感兴趣的话题或活动中去，以此冲淡或忘却烦恼，减少不良情绪的影响。如某高中学生因高考落榜而倍感焦虑、内疚和自责时，可以用听音乐、散步、旅游等活动转移其注意力，以减轻负性情绪。

（二）反应关注调节

1. 行为调节

行为调节指个体通过控制和改变自己的表情和行为进行情绪调节。有两种情绪调节方式，一种是抑制不适当的情绪表达，可以减弱相应的情绪体验，如痛苦、快乐等。但是抑制情绪要有一定的限度，过度地压抑负性情绪会对身心健康带来伤害。另一种方法是表达正性情绪，如使用积极的面部表情可以减轻负性情绪体验。詹姆斯—兰格理论认为，情绪是对身体变化的知觉。一些研究也发现，做出某种表情会使相应的情绪体验增强，如展示微笑可以产生愉悦的情绪。研究（Keltner & Bonanno，1997）发现，所有的积极情绪共享一种表情符号，即杜兴微笑（Duchenne）——嘴角上翘并伴有眼周肌肉收缩。在对灾难的研究中，让被试描述死去的同伴，结果发现，采用杜兴微笑的被试报告出更多的积极情绪，更少的愤怒情绪，压力感降低。从这个角度来看，人不是因为高兴才笑，而是因为笑了才高兴。因此，人们无论是在生活和工作中，要经常保持轻松活泼、生气勃勃的面部表情和言行，可以帮助自己以良好的心态去面对困难和挫折。

2. 适度宣泄

适度宣泄指采用合适的方式将不良情绪发泄出来，以降低不良情绪体验。宣泄的方法有很多，如难过的时候，采用唱歌、大哭一场、写日记、跑步、向亲人或朋友倾诉等方式进行宣泄，都是不错的情绪调节方法。酗酒、自伤、攻击他人等属于不良的宣泄方式，会让自己陷入更深的情绪困扰中。

3. 其他

除了以上情绪调节策略外，还有放松训练、音乐调节等多种方法，个体可以根据每种方法的特点及自己的情绪体验，选择适合自己实际情况的情绪调节策略。如果上面的各种策略不能帮助个体走出情绪困扰，还可以积极向心理咨询专业机构求助。

**【建议参考资料】**

1. 陈少华．情绪心理学［M］．广州：暨南大学出版社，2008．
2. 顾瑜琦，张颖．健康心理学［M］．北京：中国医药科技出版社，2006．
3. 张伯华，孔军辉，杨振宁．健康心理学［M］．济南：山东人民出版社，2010．
4. 张大均，吴明霞．大学生心理健康［M］．北京：清华大学出版社，2007．
5. 朱丽莎．新编健康心理学［M］．武汉：武汉大学出版社，2007．

**【问题与思考】**

1. 你了解哪些情绪理论？请阐述每种理论的核心观点。
2. 情绪对身心健康有哪些影响？
3. 健康情绪的标准是什么？
4. 在最近一个月的生活中，你体验最强烈的情绪是什么？请回忆并分析情绪体验的强度、持续时间、产生原因、情绪背后的需求、产生情绪的信念、情绪对身心健康的影响等因素。
5. 根据情绪调节的策略，想一想，哪些方法最适合你？你曾经使用过哪些策略进行情绪调节？将你的情绪调节过程和效果写下来。

# 第五章　人格与健康

## 【本章提要】

人格指个体在一定社会调节下形成的、具有一定倾向的、比较稳定的心理特征的总和。遗传、家庭教育、学校教育、自然环境等因素对人格的形成有重要影响。心理学家从不同的研究角度提出了自己的人格理论，包括人格结构的动力理论、类型理论、人格特质理论等，并在理论基础上发展了不同的人格测评技术。人格对身心健康有着重要影响，不同的人格类型和某些疾病的易感性有密切联系，人格偏离正常导致了各种心理疾病。了解健康人格的标准，明确人格优化的目标，选择适合自己人格完善的方式，努力去健全自己的人格，才会拥有健康幸福的人生。

## 【学习重点】

1. 了解人格的定义和相关理论。
2. 了解人格问题诱发的生理疾病。
3. 了解人格异常及相关诊断标准。
4. 了解人格健康的标准并掌握如何塑造健康人格。

## 【重要术语】

人格　人格动力理论　人格类型理论　人格特质理论　A 型人格　C 型人格　D 型人格

在现代社会生活中，随着科技的发展，文明的进步，生活节奏加快，给人们带来了心理和身体上的种种不适应：人际关系的矛盾和困扰，理想与现实的疏离，多元价值观的困惑，心身疾病的日渐突出等一系列问题，引起了越来越多的研究者对身心健康和人格问题的关注。什么是人格？人格对身心健康有哪些影响？如何塑造健康的人格？本文就人格的基本概念和理论、人格和身心健康的关系、人格异常问题以及如何塑造健康的人格进行了阐述。

## 第一节　人格概述

### 一、人格的概念

人格（personality）源自拉丁文，本意指面具、脸谱。现代心理学把人格定位为一个人的整体精神面貌,即一个人在一定社会调节下形成的、具有一定倾向的、比较稳定的心理特征的总和。人格分为两个系统,即人格倾向性(动力结构)和人格心理特征(特征结构)。人格倾向性是人格中的动力结构,是人格结构中的核心因素,包括需要、动机、兴趣、态度、理想、价值观、自我意识等心理成分。人格心理特征是个体心理差异性的集中表征,表明个体典型的心理活动和行为,包括能力、气质和性格等内容。

## 二、人格的形成

影响人格形成的因素非常多,主要有遗传因素、家庭教育、学校教育、自然环境等。

(一)遗传因素

遗传因素不仅表现在人的感觉器官、运动器官以及大脑的结构和机能等方面的特点,还表现在个体的身高、体重、体形、外貌等生理特点。前者不仅是能力形成的物质基础,也是气质形成和发展的自然基础。没有大脑的良好发育,就不可能有能力的发展;没有高级神经活动的区别,也不可能有个体之间的气质差异。同时,个体在自我意识发展的过程中,会因身高、体重、外貌等因素影响了自我评价,形成自卑或自豪、羞愧等情绪体验,从而影响人格的发展。因此,遗传因素是形成整个人格的前提和物质基础。

(二)家庭因素

家庭是社会的细胞,也是个体出生后最早接触的教育场所。家庭的经济和社会地位、家庭类型、家庭氛围、家长的教养方式、教育水平、亲子互动情况等都会对个体人格的形成和发展起着重要作用。如,和睦、尊重、理解和相互支持的家庭氛围,对儿童人格的形成有积极的作用;而隔阂、猜疑、争吵的家庭氛围,会给儿童的心灵蒙上阴影。父母的交往方式对儿童人格的影响也不容忽视,很多研究表明,在专制型家庭长大的儿童,容易形成被动、依赖、服从、懦弱的人格特征;在放任型家庭成长的儿童,易形成自私、幼稚、自我中心、任性等人格特征;民主型家庭的教养方式能使儿童形成积极向上、活泼快乐、自立、自信等人格特征。

(三)学校教育

学校是有目的、有计划对学生进行教育和培养的场所。教师、班集体、同学等都对个体人格的形成和发展有重要的影响。教师的人格特征、思维方式、行为模式等,都在潜移默化地影响着学生的人格。研究者发现,在性情冷酷、专横、刻板的老师管辖的班集体中,学生的欺骗行为增多;在友好、民主的老师营造的教育氛围中,学生欺骗减少。在不同教育管理风格的环境中学习、生活的学生表现出不同的人格特点①。

（四）社会因素

社会是人生存和发展的基础，人一出生便置身于社会之中并受到社会文化的熏陶，社会对人格的影响伴随着人的终身。社会因素主要通过社会风尚、大众传媒等对儿童人格的形成和发展施加影响，如电视、电脑、电影、报刊杂志、文学作品等。

（五）自然环境因素

俗话说，一方水土养一方人。生态环境、气候条件、空间拥挤程度等环境因素都会影响人格的形成。如居住在寒冷地区的人，室外活动少，多数时间内在室内与人共处，养成了忍耐、情绪自控力强的性格；居住在温暖地区的人，感情多细腻敏感，易多愁善感。

综上所述，人格是遗传和环境交互作用的结果。遗传决定了人格形成的自然基础，后天的家庭、学校、社会环境则提供了人格发展的现实条件，二者相互作用，共同影响着人格的发展。

### 三、人格理论

人格理论是人格心理学家用来描述或解释人的心理和行为的一套假设系统或参考框架。由于人的心理和行为的复杂性以及人格心理学家对人格的看法不同，因而产生了不同的人格理论。其中较有代表性的人格理论如下所述。

（一）人格结构的动力理论——弗洛伊德的人格结构理论、马斯洛的需要层次论

1. 弗洛伊德的人格结构理论

弗洛伊德认为，人格是多种力量相互作用的动力系统，而非静态的结构。在其人格结构发展的早期阶段，弗洛伊德提出了意识、前意识、潜意识的人格层次模型，强调了潜意识在人格中的优势地位。尽管意识属于人格的一部分，但是真正操纵着人们思想和行为的是潜意识。随着人格结构的发展，弗洛伊德提出了本我、自我和超我的三部人格结构说。本我由原始的本能能量组成，位于潜意识之中，依据快乐原则行事；自我是人格中理智的、符合现实的部分，一部分位于意识之中，另一部分位于潜意识之中，遵循现实原则，是人格的实际执行者；超我是人格中最有道德的部分，依据道德原则行事；自我在本我和超我之间进行调节，以达到三者之间的相对平衡。当三者发生冲突无法解决的时候，便会导致心理疾病。

2. 马斯洛的需要层次理论

人本主义学派的代表人物之一马斯洛（Abraham Harold Maslow，1908—

---

① 皮连生. 教育心理学［M］. 上海：上海教育出版社，2004.

1970）提出了人格的动机理论，即需要层次论。他将人类的动机称为需要，分为五个层次，以金字塔的结构形式排列。最底层是生理需要，从下向上依次为安全的需要、归属与爱的需要、尊重的需要、自我实现的需要。一般而言，当最低层次的需要获得基本满足之后，较高层次的需要才会出现并成为支配力量，而追求最高层次需要满足的自我实现的人就是拥有健康人格的人。

（二）人格结构的类型理论——荣格的内—外向人格类型理论

在弗洛伊德的理论基础上，新精神分析学派提出了人格类型理论。人格类型理论是按照某种标准，将人划分为几种不同的类型，每一种类型的人有相似的人格特征。人格类型的理论有多种，较为著名的是瑞士新精神分析学家荣格（C. G. Jung）提出的内—外向人格类型理论。荣格认为，一个人的兴趣和关注可以指向内部，也可以指向外部，指向内部叫内向，指向外部叫外向，而且每个人都有内向和外向两种特征。根据一个人是内向还是外向占优势，可将人格分为内向型的和外向型的。内向型的人格特点是心理活动常指向自己的内心世界，好沉思、谨慎、多虑、爱独处，交际面较窄，有时难于适应环境的变化。外向型的人格特点是关心外部事物，活泼开朗，不拘小节，善交际，情感外露，独立、果断，容易适应环境的变化。极端内向或外向的人很少，多为中间型的。荣格的人格类型学说虽然过于简单，但比较切合实际，也容易了解使用，所以流传广泛，影响较大。

（三）人格特质理论——奥尔波特、卡特尔、艾森克的人格特质理论和人格五因素模型

特质理论把人格看做由不同特质构成，特质是构成人格的基本元素。研究者用一些基本特质来描述个体的人格，每一种特质都有两个对立的特性，例如粗心—细心，勤劳—懒惰，位于同一种特质的两个极端。两端联系起来构成一个变化的维度，每一个人在这个维度上都占据一定的位置。由于不同的人占有的位置不同，人与人之间的人格便会有很大差别。以下介绍几种具有代表性的、影响比较大的人格特质理论。

1. 奥尔波特的人格特质理论

美国心理学家奥尔波特（G. W. Allport）是人格特质理论的创始人。他把人格特质分为两类：一类是共同特质，这是同一文化形态下的人们所共有的、相同的特质，如蒙古族的豪放、维吾尔族的活泼等；另一类是个人特质，指个人所独有的特质，它代表着个体之间的人格差异。个人特质又分为三种，即首要特质、中心特质和次要特质。首要特质是一个人最典型，最具概括性的特质；中心特质是构成个体独特性的几个重要特质；次要特质是个体不太重要的特质，只在特殊情况下才表现出来。

## 2. 卡特尔的人格特质理论

卡特尔是英国心理学家,他也把特质视为人格的基本要素,并用因素分析的方法对人格特质进行了分析,提出了一个基于人格特质的理论模型。卡特尔认为,在构成人格的特质中包括共同特质和个别特质,表面特质和根源特质。经过多年研究,卡特尔找出了16种相互独立的根源特质,并据此编制了"16种人格因素测试问卷"。卡特尔认为每个人身上都有这16种人格特质,只是在表现的程度上有差异。用该测试问卷所确定的人格特质,可以预测一个人的行为反应。

## 3. 艾森克的人格结构维度理论

艾森克是英国心理学家,他在对人格的研究中,将因素分析的方法和经典的实验心理学方法结合起来,使对人格的认识更进一步。艾森克把许多人格特质归结到几个基本的维度或类型上,即 E——内外向、N——神经质、P——精神质,提出了人格三维度模型。在此基础上,艾森克及其夫人还一起编制了艾森克人格问卷(EPQ),专门用于测定这三个基本特质维度的个体差异。他认为,每个人在这三个维度上都有不同程度的表现。

## 4. 人格五因素模型

20世纪80年代,科斯塔(Costa)和麦克雷(McCrae)在前人人格特质理论的研究基础上,提出了人格的大五(big five)或五因素模型(five-factor model,简称FFM),并编制了一个测量五因素的工具,即NEO人格测试问卷。人格五因素模型得到了许多支持者提出的越来越多的证据支持,近年来很多这方面的研究表明,无论是用英文词汇还是中文词汇,无论让被试对自己还是对他人描述,无论采用什么因素抽取和旋转法,结果都得到了五个主要因素。这五种人格特质如下。

情绪稳定性或神经质(neuroticism):焦虑,敌对,压抑,自我意识,冲动,脆弱。

外倾性或内外向(extraversion):热情,社交,果断,活跃,冒险,乐观。

开放性或智慧(openness 或 intellect):想象,审美,情感丰富,求异,智能。

宜人性或接纳度(agreeableness):信任,直率,利他,依从,谦虚,移情。

责任心或谨慎性(conscientiousness):胜任,条理,尽职,成就,自律,谨慎。

人格五因素模型虽然还有许多需要进一步探讨的问题,还需要有更多的证据,但它推动了特质心理学的研究,使其又一次成为研究的热点,呈现出一派生机勃勃的景象。

## 四、人格测评

研究者在提出不同人格理论的基础上,发展了和人格理论相对应的人格测评方法。人格测评是把一些问题以交谈或文字、图形等形式呈现给个体，通过个体的回答间接判断其人格的方法。人格测评是帮助研究者了解人格本质和人格结构的重要手段，也是职业咨询、医疗诊治、人事甄选等均可采用的重要工具。现有的人格测评技术有很多种，大致来说，可以分为三大类：观察法、测验法和投射法。

（一）观察法

观察法是了解个体人格的最简单易行的方法。这种方法可以在自然情境中进行，也可以在实验室的人为情境中进行。在观察过程中，观察者可以与被观察者进行直接的接触，也可以在被观察者毫无觉察的情况下与其进行间接接触。如，中小学校的班主任老师经常在班会、班级活动中有意识地观察每位学生的行为表现，以了解不同学生的人格特征。

（二）测验法

测验法是在标准化的技术条件下，对个体行为和内部心理变化进行探察和鉴别的方法。测验法的主要形式为自陈量表法，是以纸笔测验的方式，由个体对自己的人格特质予以评价的一种方法。

自陈量表通常都由一系列的问题组成，每一个问题陈述一种行为，要求个体按照自己的真实情形来回答。自陈量表都有指定的回答方式，如"是—否"，"同意—不同意"，或是用一定的评分尺度评定某一情形在多大程度上适合自己。该方法题目内容具体而清楚，因此施测简单，记分方便。常见的自陈量表有如下几种。

1. 爱德华个人偏好量表（EPPS）

爱德华个人偏好量表由美国心理学家爱德华于1953年编制，用以测量美国心理学家莫瑞人格理论中的15种需要和动机。全表共225个题目，其中有15个重复性题目用来测试被考察者的认真程度。每个题目通常包括两个以"我"开头的陈述句，要求被试者从两者中选出其中的一个。

2. 艾森克人格问卷（EPQ）

艾森克个性问卷是由艾森克夫妇编制的一种常用的人格结构自陈问卷。它测量了三个基本的人格纬度：E——内外向；N——神经质；P——精神质。这一量表被大量施测者不断修订，具有较好的信度和效度。

3. 卡特尔16人格测试问卷（16PF）

16PF是由美国的心理学家卡特尔（R. B. Cattell）在综合系统观察法、科学实验法以及因素分析统计法的基础上，经过二三十年的研究确定了16种人格特质的基础上编制而成，适用于16岁以上的成年人（见表5-1）。

表 5-1　卡特尔 16 人格测量

| 人格特质 | 低分特征 | 高分特征 | 人格特质 | 低分特征 | 高分特征 |
| --- | --- | --- | --- | --- | --- |
| 开朗性 | 缄默，孤独 | 乐群，外向 | 怀疑性 | 信赖，随和 | 怀疑，刚愎 |
| 聪慧性 | 迟钝，学识浅薄 | 智慧，富有才识 | 幻想性 | 现实，合乎成规 | 幻想，狂放不羁 |
| 稳定性 | 情绪激动 | 情绪稳定 | 机敏性 | 坦白直率，天真 | 精明能干，世故 |
| 支配性 | 谦虚，顺从 | 好强，固执 | 忧虑性 | 安详沉着，有自信心 | 忧虑抑郁，烦恼多 |
| 兴奋性 | 严肃，谨慎 | 轻松，兴奋 | 实验性 | 保守 | 自由，批评激进 |
| 有恒性 | 权宜，敷衍 | 有恒，负责 | 独立性 | 依赖，随群附众 | 自主，当机立断 |
| 勇敢性 | 畏缩，退怯 | 冒险，敢为 | 自律性 | 矛盾冲突，不明大体 | 知彼知己，自律严谨 |
| 敏感性 | 理智，着重实际 | 敏感，感情用事 | 紧张性 | 心气和平 | 紧张，困扰 |

用 16 种人格因素的测验对个体每个因素的水平进行测定，并用图表表示出个体的人格轮廓。卡特尔认为在每个人身上都具备这 16 种人格特质，只是在不同人身上的表现程度有差异。

4. 大五人格测试问卷（NEO）

大五人格测试问卷建立在大五人格理论的基础上，由美国著名心理学家科斯塔和麦克雷于 1992 年编制。研究者在对人格进行因素分析时，发现了五个人格维度，即大五人格，包括神经质（N）、外倾性（E）、经验开放性（O）、宜人性（A）和责任心（C）。

（三）投射测验

投射测验以人格的精神分析理论为依据，强调人的行为由无意识的内驱力所推动。因此，通过给被试者呈现一些模棱两可的问题，可以反映出其无意识欲望、动机、态度、感情以及性格。测验者可以通过分析这些反应推出受测者的若干人格特性。投射测验分为罗夏墨迹测验、主题统觉测验（TAT）和情境测验。投射测验的优点是对被试者的反应方式没有硬性规定，测验目的有很大的隐蔽性，被试者的反应偏差较小。但是，由于反应内容的评定很难标准化，对测试结果的分析存在着困难。

## 第二节 人格与疾病的关系

人格和健康之间有什么关系？哪些性格容易诱发身体疾病？完善人格是否能有效预防疾病？随着社会的发展和生活水平的提高，人们对身心保健的重视程度不断增加，人格与健康成为当今时代的一个重要话题。

现代医学关于人格与健康关系的研究表明，人格和躯体疾病之间有密切关系，如忙碌、急躁的人易患心脏病；好高骛远、压抑愤怒的人易患高血压病；依赖、压抑敌意、感情受挫的人易患溃疡病……很多躯体疾病的发生都与心理因素有关，这类疾病在医学上被称为心身疾病。因此，了解人格和躯体疾病的关系，一方面为培养健康人格、预防疾病的发生提供了理论基础，另一方面，也为各种心身疾病的心理治疗提供了良好的思路。

### 一、A型人格与冠心病

A型人格是1959年两位美国临床医生弗里德曼和罗森曼（Friedman & Rosenman）首先提出的概念。他们发现，冠心病的发病率并不能完全用高脂肪摄入、高血脂、嗜烟、嗜酒因素来解释，而是与冠心病患者的人格特征有很大关系。冠心病患者大多具有A型人格的行为特征，主要表现为：1. 竞争性的完成倾向。A型人格者竞争性很强，努力向目标奋斗，在他们的努力或实现中没有喜悦感。2. 时间紧迫感。A型人格者有时间紧迫感，认为时间宝贵，不能浪费。3. 愤怒或敌意。A型人格者在面对挫折情境时更容易产生敌意和攻击性。

与A型人格相对应，个体如果相对缺乏A型行为特征，则被称为B型人格。其典型表现是：轻松自在，易满足，缺乏时间观念，待人随和，工作、生活从容不迫等。研究发现，即使在排除其他有关因素后，患冠心病的A型人格者仍然高于B型人格者，并且复发率、死亡率也显著高于B型人格者。

有研究者（Matthews, Glass & Rosenman et al, 1977）在医学研究中发现，无论如何将导致冠心病的生理因素结合在一起考虑，如年龄、性别、高胆固醇、吸烟、糖尿病、父母患病史、肥胖症等因素，也不能预测到多数新发现的冠心病病例。而A型人格的提出，则有助于解释和预测冠心病的发生，可能比其他预测因素的总和功能都强[1]。

可见，A型人格是冠心病发病和复发的重要因素，对冠心病的发病有着较强的预测作用。具有A型人格的个体要在生活中有意识地调整、改变自己的人格特

---

[1] MATTHEWS K A, GLASS D C, ROSENMAN R H, et al. Competitive drive, pattern A, and coronary heart disease: a further analysis of some data from the Western Collaborative Group Study [J]. Journal of Chronic Diseases, 1977, 30 (8), 489–498.

点，如学会调节情绪，切忌动辄发怒；对工作、学习妥善规划，劳逸结合，顺其自然，降低与人的竞争性和敌意态度，建立和谐的人际关系，可以预防心血管疾病，维护身体健康。

## 二、C型人格与癌症

癌症被称为"20世纪的瘟疫"，世界卫生组织已将其明确划分为一种生活方式疾病。不良的生活方式，如饮食、烟酒、缺乏运动、应激等均是癌症的易感因素。除了这些因素外，美国哈佛大学医学家还发现了一种鲜为人知的癌症性格，即C型人格，也是诱发癌症的重要因素。什么是C型人格呢？

C型人格的表现有：忍辱负重，回避冲突，调和行为，屈从于外界权势，过分抑制负性情绪，过分谦虚，过分依从社会，压抑自己的需求等。对消极情绪的过度抑制，可导致淋巴细胞功能减退，免疫力低下，发生肿瘤。因此，C型人格又被称为"癌症性格"。

一般认为，C型人格及行为可通过降低机体免疫力，减少内脏器官的血流量，产生代谢障碍，损伤DNA自然修复过程，促使原癌基因转变为癌基因，从而诱发癌症的发生。因此，要积极改变C型人格，培养健全的人格和良好的生活方式，学会自控，及时调整内心的压抑和转移痛苦情绪；克服回避矛盾和过分忍耐的缺点，学会自得其乐，增强自信心；及时疏导和发泄自己的委屈和苦恼，达到心理平衡和安慰，及时调整不良情绪；改善环境、减少污染，避免接触生物的、理化的致癌物质，积极治疗慢性疾病，进行综合干预才可能有效地预防癌症。

## 三、D型人格

有关人格与疾病的研究在经历了多年的热潮以后，出现了下降的趋势。主要的原因在于近年来众多的研究导致不一致的结论，但一些人仍坚信，特定的心理特质间的相互作用会比单一变量对健康产生更强的影响。科学的发展要求人们在已有的理论基础上进行更高水平的重新整合，身心关系的研究也开始将这些孤立的、不稳定的人格碎片联合起来，以便构建一种更具整合力的人格结构，从而提高人格对疾病的解释和预测。

1996年，荷兰学者德诺莱特（Denollet）在对冠心病患者的人格研究中提出D型人格概念。D型人格，又可称为"痛苦人格"（distressed personality），指经常体验忧虑、烦躁、易怒、悲观等负性情绪，同时在社会交往中抑制自己表达这些负性情绪的倾向。D型人格包含负性情感（negative affectivity, NA）和社交抑制（social inhibition, SI）两个维度的特质。具有D型人格者主要表现为：1. 缺乏自信心，没有安全感；2. 沉默寡言，待人冷淡；3. 性格孤僻，爱独处，不合群；4. 情感消极，忧伤，容易烦躁不安。

医学研究发现，D型人格中的负性情感和社交抑制两种心理因素同时出现，会给心脏带来破坏作用，而其中一个因素单独出现却不会产生强烈的影响。D型人格是诱发心脏病反复发作的一个危险因素，可以预测情绪应激反应发生率和心脏病复发率。研究者（Denollet, Vaes & Brutsaert, 2000）对319例冠心病患者观察了五年后发现，D型人格者反复发生心绞痛或心肌梗死的几率为52%，而同年龄组非D型人格者的发生率仅12%，差异显著。此外，该研究者（Denollet, 1998）对其他246例冠心病患者观察了6—10年后发现，具有D型人格的患者发生癌症的几率也明显增加。D型人格者癌症的发生率为13%，死亡率为10%，而非D型人格者中癌症的发生率和死亡率均为2%，差异显著。因此，D型人格者性格孤僻，免疫功能降低，老年组动脉粥样硬化发生提前，有患冠心病、心绞痛或心肌梗死的风险；同时，免疫力下降又促使原癌基因转化，增加了肿瘤的发生率。

因此，D型人格者要改变离群独处的生活习惯，积极参加各种群体活动，培养广泛的兴趣和爱好，及时宣泄不良情绪，提升自信，养成乐观开朗的心态，这样有助于预防疾病，保持身心健康。

## 第三节 人格异常与心理治疗

### 一、人格异常的概述

人格异常指人格特征显著偏离正常，即在没有认知和智力障碍的情况下，个体的行为模式超越常规，不能适应正常的社会生活。人格异常有多种分类方法，美国精神医学学会出版的《精神疾病诊断与统计手册》第四版（DSM-IV）依据人格异常的不同表现，将其分为以下三组。

A组——奇特/古怪组（odd or eccentric cluster）：包括偏执型人格异常（paranoid personality disorder）、分裂样型人格异常（schizoid personality disorder）、分裂型人格异常（schizotypal personality disorder）。他们共同的特征是：古怪，奇特，怀疑别人，很难与他人建立良好的人际关系。

B组——表演化/情绪化组（dramatic emotional or erratic cluster）：包括反社会型人格异常（antisocial personality disorder）、边缘型人格异常（borderline personality disorder）、表演型人格异常（histrionic personality disorder）、自恋型人格异常（narcissistic personality disorder），其核心特征是不适当的或极端的行为，很难遵守社会规范。

C组——焦虑/恐怖组（anxious or fearful cluster）：包括回避型人格异常（avoidant personality disorder）、依赖型人格异常（dependent personality disorder）、强迫型人格异常（obsessive compulsive personality disorder）、被动攻击型人格异常（passive-aggressive personality disorder），其核心特征是过度担忧和焦虑，表现出

压抑情感的倾向,非常关注道德规范。

另外,还有一些人格异常不属于前面三种类型,属于其他人格异常类型,如被动攻击型人格异常(passive-aggressive personality disorder)、抑郁型人格异常(depressive personality disorder)。这些人格异常类型需要进一步进行研究和探索。

人格异常一般形成于早年,一旦形成后便相对稳定。人格异常者对自己的人格偏离自知力较差,看问题主观片面,主动求医者甚少。对于不同类型的人格异常,目前还没有非常有效的治疗方法,精神科医生一般采取药物治疗、心理治疗和精神外科治疗三种方法相结合的策略。药物治疗主要是针对某些症状或明显的行为障碍进行治疗,如敌意、易激惹、冲动性、攻击性等。使用的药物有抗焦虑剂、抗精神病药、兴奋剂、抗抑郁剂等。心理治疗经常结合药物治疗使用,如通过个体心理咨询或参加治疗性团体活动达到控制和改变异常的行为等,心理治疗要根据不同的人格异常类型使用不同的治疗方法。对于精神外科手术的治疗方法,由于技术不成熟,目前人格异常治疗中已经不再使用,而是采用药物治疗和心理治疗结合的方法。

## 二、人格异常的具体类型

根据《精神疾病诊断统计手册》第四版的分类,下文对各种人格异常的类型及心理治疗方法进行简单阐述[1][2][3]。

### (一)偏执型人格异常

1. 诊断

偏执型人格又称妄想型人格,其突出特点是对他人极度地怀疑和不信任,将他人的动机理解为恶意的。流行病学研究报告在普通人群中偏执型人格异常患病率是0.5%—2.5%,在精神病院住的人群中是10%—30%。这些个体患重症抑郁、强迫冲动性障碍、广场恐怖、物质滥用或依赖的风险增加。

医生在诊断中,排除由躯体疾病导致的下列反应或由精神分裂症、精神病性症状的心境障碍等疾病导致的症状外,一般出现下列行为中的四项(或以上)则可以确诊为偏执型人格异常。

(1)没有充分的根据却怀疑被他人利用、伤害或欺骗。

(2)未经证实而怀疑朋友或同事的忠实性和可靠性。

(3)没有确凿的理由,却害怕他人会利用某些信息来恶意地反对自己,因此不愿意信任别人。

---

[1] 王以仁,等. 教师心理卫生 [M]. 广州:世界图书出版公司,2003:182 - 197.

[2] 俞国良,宋振韶. 现代教师心理健康教育 [M]. 北京:教育科学出版社,2008:98 - 106.

[3] 童俊. 人格障碍的心理咨询与治疗 [M]. 北京:北京大学医学出版社,2008:250 - 384.

（4）从他人善意的谈论或事件中，发现贬低或威胁的意义。

（5）对他人的侮辱、伤害或轻视持久地心怀怨恨或记仇。

（6）容易感到被他人侵犯而产生快速的愤怒反应或反击。

（7）反复、没有根据地怀疑配偶或性伴侣的忠诚。

2. 治疗

偏执型人格异常者很少自己求医，对别人极度不信任，药物治疗可能会引起个体的怀疑，导致治疗中断。因此，以心理治疗为主，仅仅在严重的症状出现时才使用药物。治疗的重点可以在以来访者为中心的前提下，接纳、支持、帮助个体了解自己，改变认知，克服敏感、固执及不安全感等人格缺陷。

（1）建立良好的治疗关系。逐渐培养个体对治疗师的信任，产生主动改变的愿望。

（2）改变认知。对个体的偏执性思维进行辩驳和求证，让个体认识到自己的非理性信念。根据埃利斯的理性情绪疗法，要求个体每天坚持记录自己的非理性信念，并经过辩驳写出理性的信念，不断提高自我觉察的意识和能力。

（3）消除敌意。通过自我提醒和警告的方法，随时监控自己在与人交往时是否出现了敌意思维方式，并记录下来进行分析。尝试用真诚和尊重去表达自己的情绪，对他人的帮助表示感恩，学会宽恕他人对自己的冒犯，逐渐改变怀疑他人的习惯。

（4）与人交往。鼓励个体参加各种社交活动，帮助个体掌握一些人际交往的原则和方法，并针对个体交往中的问题进行分析，不断提高交往水平，消除个体的敌意态度，增强安全感。

（二）分裂样型人格异常

1. 诊断

分裂样型人格异常是以社会隔绝和情感疏远为特征的人格异常。这类人格从成年早期开始，主要表现为内向、退缩、孤独和疏离感。个体的思维迟缓，不善于表达，讲话速度缓慢，对外界少有情绪反应。

医生在诊断中，排除由躯体疾病导致的下列反应或由精神分裂症、精神病性症状的心境障碍、全面发育障碍等疾病导致的症状外，一般出现下列行为中的四项（或以上）则可以确诊为分裂样型人格异常。

（1）没有与他人（包括家庭成员）建立亲密的人际关系的愿望，也无法从中感到快乐。

（2）几乎总是单独活动。

（3）极少对他人表现出性的欲望。

（4）几乎对任何活动不感兴趣。

（5）除了近亲外，没有亲密的朋友或知己。

（6）对他人的赞美或批评都无动于衷。

（7）情绪冷淡、漠然，情感体验肤浅。

2. 治疗

分裂样人格异常最显著的特征就是不愿意与人交往，因此个体可能不主动寻求治疗。所以，心理治疗中要逐渐消除个体的阻抗，在建立良好的咨询关系基础上，进行心理调适。

（1）建立良好的咨询关系，鼓励个体表达对接受资料的复杂感受。

（2）提高认知能力，帮助个体了解到脱离人群的危害，对其非理性的思维进行评估，确立积极的人生目标，让个体对生活充满信心。

（3）扩大交往范围，参加社会实践活动。治疗师可通过角色扮演的方式对个体进行人际交往训练，帮助个体觉察人际交往中自己的情绪感受，并对其努力给予正反馈和强化，提高其人际交往能力和自信心。

（三）分裂型人格异常

1. 诊断

分裂型人格异常主要表现为疏离社会、情感淡漠，思维、知觉古怪，同时具有分裂样人格异常孤僻和情感淡漠的特点。医生在诊断中，排除由精神分裂症、精神病性症状的心境障碍、全面发育障碍等疾病导致的症状外，一般出现下列行为中的五项（或以上）则可以确诊为分裂型人格异常。

（1）关系意念（不包括关系妄想）。

（2）奇特的信念或魔法思想，有与文化背景不一致的行为（如：迷信，相信"千里眼"、心灵感应或"第六感觉"）。

（3）不寻常的知觉体验，包括躯体错觉。

（4）猜疑或偏执观念。

（5）情感表达不当，或表现出有限的情感。

（6）行为或外表奇特、古怪或特殊。

（7）除了近亲外，没有亲密的朋友或知己。

（8）过度的社会焦虑，增加熟悉性也不能缓解，这种感受更多与幻想的恐惧相关联，而不是由负面的自我评价引起。

2. 治疗

与"分裂样型人格异常"的治疗方法相同。

（四）反社会型人格异常

1. 诊断

反社会型人格异常，又称悖德型人格异常或违纪型人格异常。该类人格异常者一般表现为不守纪律，道德败坏，性情多变，时常在冲动的支配下做出一些违法乱纪的事情。在罪行特别严重、作案手段残酷、犯罪情节恶劣的罪犯中，有相当比例属于反社会型人格异常。反社会型人格异常多见于年轻人、城市和低收入阶层。在有些特殊人群中，如物质滥用者、罪犯，其异常率可高达75%—80%。许多人在40岁后犯罪行为减少，但有些人则终身存在这种行为。

要确诊为反社会型人格异常，个体年龄须在18岁以上，排除患有精神分裂症或躁狂症，并且在15岁以前至少表现出以下行为中的三项（或以上）。

（1）不遵守合法行为的社会规范，如偷窃、破坏他人财产等，多次做出可被逮捕的行为。

（2）欺骗性。为了个人利益和享乐而经常说谎，或使用假名，或诈骗他人。

（3）冲动性强，做事无计划。

（4）易激怒且有攻击性，表现为经常斗殴或袭击他人。

（5）行事鲁莽，无视自己或他人的安危。

（6）一贯不负责任，表现为经常不履行工作职责或经济义务。

（7）无悔罪感，表现为伤害、虐待或偷盗他人后感到无所谓，或给予合理化的解释。

2. 治疗

反社会型人格异常由于对社会具有危害性，很多研究者对其都非常关注。研究者认为，导致该人格异常的主要原因之一在于早期的环境和家庭因素。童年遭遇创伤性事件，如父母离异、亲人去世、家庭暴力、被遗弃等，都会影响个体的人格发展。目前对该类型的人格异常进行治疗，多数采用镇静剂和抗精神类药物进行控制，同时进行心理治疗。

（1）建立良好的关系，帮助个体提高认识。使人格异常者了解自己行为对社会的危害，提升他们的责任感。

（2）提高法律意识和道德意识，可利用角色扮演、社会实践等方法对其进行意志力训练，增强其控制自己冲动行为的能力。对于个体点滴的进步给予奖励，对个体的行为进行正强化。

（3）对于严重的反社会行为，可以采用行为疗法。通过强制性惩罚，对个体的不良行为进行负强化，以减少反社会行为。

（4）对于个别威胁到家庭与社会安全的反社会型人格异常者，可送到工读学校或劳动教养机构，通过强制性的行为约束，建立新的行为方式，以矫正不良的人格。

（五）边缘型人格异常

1. 诊断

边缘型人格异常是介于神经症和精神病之间的复杂而严重的精神障碍，其核心特征是人际关系、自我形象和情绪不稳定，并伴有明显的冲动行为。根据流行病学调查，美国的边缘型人格异常的患病率是1%—2%，女性多于男性，约有

10%的患者会自杀①。

一般说来，满足以下条件中的五项（或以上），就有可能被诊断为边缘型人格异常。

（1）疯狂地努力以避免真实或想象中的被抛弃（不包括第5项中的自杀或自伤）。

（2）不稳定且紧张的人际关系模式，表现为在理想化和贬低这两个极端之间变化。

（3）身份认同紊乱：自我形象或自我意识出现明显的、持续的不稳定（不包括正常的青春期时的不确定性）。

（4）在对自己有潜在危害的方面，至少对两个有冲动性，例如：花钱、性、药物滥用、飙车、暴饮暴食等（不含自杀、自伤行为）。

（5）反复的自杀行为、自杀姿态或自杀威胁，或是自伤行为。

（6）情绪不稳定或反应性过高，情绪会突然间摇摆不定。个体可体验到强烈的抑郁、易激惹或焦虑，通常持续数小时且极少超过数天。

（7）长期的空虚感。

（8）不当的强烈愤怒或难以控制愤怒，如频繁发脾气、不断地生气、斗殴成性。

（9）短暂的、与应激相关的偏执观念或严重的分离性症状。

2. 治疗

目前的治疗方法有精神分析、人际关系治疗、行为治疗、认知治疗。无论采用哪种方法，第一，要建立良好的咨访关系，给予个体情感支持。第二，理解、接纳个体，消除其因不良情绪及行为产生的过度羞耻感，鼓励个体增加适宜的行为，减少物质滥用、斗殴等不良行为。第三，将小组治疗和个体治疗相结合。一般先对个体进行个别治疗，然后鼓励其参与集体小组，在具有良好支持性功能的小组中，使个体形成良好的人际关系。

（六）表演型人格异常

1. 诊断

表演型人格异常也可称为癔病型人格异常，很多特征和边缘型人格异常相同，包括迅速的情绪变化和强烈、不稳定的人际关系。然而，和边缘型人格异常不同的是，表演型人格异常者通常以过分的感情用事或夸张言行吸引他人的注意，以成为人们注意的焦点。个体在被诊断为表演型人格异常时，必须符合以下项目中的五项（或以上）。

---

① 童俊. 人格障碍的心理咨询与治疗［M］. 北京：北京大学医学出版社，2008：269.

(1) 在某情境中，如果不是被注意的焦点则感到不舒服。
(2) 在与他人互动中常表露出性暗示或挑逗行为。
(3) 表情转换迅速，情感体验肤浅。
(4) 经常利用外貌来引起他人的关注。
(5) 说话喜欢夸大其词，具体的真实细节却难以核对。
(6) 表现出戏剧化的、夸张的表情。
(7) 受暗示性强，很容易受到他人或环境的影响。
(8) 过高估计与人关系的亲密程度。

2. 治疗

表演型人格异常可以从以下几个方面来治疗。

第一，在建立关系的基础上，帮助个体认识到自己不恰当的情感表现，使其认识到过度反应的情绪如何影响人际交往，帮助个体学会管理情绪。

第二，帮助个体意识到自己不恰当的社交反应及对交往对象的影响，以角色扮演、写日记等方式提高其人际交往能力，改变其以自我为中心的同时，对其情绪或社交困难给予支持和共情，对其努力和成功给予正反馈和强化。

第三，通过认知矫正，帮助个体识别对外表的信念偏差及过度关注，并觉察自己对年老色衰的恐惧和担忧，鼓励个体将关注从外表转移到发展其内在资源上来，帮助个体自我监控以努力实现期望目标。

（七）自恋型人格异常

1. 诊断

自恋型人格异常者常表现为一种夸大的幻想或行为，需要别人赞扬，并缺乏对他人的理解和共情。对于自恋型人格异常的诊断标准并没有完全取得一致，一般认为至少要符合以下条件中的五项（或以上）才可诊断为自恋型人格。

(1) 过分自高自大。
(2) 一心幻想无限的成功、权利、才华、美貌或理想的爱情。
(3) 相信自己是"特殊的"和独特的，只有那些特殊的或社会地位高的人（机构）才能理解自己，与自己交往。
(4) 渴望得到过分的赞美。
(5) 有一种权利感，即认为自己应享有特殊的优待或别人没有的特权。
(6) 喜欢利用他人，为了达到自己的目的可以伤害他人。
(7) 缺乏共情能力，不愿认识或认同他人的感受或需要。
(8) 嫉妒心强，或认为他人嫉妒自己。
(9) 表现出自高自大、傲慢的行为或态度。

2. 治疗

自恋型人格的最主要特征是以自我为中心，而人生中最以自我为中心的阶段是婴儿时期。可见，自恋型人格异常者的行为实际上退化到了婴儿期。因此，在心理治疗中，首先要理解那些退化的行为。让个体认识到自己的行为属于童年的幼稚行为后，督促个体改掉以前的心理和行为模式。此外，还要学会去爱别人。要帮助个体意识到，自恋型的爱就像是幼儿的不成熟的爱，成熟的爱必须要付出，通过付出关心和爱，改变自我中心的心理和行为模式，减轻相关症状。

（八）回避型人格异常

1. 诊断

回避型人格异常者对他人的负面评价、拒绝或忽视表现出明显的焦虑、紧张感。个体希望被他人接受，对于拒绝和批评十分敏感，习惯性地夸大潜在危险而产生回避社会交往的倾向。根据临床诊断标准，符合以下四项（或以上）即可被诊断为回避型人格异常。

（1）由于害怕他人的批评、否定或拒绝，而回避一些与人接触较多的活动。

（2）除非确信受欢迎，一般不愿与人打交道。

（3）因为害羞或怕被嘲弄，对亲密关系表现拘谨。

（4）在社交情境中总担心被批评或拒绝。

（5）因感到能力不足，在新的社交场合表现抑制。

（6）认为自己社交能力差，不受欢迎或低人一等。

（7）认为可能会引起尴尬，通常不愿冒个人风险参加新的活动。

2. 治疗

回避型人格异常形成的最重要的原因是自卑。因此，首先要消除自卑感，帮助个体正确认识自己，提高自我评价。然后，提高个体的人际交往能力。咨询师可以利用直接指导、角色扮演、行为塑造、自信训练等方法，对个体进行人际交往训练，并和个体一起就交往中的问题进行分析，以提高其社交技能。对于一些回避的行为症状，也可以使用暴露、冲击疗法和系统脱敏法进行干预。最后，小组治疗对回避型人格有着特殊的效果，要鼓励个体参加小组治疗，以减轻社交困扰、增强社交技能。

（九）依赖型人格异常

1. 诊断

依赖型人格异常的特征就是对他人有强烈的依赖，特别需要亲密的关系，害怕离开别人；在人际交往中缺乏自信，依附、顺从他人；做事情犹豫不决，希望他人为自己作决定等。根据临床诊断标准，只要出现以下症状中的五项（或以上），就可以诊断为依赖型人格异常。

（1）如果没有别人充分的建议和保证，很难作出日常决定。

（2）需要别人为自己重大的事情承担责任。

（3）因为害怕失去别人的支持或赞同，难以表达不同意见（不包括真正的害怕报复)。

(4) 很难独立地提出计划或做某些事情，因为对自己的能力和判断力缺乏信心，而不是缺乏动机或精力。

(5) 为了获得别人的培养和支持，甚至甘愿做自己不愿做的事情。

(6) 因为过度害怕不能自我照顾，独处时感到不舒服或无助。

(7) 一段亲密关系结束时，迫切地寻找另一个关系来照顾和支持。

(8) 经常不现实地害怕被抛弃而无人照顾。

2. 治疗

对于依赖型人格异常，治疗的目标是增强个体的自尊，增强自信，降低对负性评价的敏感度。首先，咨询师要和来访者建立信任的关系。在治疗的初始阶段，允许个体将依赖移情于咨询师。鼓励个体表达自己真实的感受和愿望，学习处理焦虑等负性情绪。给个体鼓励和支持，增强其自信和独立性。然后，采用认知疗法，帮助个体识别负性的非理性思维，提高其自我认识能力，改善自我价值感。也可利用暴露疗法、社交训练和系统脱敏等行为治疗方法，通过想象或真实的社交实践，设置不同层次的刺激情境，矫正个体的不良行为习惯，有效降低其焦虑水平。最后，鼓励个体参加小组治疗，使其从团体的社会支持中获得信心和安全感。

(十) 强迫型人格异常

1. 诊断

强迫型人格异常是一种在精神科门诊比较常见的人格异常类型，主要表现为过分谨小慎微，对自己要求过于严格，有完美主义倾向，内心时常有不安全感等。强迫型人格异常的症状开始于成人早期，男性的比例要比女性高出两倍。满足以下症状中的五项（或以上），就可以被诊断为强迫型人格异常。

(1) 做事专注于细节、规则、条目、次序、组织或时间表，以致忽略了活动的主要方面。

(2) 做事要求完美，以至于影响了任务的完成（如，因为不符合自己的过于严格的标准而不能完成一项计划）。

(3) 过分地投身于工作和追求成效，以至于顾不上业余活动和与朋友交往（不是由于明显的经济原因）。

(4) 对有关道德、伦理或价值观等事情过分认真，谨慎和固执（不能用文化或宗教认同来解释）。

(5) 不愿丢弃旧东西或已无价值的物品，即使这些物品已经没有情感纪念价值。

(6) 不愿将任务委托他人或与别人共同工作，除非他们精确地按照自己的方式行事。

(7) 对人对己花钱都十分吝啬，把金钱看做可以储备起来以防灾的东西。

(8) 行为僵化和固执。

2. 治疗

强迫型人格异常的形成主要是后天教育环境的影响。父母管教过于严厉、苛刻，要求子女严格遵守规范、尽善尽美，都可能导致子女发生强迫型人格异常。对于强迫型人格异常，比较有效的方法是认知行为疗法。

第一，改变个体的非理性认知，通过和个体讨论、分析、辩驳这些非理性信念，建立理性的思维方式。第二，帮助个体拥有"顺其自然"的心态，不要每天为抑制强迫性行为和思维而困扰，而是主动地去做自己该做的事情。第三，帮助个体了解强迫性行为或思维对其带来的消极影响，使其更愿意配合治疗。可采用行为治疗中的暴露、系统脱敏、示范法等技术，帮助个体克服原来的不良行为反应，消除个体的焦虑情绪。

## 第四节 塑造健康人格

随着健康心理学的发展，研究者对人格的研究已经从关注"人格问题"转移到"塑造健康人格"的方向上来。拥有健康的人格，不仅能够充分发挥自己的潜能和价值，还能拥有良好的人际关系、维持内心的和谐、体验到幸福感，也能为周围的人带来快乐。因此，塑造健康的人格是教育的核心，不仅关系到人们的身心健康，也关系到社会的发展和进步。那么，健康的人格有哪些特征？如何塑造健康的人格呢？

### 一、健康人格的标准

健康人格是指各种良好的人格特征在个体身上的集中体现。具有健康人格的人，其人格结构中的各种成分和特质都得到健康、全面、和谐、均衡发展，有正确的自我意识、良好的社会适应能力、良好的情绪管理能力、和谐的人际关系以及乐观向上的生活态度。

严格地说，健康的人格并没有统一的标准，不同研究者的观点不同。罗杰斯把健康人格者看做是为美好生活而奋斗的人，是"功能完善的人"；奥尔波特认为，具有健康人格的人是"成熟的人"；弗洛姆认为人格健康的人是有"创造性的人"；弗兰克认为健康人格者是"超越自我的人"；皮尔斯认为健康人格就是"此时此刻"的人；马斯洛认为健康人格就是"自我实现的人"。从目前心理学的研究来看，人本主义心理学家马斯洛提出的"自我实现的人"的标准很值得借鉴。马斯洛认为，具有健康人格的人（自我实现者）拥有以下15种共同的人格特质（详见第二章）：客观地认识现实；悦纳自己、他人与周围世界；自然、坦率和真实；以问题为中心，而不是以自我为中心；具有超然于世的品质和独处的需要；对自然条件和文化环境的自主性；经久不衰的欣赏热情；常有高峰体验；对人类的认同与关爱；深厚的友谊；具有民主风范；具有强烈的道德感；富有哲理和高度的幽默感；富于创造性；对现有文化具有批判精神。

我国研究者高玉祥认为，健全人格的特点有：第一，内部心理和谐发展；第二，能正确处理人际关系，发展稳定的友谊；第三，能把自己的智慧和能力有效运用到可获得成功的工作和事业上。

马斯洛和我国研究者的人格健康标准为塑造健康的人格提供了比较良好的范式。我们可以以此为参照，不断地培养、塑造自己积极的性格、良好的自我意识、和谐的人际关系，让自己成为一个人格健康、不断自我实现的人。

**二、健康人格的塑造**

健康的人格是心理健康的基础。人格在形成和发展过程中要受到遗传和环境因素的影响，人们无法改变自己的遗传基因，却可以营造积极的环境氛围，培养自己良好的性格、坚强的意志、远大的理想，积极的世界观和人生观等，塑造健康的人格。

（一）确定人生目标，树立积极态度

有位智者说过："即使是最弱小的生命，一旦把全部精力集中到一个目标上也会有所成就，而最强大的生命如果把精力分散开来，最后也将一事无成。水珠不断地滴下来，可以把最坚固的岩石滴穿；湍急的河流一路滔滔地流淌过去，身后却没有留下任何痕迹。"可见，人只有在明确的人生目标指导下生活，才会明确自己的价值和人生的意义，从而珍惜每一天。目标属于人格系统中的动力结构，在目标的指导下制定详细的计划，并全力以赴地向着目标前进，才能让人不断进取，成为一个自我实现的人。怎样才能确定可行的人生目标呢？

确定人生目标就是在主要的生活领域，如家庭生活、社交生活、职业生活、业余生活、个人感情生活、健康六个方面，以对自己负责的态度思考以下的问题：

1. 生命中最重要的事情是什么？如果生命还剩下几天，自己最想做的是什么？
2. 退休后，最想做的工作是什么？
3. 生命中最重要的人是谁？
4. 对自己的健康状况是否满意？
5. 最想改变什么？最想保留什么？

在思考以上问题的基础上，确定自己在不同领域的人生目标，要考虑到目标的可行性，并将长远的生活目标分解为中期、近期的目标。让这些目标成为人自我实现的灯塔。

在实现目标的过程中，保持乐观自信的生活态度，也是人格不断完善的基本动力。乐观的人常常看到生活中的积极因素，对前途充满希望和信心，对自己从事的事情怀有浓厚的兴趣，即使遇到挫折和困境，乐观自信的人也能勇敢面对，并解决问题。因此，在目标和态度的影响下，人格得以健康发展。

（二）客观认识自我，接纳自我

自我意识是个体对自己各方面的认识，是人格结构中自我调控系统的核心，包含自我认知、自我体验、自我控制三个子系统，表现为认知的、情绪的、意志的三种形式，共同构成人格结构中的自我调节系统，促进人格的和谐、完整和统一。健全的自我意识对个体的成长至关重要，它在人格的形成、发展和优化中，始终发挥着强大的动力作用。

1. 自我认知

人从婴儿时期自我意识出现的那一天起，就可以逐步地认识自我，用一定的价值观进行自我评价，确立自我价值。当肯定自我价值时，会产生自信、自尊等情绪体验，相反，如果否定自我价值时，会产生自卑、自责、自我厌恶、自我拒绝等体验。因此，个体要学习客观地认识自己，了解自己身体的各方面条件和状况；了解自己的兴趣、爱好、情绪、性格、能力等心理特点；了解自己在人际交往中的位置、作用、角色等。在自我认识的过程中，既看到自己的优势，又看到自己的不足。个体要分析哪些不足是可以通过努力弥补的，这些不足正好为自己提供了提升的空间；哪些不足属于先天的限制，要愉快地接纳自己的局限。能够客观认识自我并悦纳自我的人才是具有健康人格的人。

2. 自我体验

个体在自我认识的基础上会形成对自己的情绪体验，如自尊、自信、自卑、自爱等。苏格兰哲学家卡莱尔曾说过："自卑和自我怀疑是人类最难征服的弱点。"人并不是天生就有自信的，而是客观的自我评价，长期的自我肯定、自我激励以及积极主动地接受外界消极评价的结果。荷兰哲学家斯宾诺莎认为："由于痛苦而将自己看得太低就是自卑。"因此，个体要积极悦纳自己的不足，欣赏自己的长处，给自己积极的心理暗示，当理想受挫时要调整现实自我与理想自我之间的差距，制定可行的理想和目标，不断提升自己的自信。

3. 自我控制

自我控制指个体对自己的调控。自我控制是健康人格的重要因素，也是取得成功的必要条件，自觉、坚忍、果断、自制等优良的意志品质是人格塑造的目标之一。自我控制不是与生俱来的，需要从小养成良好的行为习惯，最后将习惯内化为自己的人格品质。自我控制还需要培养坚强的意志，培养应对挫折的能力，提高心理弹性，学会当机立断、处事果断，在克服困难的过程中体验自信与成长的快乐。怎样磨炼自己的意志呢？首先，个体要有锻炼自己意志的意识。在学习、工作和生活中，主动寻找机会锻炼自己；其次，可以把生活中的每一次挑战作为考验和锻炼意志的机会，每一次成功应对挑战的过程，就是个体自我成长、人格完善的过程。

（三）建立和谐的人际关系

美国的精神分析理论家沙利文（Harry Stack Sullivan，1892—1949）认为，人格是个体在与人相处的社会情景中经常表现出来的生活方式，是人际关系相对持久的模式。人际关系是人格形成和发展的基础。人格健康的人乐于和他人交往，常常以诚恳、公平、谦虚、宽容的态度对待他人；与人相处时，尊敬、信任等正面态度多于嫉妒、怀疑等负面态度，能有效处理人际中的矛盾和冲突。因此，个体要积极进行人际交往，以尊重、真诚、平等、欣赏、愿意付出、宽容等态度对待他人，在交往中不断提升自己的能力，同时赢得他人的关爱、尊重和信任，提高自我价值感和自信，形成健康的人格。

（四）提高情绪管理能力

情绪标志着人格的成熟程度。人格健康的人情绪反应适度，具有调节和控制情绪的能力，经常保持愉快、满意、开朗的心境，并富有幽默感。在人际交往过程中，与人发生矛盾和冲突时，能用理智调控冲动，尽量避免自己的愤怒情绪当场发作，对他人的冲动情绪不要立刻反应，而是等到双方都冷静下来以后，再合理表达自己的情绪，心平气和地去协商解决问题。学会如何调整过强或过久的正性情绪，合理地宣泄、转移及升华不良的负性情绪，是情绪管理的重要内容，也是通向健全人格之路的重要因素。

（五）丰富知识，优化人格

高尔基说过，人的知识愈广，人的本身也愈臻完善。学习知识、增长智慧的过程也是人格优化的过程。培根就不同类型的知识对人格的影响进行了详细的阐述："读史使人明智，读诗使人灵秀，数学使人周密，科学使人深刻，伦理学使人庄重，逻辑修辞之学使人善辩，凡有所学，皆成性格。"可见，知识对人格有着潜移默化的作用。个体在学习知识的过程中，可以培养良好的思维品质，提高独立分析问题和解决问题的能力，激发人的创造力，不断将知识内化为自己的学识和能力，最大限度地开发自己的潜能，以满足自我实现的需要。因此，个体要充分利用时间，用学习知识来充实自己的生活。培养广泛的兴趣爱好，不断开拓视野，不断开发智力，提高能力，有助于个体积极适应社会各方面的变化，提高自信和自我效能感，在多个领域实现自我。

（六）完善性格

"播种行为，收获习惯；播种习惯，收获性格；播种性格，收获命运。"性格是人格结构的重要组成部分，它决定了个体的行为模式，也就决定了个体的命运。因此，塑造健康人格，实现自我完善，需要克服不良的性格，不断优化，才能以积极的心态应对人生的各种挑战，成为一个自我实现的人。

欲完善自己的性格，个体首先要认识自己的性格。自己是内向还是外向？封闭还是开朗？自卑还是自信？勤劳还是懒惰？金无足赤，人无完人。每个人的性格特征中都有好的因素，也有不良的特征。通过自我认识，找到性格中的长处和缺陷。对于性格中的长处继续发扬，对于缺点可以努力去改变。性格是在后天的环境和教育中形成的，是可以重新塑造的。每个人都是自己性格的塑造者，既然能形成消极的性格，也可以重塑积极的性格。优化性格可以从以下几个方面进行。

首先，改变偏差认知。由于受不良环境的影响，具有心胸狭隘、多疑、冷漠等性格的人多对世界存在偏差认知，如认为坏人多、好人少，没有人值得信任等。这些偏差认知会影响个体与他人的交往模式，对他人总存在提防心理。因此，个体要有意识地纠正自己的认知偏差，客观理性地看待问题。

其次，有意识地锻炼自己。个体找到自己的不良性格因素后，可以通过制定性格改变目标，然后参与到人际交往中去，从实践中逐渐改变自己。在人际交往中要注意互敬、互爱、互谅、互让、善意评价他人，主动帮助他人，在此过程中体验人与人之间的真情和温暖，纠正不良认知，逐渐改变自己的不良性格。

另外，不断提高自己的文化素养也是改变性格的方法之一。"腹有诗书气自华"，读书不仅可以潜移默化地影响个体的气质，还可以通过学习，不断提高自己的文化水平和道德素养，开阔心胸，塑造和谐的性格。

综上所述，人格健全的过程就是心理健康和心理成熟的过程。个体要明确自己人格优化的目标，并根据自己的特点选择适合自己人格完善的方式，努力去健全自己的人格，从而拥有健康幸福的人生。

## 【建议参考资料】

1. 傅文青. 人格心理学［M］. 北京：人民卫生出版社，2007.
2. 顾瑜琦，张颖. 健康心理学［M］. 北京：中国医药科技出版社，2006.
3. 童俊. 人格障碍的心理咨询与治疗［M］. 北京：北京大学医学出版社，2008.
4. 许燕. 实用心理学［M］. 北京：中央广播电视大学出版社，2007.
5. 俞国良，宋振韶. 现代教师心理健康教育［M］. 北京：教育科学出版社，2008.

## 【问题与思考】

1. 影响人格形成和发展的因素有哪些？
2. 不同类型的人格和疾病有什么关系？
3. 健康人格的特征有哪些？
4. 谈谈自己的成长环境和父母的教养方式对自己现在的人格特征有哪些影响。
5. 你的人格中有哪些需要改善的地方？请写出一份适合自己的人格优化方案和具体施行计划。

# 第六章　人际关系与健康

【本章提要】

人际关系主要是指个体与个体之间通过相互交往和作用而形成的一种心理关系，对个体的心理健康有着极其重要的影响。本章介绍了人际关系的建立过程、影响人际关系的因素，以及人际关系对身心健康的影响等内容，详细阐述了人际交往的相关理论及人际交往的原则；对人际交往中常出现的心理问题进行了分析，并提出了应对方法；最后，本章就如何提高人际交往能力，建立和谐人际关系进行了重点阐述和分析。

【学习重点】

1. 了解人际关系的基本概念。
2. 了解人际关系对身心健康的影响。
3. 领会人际关系的理论及人际交往的原则。
4. 了解人际交往中常见的心理问题。
5. 掌握提高人际交往能力的技能。

【重要术语】

人际吸引　人际交往　社会交换理论　PAC 理论　自我价值保护　自我界限

古希腊哲学家亚里士多德曾经说过："一个生活在社会之外的人，不与人发生任何关系，不是动物就是神。"人们只要在社会上生存和发展，就不可能不和他人进行社会交往，形成各种人际关系。良好的人际关系是保障个体身心健康成长的基本条件，也是个体拥有健康人格，不断走向自我实现的前提。了解和掌握人际关系的相关知识，学习人际沟通的方法，提高人际交往能力，有助于个体以积极的人生态度学习、工作和生活，激发个体内在潜能，不断提高个体身心健康水平。

## 第一节　人际关系对身心健康的影响

人际关系是社会交往的结果，是人们无法回避的一种重要的社会关系。人际关系的好坏对于个人的身心健康和事业发展都具有重要影响。

## 一、人际关系的概述

（一）人际关系的界定

人际关系（interpersonal relation）主要是指个体与个体之间通过相互交往和作用而形成的一种心理关系，其实质是人与人之间的心理距离。人际关系具有以下特点。

1. 人际关系是个体与个体之间思维和行为互动的关系。人际关系是在个体的思维和行为互动过程中发展起来的，如传递、反馈信息等思维互动，帮助、合作等行为互动等，互动密切了人与人之间的关系。另一方面，虽然人际关系没有脱离开社会关系，但并不完全等同于社会关系。

2. 人际关系带有浓厚的情感色彩。情感是人际关系的主要成分，不同的人际关系会引起不同的情感体验。

（二）人际关系的类型

按照不同的分类，人际关系可有多种类型，以下主要介绍两种。

1. 按照人际关系的媒介不同，可以分为血缘关系、地缘关系、业缘关系和趣缘关系。

血缘关系泛指血缘和姻缘联系而形成的人际关系，如亲子关系、夫妻关系、婆媳关系等；地缘关系是因为人们共同的生活空间而形成的人际关系，如老乡、邻居、校友等；业缘关系指人们在职业、行业、事业基础上建立的人际关系，如师生关系、同事关系等；趣缘关系指人们在社会生活中因情趣相投建立的人际关系，如棋友、球友等。

2. 美国心理学家雷维奇（P. Lewicki）将人际关系分为八种类型：主从型、合作型、竞争型、主从—竞争型、主从—合作型、竞争—合作型、主从—合作—竞争型、无规则型。

主从型人际关系指人际交往的双方，一方喜欢支配别人，另一方喜欢服从支配，则构成主从型人际关系；竞争型人际关系指双方为了各自的目标而互相竞争、互相排斥；合作型人际关系指交往的双方为了达到共同的目标而达到相互配合、互相忍让的人际关系。

（三）人际关系的建立过程

1. 定向阶段。定向阶段包含着对交往对象的注意、选择和初步沟通等多方面的心理活动。每天都有很多与我们擦肩而过的人，但并非所有的人我们都会与之交往，形成人际关系。只有那些能够引起我们兴趣的人才能让我们注意。

2. 情感探索阶段。在这一阶段，双方关系上已开始有一定程度的情感卷入，彼此探索在哪些方面可以建立真实的情感联系。随着共同情感领域的发现，双方的沟通也会越来越广泛，自我暴露的深度与广度也逐渐增加。但是，人们的话题仍避免触及别人私密性的领域，自我暴露也不涉及自己根本的方面，彼此还都注意自己表现的规范性。如果在该阶段发现话不投机，此时交往将会结束。

3. 情感交流阶段。在这一阶段，交往的双方已有了基本的信任和感情。交往的广度和深度继续发展，能真诚地为对方着想，既善于赞美对方的优点也敢于批评对方的过错。通过双方的信息反馈，感情会逐步加深。如果双方关系在这一阶段破裂，将会给人带来相当大的心理压力。

4. 稳定交流阶段。此时，交往的双方能够包容对方的缺点，在心理上有同一性或相容性。互相认识全面而深刻，允许对方进入自己的私密领域，双方有很高的信任感和安全感。

## 二、影响人际关系的因素

人与人之间的人际关系多种多样，有远有近。社会心理学家的研究发现，影响人际关系的因素主要有以下几个方面。

（一）人际吸引

人际吸引是人际关系中的一种肯定形式，是个体与他人之间在情感上的相互亲密状态，是人际交往的前提和基础。人际吸引包括外貌、能力、才华、性格、职业、社会经济地位等多方面。在交往初期，外貌的吸引力要高于其他吸引力。随着交往的深入，外貌因素的吸引力逐渐被个体的内在因素所代替。如，人格是影响吸引力的最稳定因素，具有真诚、正义感、关心、乐于助人等性格的人具有较强的吸引力；有能力或有某种专长也是影响人际吸引的重要因素。

（二）临近性吸引

临近性吸引指由于时间及空间上的接近而产生的吸引。俗话说，"远亲不如近邻"。一般来说，生活距离接近的双方，容易熟悉并产生吸引力，彼此的心理空间就容易接近。但是，距离近并不是形成人际关系的主要因素，更不能决定人际关系的性质。如，邻居之间可能相处得很亲密，也可能横眉冷对，不相往来。

（三）相似性吸引

社会心理学研究发现，人们喜欢那些态度、信念、价值观和自己一样的人，最好的朋友大多是和自己具有同等地位的人。随着交往的深入，信念、价值观及人格特征的相似，兴趣、爱好等方面的相似会对彼此间的相互吸引产生越来越大的作用。

（四）互补性吸引

互补可视为相似性的特殊形式。当交往的双方在某些方面成为互补关系时，也会产生强烈的吸引力，包括需求互补、社会角色互补和某些人格特征互补。需求互补指双方在物质和精神方面的需求如果能够在人际交往中得到满足，将容易形成密切关系；社会角色互补指具有不同的社会角色、不同的知识、信息、技能等的双方在交往时会有新鲜感,取长补短、互通有无,增加了吸引力;人格特征互补在人际交往中很常见,如内向和外向、脾气急躁与耐心稳重的人容易相互吸引。

**三、人际关系对身心健康的影响**

我国老一辈心理学家丁瓒曾说过:"人类的心理适应,最主要的就是对人际关系的适应。所以人类的心理病态,主要是由于人际关系的失调。"人际关系不仅对个体的心理健康有重要影响,对维护个体的身体健康也有着极其重要的作用。

(一) 人际关系对身体健康的影响

很多研究表明,人际关系失调会伴随着紧张、激动、恼怒、委屈、忧伤、自责等情绪的变化,均会导致神经系统的一系列反应,进而影响机体的正常生理过程,降低人体的免疫功能,发生各种疾病。

1965 年,研究者在加利福尼亚州对 2 229 名男性和 2 496 名女性进行了社会关系和身体健康关系的追踪研究。研究内容包括他们的婚姻关系、家庭朋友关系、一同做礼拜的教友关系和其他一些组织关系,并据此预测了以后九年的死亡率。结果发现,社会联系较少的个体在未来九年内的死亡概率是正常人的两倍以上。这种死亡风险的增高可见于缺血性心脏病、癌症、脑卒中、循环系统疾病和其他所有的致死疾病,同时伴随的是全因死亡率的升高[1]。研究者在其他研究中也得出了类似的结论,发现人际关系很差的个体死亡率要显著高于正常人,而社会支持在平均水平之上的个体则基本没有差别;人际关系对身体健康的影响没有特异性,即人际关系并不是只与某些疾病的死亡率相关,而是与全因死亡率相关。可见,学会主动调节人际关系,对提高个体的身体健康水平、预防疾病起着重要作用。

(二) 人际关系对心理健康的影响

从心理健康的标准可以看出,心理健康的人乐于与人交往,积极的态度总是多于消极的态度,在社会生活中具有较强的适应能力和较充足的安全感。可见,人际关系和谐不仅属于心理健康内容的重要组成部分,是个体心理健康状况的晴雨表,同时也影响着个体心理健康水平。

1. 良好的人际关系给人以安全感和归属感。人本主义心理学家马斯洛认为,人人都具有这样的基本需要:归属于一定的社会团体,体验到安全感,赢得他人的爱和尊重。这些社会性需要和衣食住行等生理需要一样,是人最基本的缺失需要,是人生存的基础。如果缺失,个体将因丧失安全感而丧失身心健康。心理学

---

[1] 奥唐奈. 工作场所健康促进 [M]. 常春, 译. 3 版. 北京: 化学工业出版社, 2009: 376.

家艾德·迪纳和马丁·塞利格曼在影响个体主观幸福感因素的研究中发现，影响幸福感最重要的因素是"内心最深处的归属感以及和他人交流的需要"。而他在对大学生的幸福感研究中发现，主观幸福感得分高的学生都有着非常好的人际关系①。良好的人际关系可增强个体的归属感，满足人对安全和归属的需求。个体进入某个人际圈后，通过人与人之间的联系和积极互动，体验到关心、爱、尊重、真诚、理解、共情等积极的情绪，和他人形成稳固的关系，内心会充满安全感和归属感。

2. 良好的人际关系可以丰富情绪体验，提高情绪调节能力。人际交往中，个体会接受到很多刺激，产生各种情绪情感体验。和谐的人际关系会拉近人们的心理距离，使个体产生许多积极的情绪体验，如爱、感恩、尊重、自信、快乐等，提升个体心理健康水平和幸福感。当个体在生活中经历挫折和困境时，强大的社会支持系统也会帮助个体学会正视挫折，积极处理生活中的问题。因此，在人与人之间的互动和相互影响中，在体验和应对各种正负性情绪的过程中，个体的情绪调节和管理能力也会相应提高。

3. 良好的人际关系可以优化个体的性格。人际交往是一种双向互动的活动，在互动中个体不但可以从他人的鼓励和欣赏中了解自己，发现自己的长处，还可以在付出关心和爱的同时收获自我价值感，享受被需要的快乐。在这个过程中，个体性格中一些不足的成分，如害羞、内向、紧张、孤僻等，会在人际交往实践中得到锻炼，在和谐的人际关系氛围中受到影响，从而不断完善自己的性格。

4. 良好的人际关系是心理治疗的重要资源。有心理问题的人通常都缺少社会支持资源。支持性治疗可以有效地帮助有心理问题的人恢复健康。生活中，人们最重要的支持是来自周围亲人与朋友的关心与理解。当一个人感到悲观失意、抑郁不快时，有亲人的安慰与关怀，就会感到精神的慰藉与支持，从而获得战胜困难的勇气。有研究者使用支持性心理治疗对鼻咽癌患者的抑郁情绪进行了干预研究，结果发现，八周后，接受医疗人员安慰、鼓励、调节情绪等心理支持的患者，其抑郁水平显著低于没有接受心理支持的对照组②。

## 第二节　人际交往的理论与原则

人际交往指人们运用语言或非语言符号交换意见、传达思想、表达感情和需要的交流过程，包括物质和精神两个层面的交往。它是人类特定的社会现象，人

---

① 彭贤. 人际关系心理学 [M]. 北京：北京交通大学出版社，2008：40.
② 王秀清，方献英，罗芸. 支持性心理治疗对鼻咽癌患者抑郁情绪的干预研究 [J]. 医药论坛杂志，2010，31 (16)：63-67.

们通过不断的交往逐步完成社会化的过程,同时通过与他人的互动完善个性的发展。如果说,人际关系是一种状态,那么人际交往则是一种行为。离开了人际交往,一切人际关系无从建立,人际交往的质和量决定着人际关系的程度和水平。

### 一、人际交往理论

#### (一) 社会交换理论

美国社会学家霍曼斯(G. C. Homans)于1958年提出了社会交换理论(social exchange theory)。他认为,人际交往是一个社会交换的过程,不只是物质商品的交换,而且还包括赞许、情感、荣誉或声望之类的非物质商品交换。该理论假设,交换中的个体都是自利的(self-interested),人们都希望以最小的代价换取最大的收益。人们如何看待与他人的关系主要取决于人们对收益和成本的评价和体验。

收益是人际关系中令人愉悦的一面,成本则相反,意味着要付出大量时间、精力、甚至是冲突。所有的友谊和浪漫关系都会有自己的成本,如忍受他人的不良习惯或个性。如果一段关系对某人来说,收益大于成本,则会巩固这段关系,反之,则会中断这种不平衡关系。

#### (二) 人际交往分析理论

人际交往分析理论又叫 PAC 理论,最初是由心理学家伯恩(E. Berne)于1964年提出的。这一理论阐述了角色在人际交往过程中对交往类型的影响。

该理论认为,在人际交往中,个体的个性是由三种比重不同的心理状态构成,包括"父母(parent,简称 P)"、"成人(adult,简称 A)"、"儿童(child,简称 C)"状态,简称 PAC 理论。

"父母"状态以权威和优越感为标志,通常表现为统治、训斥、责骂等家长制作风。当个体的人格结构中 P 成分占优势时,他的行为表现为:凭主观印象办事,独断专行,滥用权威。这种人讲起话来总是"你应该……"、"你不能……"、"你必须……"、"千万不要忘记",语气较严厉,且具有命令的口吻。

"成人"身份表现了客观与理智。若个体的 A 成分占优势,会显得冷静、慎重、客观和理解尊重别人。他讲话的方式是"我个人认为……"、"我的想法是……",说话语调非常适当与温和。

"儿童"状态像婴幼儿的冲动,当一个人的"儿童"状态占优势,会表现为服从和任人摆布,喜怒无常,感情用事,一会儿天真可爱、一会儿乱发脾气,让人讨厌。他的表现都是即兴的、不负责任的,追求享乐、玩世不恭、遇事无主见,逃避退缩,自我中心,不管他人。这种人讲起话来总是"我是……"、"我想……"、"我不知道……"、"我不管……"等等。

在 P、A、C 三种成分中，P、C 具有盲目性、被动性与两面性。而 A 具有自觉性、客观性与探索性，致力于弄清事物真相、事物间的关系与变化规律，能够站在别人的角度审视自己，具有反省能力。

根据 PAC 理论，不同的心态可以构成不同的交往组合。当交往双方的相互作用构成一种平行关系时，交往就是可持续的，对话可无限制地继续下去。这种交往有六种具体形式：P—P、A—A、C—C、C—P、A—P、C—A（见图 6-1）。

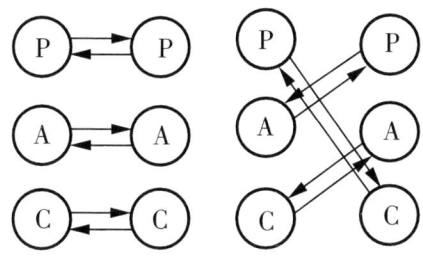

图 6-1　人际互动的六种平行交流型

P—P 是父母对父母的交流，双方行为表现都比较武断，以父母的心理状态对待对方；

C—C 是儿童对儿童的交流，双方在交流中都以孩子相互对待，缺乏理智判断，易于感情用事；

A—A 是成人对成人的交流，双方都以成人的心理状态对待对方，本着负责与尊重的原则，力图合情合理地解决问题；

P—C 是父母对儿童的交流，表现出权威与服从的行为，一方以长者自居，另一方亦表现得服服帖帖，言听计从；

C—A 是儿童对成人的交流，一方表现为小孩脾气，而另一方则理智、冷静。这种情况在同事和夫妻之间经常发生；

A—P 是成人与父母的交流，一方表现出成人的理智、进取，要求另一方担任父母 P 的角色，对自己进行监督和约束。另一方也积极发挥父母式的监督、控制作用。上下级、夫妻之间经常发生这种互动。

在以上六种模式中，最理想的相互作用是成人与成人（A—A）交流模式。了解 PAC 分析理论，有助于我们在交往中有意识地觉察自己和对方的心理状态，作出互补性或平行性反应，使得信息畅通。倘能在交往中把自己的情感、思想、举止控制在成人状态，以成人的语调、姿态对待别人，给对方以成人刺激，同时引导对方也进入成人状态，作出成人反应，那就有利于建立互信、互助关系，保持交往关系的持续进行。

（三）人际关系的三维理论

舒茨（W. C. Schutz）于 1958 年以人际需要为主线，提出了人际关系的三维理论。他认为,每个人都有人际交往和与别人建立关系的愿望和需要,这些需要大致可分为三类:包容需要、支配需要和情感需要,这些需要的形成与个体的早期成长经验密切相关。

1. 包容需要,指个体想与他人建立并维持一种满意的相互关系的需要。这种需要得到满足之后,个体就会产生沟通、相容、相属等肯定性的行为特征;反之,个体就会产生孤立、退缩、排斥、忽视等否定性的行为特征。在个体成长过程中,如果父母和儿童、儿童与伙伴之间缺乏正常的交往,儿童的包容需要长期得不到满足,就会在人际关系中产生低社会行为,表现为内向、退缩、避免与他人建立关系、拒绝加入团体等。相反,如果个体早年社会交往过多,包容需要得到了过分满足,有可能形成超社会行为,过分热衷于参加群体活动,希望引起他人注意,但可能因其行为强度和方式表现得太过分而引起别人的反感。舒茨认为,适当的行为应该在人际交往中表现出良好的适应性和灵活性,能依照具体的情境决定自己的行为,决定是否参与或不参与群体活动,形成适当的社会行为。

2. 支配需要,指个体控制他人或被他人控制的需要,亦即个体在权力问题上与他人建立并维持满意关系的需要。如果个体在民主的环境氛围中长大,则会形成乐于顺从又可以支配的民主型行为倾向,能够根据实际情况确定自己的权利范围,顺利地解决人际关系中与控制有关的问题。个体如果早期生活在高度控制或失去控制的环境中,可能形成专制型或服从型的行为方式。专制型行为方式的个体,倾向于控制他人、独断专行;服从型的个体,则过分顺从、依赖他人,不愿意负责,拒绝支配他人。

3. 情感需要,指个体爱他人或被他人所爱的需要,即个体在与他人的关系中建立并维持亲密的情绪联系的需要。这种需要得到满足之后,个体就会产生同情、热情、喜爱、亲密等行为特征。反之就是冷淡、疏远、厌恶、反感、憎恨等行为特征。如果儿童在小时候得不到双亲的爱,经常面对冷淡与训斥,长大后会出现低个人行为,表现为表面友好但情感距离大,因担心不受欢迎避免主动、亲密的人际关系;如果儿童生活在溺爱的关系中,长大后会表现出超个人行为,表现为强烈寻求爱,希望与人建立亲密的情绪联系;如果儿童能获得适当的关心、爱护,就会形成理想的个人行为,长大后既不会受宠若惊,也没有爱的缺失感,能恰当对待自己。

对于这三种基本的人际需要,个体有主动表现和被动表现两种形式,因此,三种基本的人际需要加上主动与被动的满足方式,形成了六种基本的人际关系取向(见表6-1)。

表 6-1　六种人际关系取向

| 需要＼行为倾向 | 主动性 | 被动性 |
| --- | --- | --- |
| 包容需要 | 主动与他人交往，积极参与社会生活。 | 期待他人接纳自己，退缩、孤独。 |
| 支配需要 | 喜欢控制他人，能运用权力。 | 期待他人引导，愿意追随他人。 |
| 情感需要 | 对他人喜爱、友善、同情、亲密。 | 对他人显得冷淡，负性情绪较重，但期待他人对自己亲密。 |

人际关系的需要如果长久得不到满足，或者过度得到满足，都会产生心理健康问题，影响个体的身心发展。

**二、人际交往原则**

人际交往是建立人际关系的前提，而人际关系则是人际交往的结果。因此，要建立良好的人际关系，必须首先掌握人际交往的原则与技巧。

（一）交互性原则

人际交往是一种双向的行为，古人云"来而不往非礼也"，只有双方都能从交往中获得某种需要的满足，才能建立和维系良好的人际关系。交互原则就是指在人际交往的过程中，要考虑到对方的共同价值和利益，使双方在交往中都能获得好处和利益，以获得心理上的满足和平衡。这里说的好处和利益不能简单地理解为等价交换或者经济、物质上的相互给予，而首先应该理解为人际交往中的相互支持、相互帮助、相互爱护。心理学家阿龙森（Aronson）在研究中发现，人际关系的基础是彼此间的相互重视与支持。每个人都希望在人际交往的过程中，自我价值得到认可，如我们会喜欢那些喜欢我们的人，接近那些接近我们的人，而厌烦那些厌烦我们的人。

心理学家研究发现，任何人都有保护自己心理平衡的稳定倾向，都要求自己同他人的关系保持某种合理性，并根据这种合理性解释双方的关系。如，在生活中我们接受了他人的帮助后，在感恩的同时会产生"亏欠感"，从而促使我们对他人回报以接纳的态度、善意的行为或帮助，以获得心理平衡。正是基于交往双方的互相接纳、关心、给予和帮助，才会赢得和谐的人际关系。

因此，在人际交往中要遵循交互性原则。要想获得对方的尊重、理解、接纳和支持，首先自己要先按照这些原则去对待他人。"爱人者，人恒爱之；敬人者，人恒敬之"就是这个道理。

### (二) 平等原则

在社会交往方面，虽然每个人的才智、文化、容貌、教育水平、成长环境有着各种差异，但是每个人在人格上都是平等的。人格平等是一切正常的人际交往的基础和准则，是尊重自我与尊重他人两者的统一。个体只有真正地尊重自己，才可能平等待人，尊重他人。尊重他人就是认可对方的价值，尊重对方的选择，真诚待人，遇事多为对方着想等，让对方因自己的肯定和尊重而强化了交往的需要，从而进一步深化人际交往，密切人际关系。

在人际交往中，有的人会因家庭环境、经济地位、文化水平、相貌等因素，自认为高人一等，与人交往时毫不在意别人的反应和感受，盛气凌人，从而让别人产生反感，促使人际交往中断。有的人内心充满自卑，认为只有不断主动帮助别人，才能得到别人的喜欢和认可，却忽视了交往中的平等原则。因为一味地提供帮助和馈赠，会让接受者的内心因压力而产生心理不平衡，也会阻碍人际关系的发展。

### (三) 信用原则

信用就是"言必行，行必果"，遵守诺言，说话算数。在我国文化中，诚实守信是做人的基本准则，非常强调做人要"一诺千金"、"一言既出，驷马难追"，十分鄙薄"轻诺寡言"之徒。从心理学上来说，信用不但关乎个人的良好形象，还意味着真诚、尊重、信任、可靠，讲信用体现出对他人的尊重，表露出对他人的诚意，是维系良好人际关系的基本原则之一。

在人际交往中，信用是产生信任感和安全感的前提。人本主义心理学家马斯洛认为，安全的需要是人最基本的缺失需要，和生理需要一样，是人得以生存和发展的基础。如果人际交往中没有安全感，不可能形成稳定、亲密的人际关系。那么，安全感从何而来？安全感主要来自于对交往对象的信任，而这和交往对象是否一贯诚实守信有着重要关系。因此，个体在人际交往中，不要轻易许诺，一旦许诺，就要设法实现，以免失信于人。在日常生活中，遵守时间，不拖延或迟到，遵守约定等都是守信的具体体现。因此，要想拥有良好的人际关系，就离不开诚信。

### (四) 相容原则

相容是指人际交往中的心理相容，即人与人之间保持融洽关系，与人相处时的接纳、包涵、宽容及忍让。正如世界上找不到两片完全相同的树叶一样，人与人之间存在着很大的个体差异。然而，每个人在内心深处都希望自己被他人接纳，得到他人的理解和支持。相容就是在人际交往中，个体不但需要与自己相似的人交往，更多的时候还要与自己性格相异、价值观不同的人交往。只有在与人相处时表现出更多的接纳、包涵和忍让，求同存异，才会得到他人的接纳和认可。

此外，在人际交往中人与人之间会不可避免地产生误会或摩擦，有时是言语的冲突，有时是行为的冒犯。相容就是宽容别人的缺点和不足，宽恕他人的错误和失误，"与人为善"，"宽大为怀"，给别人机会的同时也就给了自己一个机会。

相容是人际交往中的一个重要原则，是调节人际冲突中的润滑剂，还是一种胸襟、一种美德。做到心理相容，要学会体谅他人，遇事多站在他人的角度看问题；要知道"人非圣贤，孰能无过"；要心胸开阔，宽以待人，不仅吸收他人的优点和长处，也能容纳他人的缺点，从而拥有和谐的人际关系。

（五）自我价值保护原则

自我价值指个人对自身价值的意识与评判。心理学研究表明，个体在心理活动的各个方面，从知觉信息的选择到内部信息的加工，从对行为的解释到人际交往，都有一种自我价值保护的倾向。自我价值保护是指人为了保持自我价值，在心理活动的各个方面都有一种防止自我价值遭到否定的自我支持倾向。

在知觉领域，个体对自我的知觉是自我支持的。如，某位同学参加演讲比赛没有取得名次，会认为裁判不公平或自己的演讲顺序不好，导致了自己的分数比平时低，将失败的原因归因于外界原因，而防止自我价值感的降低，是一种自我保护倾向。

在信息加工领域，人们总是对支持自己观点的信息记住得多，忘得慢，而对反对自己观点的信息则记住得少，忘得快。

在行为原因的解释上，自我价值保护的倾向更为明显。如，公司中和小王业绩不相上下的小李被提升为经理，小王会认为小李的提升是和领导之间关系走得近的结果，却并非他的工作能力更强等。

在人际交往的过程中，当甲方威胁到乙方的自我价值时，乙方的警觉性就会迅速升高，开始采取诸如否定、拒绝、防范、贬损等自我保护方式。如，甲方说："你看小张多有上进心啊，你应该多向他学学。"乙方冷笑着说："我就不是那种追名逐利的人，我看你倒是应该多学学……"可以看出，甲方在人际交往中威胁了乙方的自我价值感时，激起了乙方的自我价值保护动机，引起乙方对甲方的否定情绪，从而人际交往受阻。因此，要想同别人建立和维持良好的人际关系，就必须给他人的自我价值感以肯定和支持，避免他人的自我价值保护倾向，同时才能被他人接受、喜爱和支持。

## 第三节　人际交往中的问题与应对

良好的人际交往有助于个体提高自尊，增强自我价值感，而不良的人际交往则会增加个体的挫折感，激发内心冲突和矛盾，产生一系列不良的情绪反应，影响身心健康。因此，个体要及时了解自己人际交往中的问题，不断改善自己的人际关系。在人际交往中，主要存在着以下几方面问题。

## 一、回避交往

有些人在交往过程中缺乏主动性，不敢或不愿意和他人交往，总是刻意回避交往情境，表现为羞怯、恐惧、自卑等心理状态。

### （一）羞怯

羞怯心理就是人们在交往时所产生的害羞、畏惧心理，一般有以下表现：见生人害羞脸红，说话紧张失常，行为局促不安，怯于与人交往。羞怯心理会使个体失去与人建立平等、和谐关系的机会和获得友谊、支持的机会，置人于消沉、忧虑和孤独的境地之中，对人际关系的发展无疑有着阻碍作用。

羞怯产生的原因很多，美国德克萨斯大学的阿德诺·巴斯提出羞怯心理有原发性与继发性的区别。原发性羞怯心理很大程度上取决于生理条件，如，羞怯与个体的气质类型有关，而气质在很大程度上受到先天遗传的影响。一般来说，属于粘液质和抑郁质的人较多出现羞怯心理，在人际交往中比较敏感。继发性羞怯心理在童年后期或长大成人时开始形成，完全来自于社会经验，是成长过程中受环境和教育影响的产物。如，父母对子女要求过高、过于严格，对孩子进行贬抑性评价，让孩子认为自己一无是处，从而形成羞怯心理。

实际上，羞怯心理是一种正常的情绪和情感反应，人皆有之，只是程度不同而已。但是，如果羞怯影响了个体正常的人际交往和生活，就需要及时对自己进行心理调适或治疗。羞怯者可以从以下几方面调整自己。

1. 接纳自己

羞怯心理很大程度上来自于个体内心的自卑，在社交场所由于害怕别人发现自己的弱点，形成了一种心理上的自我保护和自我封闭。如，有的学生在课堂上不敢发言，担心自己表现得不够好，别人会耻笑自己。因此，个体要客观认识自己，敢于正视自己的不足，如个子矮、肥胖、记忆力差、成绩不如别人等。其中，有些不足是动态变化，可以由个体来控制的，现在的不足并不一定是永远的不足；先天的缺陷虽然很难改变，但也并不一定影响自己才能的发挥。如果个体敢于坦然面对自己的缺陷，接纳自己，不但反映了个体内心的自尊、自信，还会赢得他人的尊重和认可。

2. 积极的自我暗示

羞怯的人过分关注自己，过分看重别人的评价，不断地从他人对自己的反应中寻找"蛛丝马迹"，给自己消极的暗示："我的想法没什么价值，没有人愿意听"，"我感觉自己说话时的样子会很傻，别人会嘲笑我的"。消极暗示会让个体在交往中更加紧张焦虑。无论在人际交往中的表现如何，个体要多对自己进行积极暗示，如："不管别人怎么看，我的表现确实比上次有进步"、"我在这种场合越来越放松了"、"这没有什么，谁都有发挥失常的时候"等。积极暗示可以消除人际交往中的紧张感，让自己以积极的心态不断提升自己的交往能力。

3. 放松训练

在人际交往中，如果个体感到尴尬、羞怯时，可以通过做深呼吸、变换一下姿势、说几句俏皮话等，转移自己的注意力，克服由于紧张而产生的心跳过速、胃肠不适和脸红等现象。

4. 进行社交训练

个体可以将每一次社会交往活动作为锻炼自己的机会，并在交往前作好准备。如开会前，先把自己想说的话拟个提纲；聚会时，事先计划好如何去接近陌生人、怎样开始与别人交谈、怎样结束交谈等，然后在聚会中去实践并在事后及时总结，为下一次交往积累经验。

（二）恐惧

恐惧指个体因担忧自己的行为或紧张的表现引起难堪，而回避交往的一种心态，严重者可发展为社交恐惧症。有社交恐惧的个体在交往时对自己的神态和言谈举止会过于敏感，生怕自己在别人面前失态出丑，会出现紧张、心跳加快、面红耳赤等表现，事后又会因自己的表现而陷入焦虑、痛苦、自卑等情绪中，影响正常的生活和身心健康。

社交恐惧的形成原因比较复杂，是儿童在社会交往中习得的结果。个体先天神经类型所表现出来的气质特点，影响着社交恐惧症的形成和发展，如有人天生胆小、羞怯、依赖性强、敏感，如果在人际交往中受挫可能会形成社交恐惧。个体后天的成长环境和生活经历也会对社交恐惧的形成产生影响。如，个体儿童早期在某创伤性体验中产生了惊恐的情绪反应，成人以后在人际交往中遇到挫折时，也可能会诱发社交恐惧。如何消除社交恐惧呢？可以从以下几点入手。

1. 消除自卑

对自己应有正确的认识，过于自信和盲目自卑都没有必要，要相信"天生我材必有用"，事事只要努力，不要苛求结果，对自己求全责备是没必要的。

2. 改善自己的性格

害怕社交的人多半比较内向，应注意锻炼自己，多参加集体活动，尝试主动交往，逐渐使自己成为开朗、乐观、豁达的人。

3. 学习社交知识

学习一些相关的心理健康和人际交往知识，了解人们在交往过程中的心理状态，掌握社交的基本原则和方法，提高自己与人沟通和交往的水平。

4. 社交训练

通过社交训练可以逐步减轻交往的恐惧感。个体可以将想象训练和实际训练结合起来，以消除恐惧障碍，提高交往水平。想象训练就是想象在一个公众场合中，自己与其他人交往中的各种表现，并逐渐用从容的态度、敢于在公众面前讲话、自信的表情和笑容等取代自己的紧张、焦虑和不安。每天都要花一段时间进行想象，有助于自己在实际的人际交往情境中消除恐惧感。实际训练可以采用系统脱敏的行为治疗方法，先主动与家人或亲密朋友交谈，尽量选择轻松愉快的话题，逐渐要求自己看着对方的眼睛。然后，强迫自己每天去人多的地方，看别人的面部表情，主动和陌生人交谈。随着自己情况的进展，增加训练的次数和时间，逐渐消除社交恐惧。在刚开始训练的时候，个体可能会产生慌乱、心跳加速等生理反应，可以利用深呼吸进行放松，务必坚持下去才能见成效。

如果社交恐惧情况很严重，自己无法从调适中得到缓解，请咨询专业心理治疗师或到医院精神科就诊。

(三) 自卑

自卑是一种因过多地自我否定而产生的自惭形秽的情绪体验。日常生活中，几乎人人都有过自卑的情绪发生，一般的自卑心理没有什么危害，但长期过度的自卑心理是不利于健康的。

自卑心理在人际交往中主要表现为：总是认为自己不如别人，对有关自己的议论特别敏感，心理承受能力脆弱；谨小慎微，多愁善感，易产生猜忌心理；行为畏缩，瞻前顾后等。

影响自卑心理产生的因素有三种：一是生理因素，如个子矮、肥胖、口吃、病弱等都会让人产生自卑心理；二是心理因素，如性格孤僻、能力低下、记忆力差、思维不灵敏、成绩不如别人等，会引发个体的自卑心理；三是社会因素，如家庭经济、政治地位低下，生活中遭遇挫折，社会比较中的心理落差等。严重的自卑心理会导致行为退缩，成为人际交往中的障碍，对工作、学习和生活造成极大的危害。因此，有自卑心理的个体要及时调适不良心态。

1. 正视挫折

在生活中，挫折和失败是人生的常态，是不可避免的。遭遇挫折时要持平常之心，积极寻找解决问题的方法，而不是怨天尤人或否定自己。

2. 悦纳自我

"金无足赤，人无完人"，每个人都有自己的长处和短处，要学会悦纳自我，对自己作出全面的、公正的评价，既不沾沾自喜，又不顾影自怜。要善于把握和发展自己的优势，以补偿自己的不足。

3. 积极的自我暗示

无论遇到什么困难，都要给自己积极的暗示，如"我能行"，对自己有充分的信心。

4. 多参加社会实践

多参加社会交往，可以塑造积极、乐观、豁达的性格，对克服社交自卑感很有帮助。

## （四）孤僻

孤僻就是我们常说的不合群，指不能与人保持正常的关系、经常离群索居的心理状态。一般表现为：性格内向、冷漠、为人孤独而内敛、冷淡、无所谓等消极态度，几乎没有朋友，形单影只，对周围的人常有戒备心理，不愿表露真情实感等。个性孤独者往往有着严重的自卑心理，在别人面前总是谨言慎行，担心别人耻笑自己，承受挫折的能力差。

孤僻产生的原因很复杂，与很多方面的影响有关。第一，生理原因。由于个体身高、体重、身体缺陷、体弱多病等原因，和同伴交往少，很少感受到同伴的支持，容易在忍受孤独中逐渐变得孤僻。第二，家庭教育的影响。在社会经济地位低下、父母教养方式专横粗暴、父母离异或早亡的家庭中，子女因得不到温暖和关怀，很容易形成孤僻心理。第三，挫折经历。生活中的意外打击、交往中的挫折都会使个体产生悲观失望的情绪，对未来没有希望，心灰意懒，对自己失去信心，容易把自己封闭起来，不与人接触，形成孤僻性格。

1. 冲破自卑的束缚

孤僻者虽然表现为冷漠和不合群，但他们内心非常渴望与人交往，得到他人的理解、关心和支持。然而，心中强烈的自卑感又阻碍了他们与他人的交往。因此，要想改变孤僻的心理，首先就要突破自卑的束缚。

2. 加强人际交往

孤僻者可以通过参加各种文艺、体育活动，主动与人交往，沟通情感。通过丰富多彩的活动消除自己和他人之间的隔阂和坚冰，用集体活动中热情和乐观的气氛融化自己的冷漠与孤独。在活动中，孤僻者会逐渐消除对他人的不信任感，逐渐敞开心扉，改善自己的性格。

3. 主动帮助他人

孤僻者在人际环境中经常做出清高孤傲、气势凌人的姿态，这种外在的"强大"正反映了其内心的虚弱和自我价值感低、自卑的心理。帮助他人是提升自我价值感的重要方法，个体在帮助别人的同时，不仅驱逐了内心的孤独感，还可以获得人们的尊重和喜爱，从中发现自己的价值，收获内心的快乐和安宁。

4. 学会自我调节

孤僻者可以通过阅读一些心理健康方面的书籍，学习情绪调节知识以及人际交往、挫折应对、自我管理的方法。当经历挫折时，个体可以改变以往独自孤独应对的方式，通过各种方法进行积极的自我调节，或者向他人寻求帮助。

## 二、封闭自我

有些个体在人际交往中很难敞开心扉，真诚待人，而是把自己封闭起来，对交往对象充满嫉妒和猜疑。

## （一）嫉妒

嫉妒是因别人超过自己而产生酸楚、恐惧、愤怒等情绪的复杂的心理表现。主要表现为：不能容忍别人的快乐与优秀，把别人的优势视做对自己的威胁，害怕别人的优势更加突出自己的不足等。一般来说，自信心不足、虚荣心过强、以自我为中心的个体更易产生嫉妒心理。嫉妒的本质是社会比较，通过和周围人的比较，对方的优秀会让个体的自我价值感受到威胁，从而产生挫折感、愤怒等情绪。

嫉妒心理的发展有三个阶段。最初阶段的嫉妒往往潜藏在人的潜意识中，难以被觉察。如，面对朋友或同学的进步，在向其祝贺的同时，内心会有淡淡的酸楚，这就是嫉妒心理。每个人都会多多少少地存在这种嫉妒心理。第二阶段的嫉妒不再停留在潜意识层面，而是自觉或不自觉地显露出来；第三阶段的嫉妒，个体已丧失理智，往往会导致极端行为。

实际上，在人际交往中，产生嫉妒是很正常的心理表现。轻微的嫉妒会使个体产生压力，有助于个体积极调整自己，成为不断自我发展的动力。然而，过度的嫉妒则会成为心灵的毒瘤，严重危害个体的心理健康，阻碍人际关系的发展。调适嫉妒心理的方法有以下几种。

1. 正确认识自己，提升自信

每个人都有自己的优势和不足，一个人不可能在所有的方面都比别人强。要正确认识自己，敢于面对自己的不足，有勇气承认别人有比自己更高明更优越的地方；同时也要看到自己的长处和优势，相信自己的优势和独特的价值。

2. 升华嫉妒心理

升华是对情绪的一种较高水平的宣泄，是将不为社会所认可的动机或欲望导向比较崇高的方向，使其具有创造性、建设性。因此，个体可以升华嫉妒为动力，学会发挥自我优势，扬长避短，不断提高自己，以自我实现的动机取代嫉妒中的不良欲望。

3. 改变认知

嫉妒者存在着一定的认知偏差，即认为他人的成功威胁到了自我价值感，是对自己利益的侵犯。事实上，他人的成功并不一定意味着自己的失败。如果自己以谦虚真诚的态度欣赏他人的长处，学习他人的成功，那么他人的优秀也会带动个体自身的成长。这样看来，他人的成功给自己带来的利益要多于给自己带来的消极影响，换一种角度看待问题，心理感受自然不同。

## （二）猜疑

猜疑心理是一种由主观推测而产生的不信任的情感体验。猜疑的人往往对人对事十分敏感多疑，如看到同事们背着自己小声交谈，便疑心是在谈论自己；看到邻居见面没与自己打招呼，便猜疑对方是否对自己有意见等。在猜疑心理的影响下，被猜疑者的一言一行都会带有可疑色彩。

个体具有猜疑心理，一方面可能是被猜疑者本身的诚信问题，确实很难让人信任，另一方面，猜疑者过分关心自己，常以自己的利益为中心，缺乏理性认识与冷静的态度，也是猜疑心理产生的重要原因之一。猜疑会导致人际关系紧张，伤害他人感情，无事生非，同时也使自己处于不良的心态之下；猜疑会影响人与人之间的信任和尊重，阻碍和谐关系的形成和发展。

对他人产生怀疑时，一定要以理智控制情感，切忌动怒，甚至做出任何冲动性行为。等情绪冷静下来，再理智地分析怀疑的原因，寻找相关的证据，努力弄清事情的真相。实际上，消除猜疑的最好方法就是和被怀疑者进行面对面的沟通。双方以真诚的态度，开诚布公地交换意见，以此消除彼此间的误会和隔阂，修复人与人之间的信任。

### 三、缺乏交往技能

每个人都想在人际交往中收获友谊和关心，拥有良好的人际关系，但如果不懂得人际交往的原则和技巧，反而会给自己带来很多困扰。

（一）自我中心

自我中心是指只从自己的角度去认识人或事，对人或事的看法带有强烈的主观性。在人际交往中，自我中心者很少关心他人，只关心自己的利益得失；盲目地坚持自己的意见，很少从他人的角度考虑问题；自我中心者有很强的自我价值感，总觉得自己比别人优越，骄傲，缺乏自我批评，而且不允许别人批评等。

个体自我中心性格形成的原因主要有：成长环境中家庭成员对个体的纵容、社会上的个人主义、自我中心等思想的不良影响；个体缺乏正常的人际交往技巧等。自我中心的个体常与人发生冲突，不能赢得他人的好感和信任，被人疏远，人际关系多不和谐。

克服自我中心要从以下几个途径着手。其一，正确地认识自我。如果一个人能对自我有一个全面、正确的认识与评价，就能扬长避短，既不妄自菲薄，也不自高自大。其二，尊重他人，只有尊重他人和信任他人，才能获得他人的尊重和信任。其三，换位思考。要学会设身处地从他人的角度思考问题，关心他人，做到"我爱人人，人人爱我"，拉近相互之间的心理距离。

（二）取悦他人

与自我中心相反，有些人在与人交往的过程中，刻意压抑自己的情感，隐藏自己的真实态度，一味去取悦他人。这种双方关系的不平等，并不能拉近人与人之间的距离，建立起真正的亲密感，反而会阻碍人际关系的发展。对于取悦者而言，压抑自己的真实情感去委曲求全，一味奉承他人，会出现严重的认知失调，降低自我价值感，危害身心健康。尽管取悦者彬彬有礼，笑容可掬，但却很难获得与被取悦者内心的接纳和尊重。因此，个体在人际交往中要做真实的自己，本着平等交往的原则，不刻意去逢迎对方，只要彼此真诚相待，就能赢得对方的尊重和认可。

## 第四节 人际交往能力培养

一位哲人说过：一个没有交际能力的人，犹如陆地上的船，是永远不会漂泊到人生大海中去的。获得友谊和归属感是每个人内心的渴望，也是人们获得精神支持、满足心理需要的重要源泉。改善人际关系，提高人际交往能力，不仅有利于促进个体心理健康发展，而且有助于优化人们的生活环境。

### 一、树立积极的交往态度

人际交往是双方互动的一个过程，双方必须树立积极的交往态度，共同遵守基本的交往原则，才能建立和维系良好的人际关系。美国著名心理学家伯恩（E. Berne）依据对自己和他人采取的基本生活态度，提出人在交往中持有四种态度。一是"我不行——你行"，持这种交往态度的人，有着强烈的自卑感，又渴望他人的接纳和认可，容易讨好别人，听任他人摆布，心理上不成熟。二是"我不行——你也不行"，这种交往态度会使个体在交往中总是怀着猜疑、嫉妒、报复等心理对待他人，很难建立良好的人际关系。三是"我行——你不行"，持有这种态度的个体往往以自我为中心，找不准自己的位置，过分夸大与估计自己，在人际交往中有着强烈的优越感，颐指气使，不接纳他人，难以形成良好的人际关系。四是"我行——你也行"，这是积极、健康的人际交往态度，个体能悦纳自己和他人的不足，善于发现自己的优点，欣赏他人的长处，悦纳自己和他人，保持一种积极、乐观、和谐进取的精神状态。

"我行——你也行"的人际交往态度包括尊重、理解、真诚、欣赏等内容。

尊重意味着认可人与人之间是平等的，承认他人的人格、价值和尊严，认同他人的独特性和唯一性，不把自己的意志强加于人，不随便否定他人的意见或看法等。一个真心懂得尊重别人的人，也一定能够赢得别人的尊重。

理解意味着接受个体之间人生态度、价值观、人格、文化背景等方面的差异，能够站在对方的角度看问题，和对方以沟通的方式解决交往中的分歧。

真诚意味着以诚相待，对不同的观点能在既不委屈自己，也不伤害别人的前提下，将自己的所思、所想、所感自由并开放地传递给对方。真诚和真实不同，真实只是对现实的不加任何修饰的描述，而真诚是建立在真实基础上的善意表达，照顾到了对方的感受。如，真实的表达为"我认为你数学能力真的很差"，这样可能会伤害到对方的自尊，使其产生挫败感；如果换用真诚的表达，可以是"我觉得你在数学方面还有很多可以提升的空间"，这样更能让对方接受，使其在真诚的鼓励下积极采取提升的行动。

欣赏意味着我们时时去用积极的眼光看待他人，发现对方身上的那些闪光点。欣赏他人可以传递自己的真诚和祝福，提升对方的自尊，强化对方的良性行为，同时也会得到对方给予自己的积极反馈。

## 二、遵循人际交往原则

个体要想提高自己的人际交往能力，就需要系统地了解并遵循人际交往的原则。

第一，在人际交往中要遵循交互性原则，用我们希望他人对待我们的方式对待他人，互惠互利，不是一味地向对方索取爱与支持，而是用自己的主动赢得对方的尊重、理解、接纳和支持。

第二，遵循平等原则，既不以自我为中心、盛气凌人、目空一切，也不卑躬屈膝、低三下四，而是在各种人际交往的场合自重自爱，维护自己的人格和正当的利益。

第三，要遵循信用原则，诚实守信、遵守承诺，做到言必行、行必果。尽量不轻易许诺，但是已经答应做到的事情不管有多难，也要不遗余力地做到。

第四，要遵循相容原则，承认人与人之间的差异性，尊重并接纳和自己性格、态度、价值观存在差异的人；理解他人，能容忍他人的缺点和不足，欣赏并学习他人的优点；体谅他人的难处，宽容他人对自己的伤害等。

第五，遵循自我价值保护原则。了解个体在心理活动各方面都存在着自我价值保护倾向，对人际交往中的自我价值保护现象便会有心理准备，而不是一味地责怪、怨恨对方只为自己着想，自私自利。同时，在言行中要随时提醒自己，不要伤害他人自尊，而是要以肯定、支持的态度保护他人的自我价值感。

## 三、提高人际交往能力

个体该如何提高自己的人际交往能力呢？主要有以下几种方法。

### （一）明确自我界限

自我界限是自我意识的一部分，指人们意识到自己和其他人或事物之间，存在一定的界限。并且，自己与其他人或物又都是互相独立存在的不同个体。在人际关系中，个体清楚地知道自己和他人的责任和权力范围，既保护自己的个人空间不受侵犯，也不侵犯他人的个人空间。

从心理发展的角度看，个体的自我界限是逐渐形成的。个体在婴幼儿阶段和母亲心理相连，一切都依赖母亲，感受和母亲融为一体的感觉，获得了安全感。随着慢慢长大，个体与母亲的心理距离会越来越远。成长的过程就是与母亲心理分离的过程，通过分离，个体逐渐达到自我成熟。

自我界限清楚的人，对自我有足够的信心，不会把安全感建立在别人身上。别人对其态度的好坏，也不会影响到个体的自信。而自我界限不清晰的人，会表现为过度依赖他人，渴望他人了解自己，没有自信，希望过多了解别人的内心世界，以便获得和别人融为一体的感觉。如，小王认为，好朋友之间一切都要共享。她把自己所有的秘密告诉小张，并认为小张也应该以同样的方式对待自己。然而，当她发现小张对自己有所保留时，就有一种被欺骗的感觉，认为小张不真诚，对自己有戒心等。

在人际交往中，个体务必要明确自己的自我界限，过于依赖别人会给他人带来压力和烦恼；同时，个体要尊重他人的自我界限，不要强求他人和自己"永结同心"，要给对方足够的空间，才能维持稳定的人际关系。

（二）增加人际吸引力

人际吸引是人际关系中彼此相互欣赏和接纳的亲密倾向，是形成良好人际关系的基础。

1. 注意仪表。个体要根据交往情境和自身角色的变化，从服饰、举止、面部表情、精神状态等方面修饰自己，以增加自己的吸引力。

2. 增加熟悉感。心理学研究表明，个体彼此之间接触次数增加，熟悉度逐渐增高，吸引力也随之增强。因此，要想增强人际吸引，个体可以多参加一些公众活动，增加"露脸"的机会，提高自己在别人面前的熟悉程度。

3. 扩大相似性。在人际交往中，人们往往喜欢与自己拥有相似信念、态度和兴趣的人，相似性增加了人际吸引力。个体在交往中，可留心自己在哪些方面和交往对象相似，寻找双方的共同点。

4. 完善人格。一个品质好、能力强、性格好的人更容易受到人们的喜爱。个体要不断完善自己的人格：可以通过读书、听音乐等方式提升自己的气质；通过学习各种知识并注重实践，提高自己的能力水平；通过帮助别人、积极参加活动等方式塑造优良的性格。个体不断健全自己的人格，展现自己的才华，会不断提升自己的人际吸引力。

（三）学会沟通技巧

我们可以通过沟通传递思想、态度和感情。然而，如果不能准确地表达思想和情感，将会产生误解，影响沟通。

1. 善于倾听

一个真正好的沟通者首先是一个好的倾听者，优秀的倾听者总会向你传达这样的信息："我对你所说的很感兴趣"或者"我一直在听你说"。积极的倾听不是仅用耳朵去听，而是要整个身心的卷入。1978年，沃斯梅尔提出了非言语交流的SOFTEN原则，可以用来指导人际交往中的倾听行为，主要包括：

Smile：微笑——微笑可以传递真诚和专注，表明对他人感兴趣。

Open posture：开放的姿态——开放的姿态表明个体有交往的意愿，反之则表示希望和别人保持距离。

Forward lean：身体前倾——身体前倾表示个体对话题感兴趣。

Touch：接触——与他人适度的身体接触是我们表达的重要途径，个体在倾听时，可以通过一些身体接触鼓励讲话者。

Eye contact：视线的接触——倾听时，眼睛要注视着对方，以传达对讲话者的尊重。

Nod：点头——点头表示对讲话者的认可和鼓励，会强化讲话者的行为。

个体可以通过使用 SOFTEN 原则进行耐心倾听，鼓励人们谈论他们自己，并让他们在自我表现过程中感到自己的重要性，可以有效地增强他人对自己的好感，增加自己的魅力指数。

2. 学会表达

倾听是沟通的前提，恰当的表达直接影响着沟通效果。

（1）运用"成人——成人"的心态表达

心理学家伯恩在 PAC 理论中指出，人际交往中，个体的个性是由三种比重不同的心理状态构成的，包括"父母（P）"、"成人（A）"、"儿童（C）"状态。其中，"成人——成人"交往模式是最成功的模式，双方以成人的心理状态进行交往，就事论事，尊重并理解对方，理智地解决问题。

（2）运用"我"信息表达感受

"我"信息是客观表达自己的感受，希望对方了解；"你"信息则是想说服对方，影响对方，其中包含批评、质问、警告、讨好或威胁的成分。"我"信息的沟通技巧，可以协助沟通双方更能认清感受、接受回馈信息以及要求对方改变行为。"我"信息的表达主要包括以下几部分。

①引发情绪的具体事情，如"当你把电视的声音开得那么大的时候"。

②确认自己的感受，如"我觉得很烦躁"。

③产生感受的理由，如"因为我明天要考试的内容还没复习完"。

④希望对方的行为如何改变，如"我希望你把电视声音开小点"。

"我"信息的表达方式主要由"当……时候、我觉得、因为、我希望"几个句子组成，在实际应用中可根据当时的情境进行调整。

情境：和朋友约好了一起出去玩，然而朋友迟到很久，也没打电话连络，自己在那里等了很久……

"我"信息的合理表达：我等了好久你才来，我觉得很生气，也很担心，因为我浪费了很多时间，更担心你是不是出了什么事，我希望你以后要遵守时间。

"你"信息的不合理表达：你怎么这么久才来？没见过你这样说话不算数、没有诚信的人……

（3）学会拒绝

在人际交往中，当个体不想满足对方的要求，却又不敢、不好意思或不知道怎样拒绝的时候，就会带来心理上的困扰和煎熬。实际上，靠一味顺从的方法来取悦他人，并不能得到他人的尊重，而合理拒绝是独立人格的表现，是脱离依附关系的开始，可以展示出自己的勇气、力量和心理的强大。

学会拒绝是人际交往的基本方式，是个体心理成熟的表现。然而，拒绝不是简单地说"不"，不同的拒绝方法会产生不同的结果。

● 断然拒绝，指没有任何商量余地，坚决而肯定地拒绝，不给对方留任何情面。人际交往中尽量避免这种拒绝方式，以免伤害对方自尊，使双方的关系破裂。

● 委婉拒绝，这是一种比较平和的方式，既可以表明态度，又不会伤害彼此的关系。在拒绝的同时要向对方说明拒绝的原因，以求得对方的理解。如果在对方提出要求时，自己感到很为难，不知道怎样应对，可以告诉对方"这件事有点难，让我考虑一下，再给你回复"，经过冷静考虑后，再向对方说明自己拒绝的理由，一般都能得到对方的理解。如果当时头脑一热就答应对方，最后却没有能力实现承诺，会对彼此的关系造成更大的伤害。

● 灵活拒绝，无论采用多么委婉的拒绝方法，对方都可能会因没有达到要求而感到失落。如果个体在拒绝对方的要求后，转而帮助对方寻找解决之策，或者根据自己的能力答应对方的其他要求，则会让对方转忧为喜，从而拉近双方的心理距离。如，甲问："你去超市吗？能不能帮我捎一箱牛奶？"乙可以这样拒绝："恐怕不行，我今天要买的东西很多，搬不动了。我先帮你买几小袋救救急，等你有了时间再去买吧！"虽然拒绝了甲的要求，但是乙同时又为甲提出了解决方法，从而消除了拒绝的尴尬。

【建议参考资料】

1. 乐国安. 社会心理学 [M]. 广州：广东高等教育出版社，2006.
2. 陆卫明，李红. 人际关系心理学 [M]. 西安：西安交通大学出版社，2006.
3. 马存根. 医学心理学 [M]. 北京：人民卫生出版社，2009.
4. 彭贤. 人际关系心理学 [M]. 北京：北京交通大学出版社，2008.

【问题与思考】

1. 影响人际关系的因素有哪些？
2. 人际关系对身心健康有哪些影响？
3. 人际交往的理论有哪些？
4. 你自己有哪些人际交往问题？分析并写出解决自己问题的方法。
5. 你的人际交往能力如何？制定一个详细的计划以提升自己的人际交往能力。

# 第七章　学习、生活与健康

【本章提要】

　　学习是人类生活的永恒主题，也是青少年校园生活的主旋律。学习不仅与感知觉、注意、记忆、思维、想象等认知过程有着直接联系，还和人的动机、情绪、态度、意志、个性等非智力因素密切相关。青少年常见的学习心理问题有：学习困难、学习倦怠和考试焦虑等。校园生活环境对个体的学习和身心健康发展有着重要影响，在校园生活中，学生会遇到各种各样的问题，如校园环境的适应、师生关系的问题、校园暴力、吸烟饮酒行为等。了解不同学习心理问题的表现、产生原因和干预方法，及时发现学生在校园生活中面临的问题，并帮助学生积极应对，是教育工作者需要关注的问题。

【学习重点】

1. 理解影响学习的智力因素与非智力因素。
2. 了解校园生活的物质环境和精神环境对青少年身心健康的影响。
3. 理解学习困难的特征，掌握学习困难的干预方法。
4. 理解学习倦怠的表现，领会学习倦怠的产生原因，掌握学习倦怠的干预方法。掌握对考试焦虑的几种调适方法。
5. 了解青少年在校园生活中遇到的心理行为问题，并掌握其应对方法。

【重要术语】

　　学习　智力因素　非智力因素　学业情绪　学习困难　学习倦怠　考试焦虑　校园暴力

　　知无涯，学无境。学习是个体从出生到老不断走向自我完善的过程，也是青少年校园生活的主旋律。如果将个体的终身学习比做一棵参天大树，那么青少年阶段的学习就相当于树根和树干，是学习基础知识和基本技能的时期，也是未来接受高等教育、进一步学习的前提和基础。正如大树的成长会遭受寒风冷雨、岁月的侵蚀一样，青少年在学习和校园生活中也会遇到很多阻碍自我成长、影响身心健康发展的问题。因此，教育工作者要了解青少年的学习问题和校园生活中的心理困扰，积极营造促进青少年成长的优质心理环境，对帮助他们长成枝繁叶茂的参天大树,让学习成就他们的事业和人生有着极为重要的价值和意义。

## 第一节 学习与校园生活

学习是人类生活的永恒主题。广义的学习是人和动物共有的心理现象,指有机体在生活过程中,凭借经验而产生的行为或行为潜能的比较持久的变化。狭义的学习指人类的学习,是一种非常复杂的心理现象。

### 一、影响学习的因素

学习不仅与感知觉、注意、记忆、思维、想象等认知过程有着直接联系,还和人的动机、情绪、态度、意志、个性等非智力因素密切相关。

（一）智力因素

智力因素包括感知觉、注意、记忆、思维、想象等基本因素,在人的学习过程中,这些因素有机地构成统一的整体,共同服务于人的学习。

1. 注意力

注意是人们进行智力活动的第一个心理过程,是智力活动的组织者和维持者。学习时,要对学习对象充满兴趣,并不断监控自己,随时排除外界和内心的干扰,可以提高注意力水平。

2. 记忆力

记忆力是智力活动的基础,是人脑对外界输入的信息进行编码、存储和提取的过程。首先,个体要对外界信息进行编码,如听课的时候,将课程信息和自己以前的知识进行联系,才能更好地记住信息。其次,在保持阶段,个体要对记忆材料进行深加工、全面分析、及时复习,才能在使用信息的时候顺利提取。

3. 观察力

观察力是智力活动的源泉。欲取得良好的观察效果,首先要有明确的观察目标,认准观察对象,有计划有步骤地观察。

4. 想象力

想象力是智力活动的创造性条件。欲培养丰富的想象力,平时要有广泛的兴趣,并不断积累知识,学会模仿,想象力会逐渐提高。

5. 思维力

思维力是智力活动的核心,可以利用分析、综合、抽象和概括、头脑风暴等方法,培养自己的思维能力。

（二）非智力因素

非智力因素包括学习动机、学业情绪、学习态度、意志、个性等因素,共同构成了学习的动力系统,其中学习动机是该系统的核心,制约着其他非智力因素,以顺利达到学习目标。以下着重介绍学习动机和学业情绪对学习的影响。

1. 学习动机

学习动机分为外部动机和内部动机。外部动机指推动学习的外部因素，如父母、老师的奖励和惩罚、同伴的赞赏、学校的荣誉、考重点中学等。学生学习是为了获得赞赏，而并非对学习过程本身感兴趣。对于完全缺乏学习动力的学生而言，外部动机起着重要作用，但是外部动机的动力作用较小，持续时间较短，外部条件一旦消失，学生会失去前进的动力。

内部动机指推动和支配学习的内部因素，如求知欲、自尊心、好奇心、自我实现的需要、理想、上进心、责任心、好胜心等心理因素。内部动机引发的活动本身可以使学习者得到满足，如获得知识的成就感、提高了自我价值感等。学生在内部动机的动力作用下学习，可以体验到学习的快乐和兴趣，并将学习坚持下去。

因此，教师要创造机会，让学生体验到成功的快乐，在此基础上建立积极的自我概念，不断完善和超越自我，并通过各种学习反馈，让学生了解自己的学习进步情况，培养学习兴趣和学生的内部动机。

2. 学业情绪

学业情绪指在教学或学习过程中，与学生学业相关的各种情绪体验，包括高兴、厌倦、失望、焦虑、气愤等。学业情绪不仅包括学生在获悉学业成功或失败后所体验到的各种情绪，也包括学生在课堂学习中的情绪体验，在日常做作业过程中的情绪体验以及在考试期间的情绪体验等[1]。

研究发现，良好的学业情绪有助于学生认知活动的顺利开展。当学生处于愉快等积极低唤醒情绪状态的时候，对学生的注意、记忆、判断、推理等认知活动起的促进作用最大，进而能够显著提高学生的学业成绩；而高唤醒的情绪状态，不论是积极的还是消极的，对学生的认知活动都有一定的阻碍作用[2]。

学业情绪影响学生的学习动机。当学生处于积极的情绪状态时，会对学习产生浓厚的兴趣。此外，师生关系状况与学生的学业情绪有很大的关系。通过对中小学的调查研究发现，很多学生产生严重的厌学情绪与不良的师生关系有着密切的关系[2]。现实生活中，学生由于和任课教师的冲突而导致学生厌学，甚至产生"学校恐怖症"的情况并不少见。同时，教师的厌教情绪也会在潜移默化中通过各种途径感染学生，影响学生学习的积极性。

因此，教师在教学中要有意识地营造良好的师生关系氛围和学习氛围，使学生在良好的学业情绪中，产生对学习的兴趣。

---

[1] 俞国良，董妍. 学习困难青少年与一般青少年学业情绪特点的比较研究［J］. 心理科学，2006，29（4）：811-814.

[2] 俞国良，董妍. 学业情绪研究及其对学生发展的意义［J］. 教育研究，2005，(10)：39-43.

## 二、校园生活环境对青少年心理健康的影响

校园生活是人一生中的重要时期,不仅为青少年在未来发展过程中的终身学习打下了知识基础,而且为他们将来能够更好地适应社会,拥有和谐的人际关系和良好的自我管理能力创造了条件。

在校园生活中,一方面,学生要完成较重的学习任务,提高自己的各项能力,建立良好的人际关系,解决校园生活中遇到的各种问题;另一方面,学生的身心发育尚不成熟,在冲突、困难及干扰面前,容易出现心理波动和紊乱,甚至会出现各种身心疾病,严重影响学习和身心健康。因此,学校能否为青少年提供一个积极向上的成长环境成为影响其身心健康发展的关键性因素。

校园环境分为物质环境和精神环境。物质环境对青少年的健康成长有着隐性的教育作用,精神环境对青少年学会求知、学会做事、学会做人、学会交往有着重要的意义。

(一) 校园物质环境对青少年心理健康的影响

校园物质环境包括赏心悦目的校园建筑、宽敞明亮的教室、藏书丰富的图书馆、设备先进的电教中心等。优雅的校园环境会激发学生的学习兴趣,如在美丽的自然风景中阅读诗书、组织课外学习活动会让学生陶醉其中,感受获取知识的愉悦。对校园环境美的感受还会陶冶学生的情操,塑造健康的人格,如在绿草如茵、鲜花盛开、四周洁净的宁静校园中,学生会受到健康、积极向上的校园氛围的感染,心中充满愉悦和宁静感,而随地乱扔纸屑、大声喧哗、打闹的现象会明显减少。反之,如果校园里到处垃圾成堆,校舍阴暗陈旧,校园设施排放混乱无序,校园声音嘈杂等,学生的情绪和行为会在无形中得到感染,烦躁易怒,易发生攻击性行为,不爱护公共财物、乱扔垃圾的现象也会随之增多。可见,"润物细无声",塑造整洁、宁静、有序的校园物质环境对青少年的心理健康有着潜移默化的影响作用。

(二) 校园精神环境对青少年心理健康的影响

精神环境包括重视知识的校园风气、积极向上的校园文化、教学相长的师生关系、互帮互助的同学关系、丰富多彩的课余活动、科学合理的课程安排、文明礼让的生活秩序等。青少年正处于身心发展的关键阶段,他们一方面要求独立,另一方面又表现出天真幼稚,有强烈的归属需要和社会交往需要。他们在家庭、社会中不能发展的心理品质以及难以满足的心理需求,都需要在校园的精神环境中得以完成。因此,学校除了要有良好的校风和学风外,还要给学生创造良好的心理氛围,主要体现在和谐的师生关系和同伴关系方面。

1. 师生关系对学生心理健康的影响

师生关系是学校环境中最基本的人际关系,不仅直接影响教师的"教"和

学生的"学",而且影响师生双方的心理发展。

（1）良好的师生关系对学生学习的影响

良好的师生关系是一种"尊师爱生、教学相长"的关系。教师为学生创设民主平等的学习氛围，鼓励学生独立思考，以欣赏的态度倾听学生们发表不同的意见；学生会对教师的课程充满兴趣，对自己的学习能力充满自信。教师在课堂上对学生一视同仁，不会打击学生的"奇怪念头"，爱护学生的创造性，极大地满足学生的好奇心与求知欲。在老师的鼓励下，学生会积极主动地参与教学活动，大胆地提出问题，发表自己的意见。在师生的良性互动过程中，学生会有较高的自我效能感，以积极的态度去学习。

（2）良好的师生关系对学生自我概念发展的影响

青少年正处于自我概念形成的关键时期，他们尚未形成对自己稳定、客观的自我评价，对他人的评价比较敏感。良好的师生关系是学生认识自我的重要途径，师生之间、同伴之间会形成团结合作的友好氛围，教师对学生的欣赏、同学之间的肯定和接纳都会让学生形成积极的自我评价，看到自己的长处和价值，提升自信，产生自我实现的需要。

（3）良好的师生关系对学生性格的影响

在良好的师生关系中，师生双方都能从中获得心理满足，满足安全的需要、归属和爱的需要、尊重的需要等。需要的满足会带来积极的情感体验，优化学生的性格，如形成信任、宽容、善良、同情、友爱、尊重他人、自尊、自信等。而在不良的师生关系中，学生的基本需要得不到满足，从而导致个人的需要层次停留在低水平上，造成学生的不良性格。例如，缺乏归属与爱的需要，会导致学生孤独、冷漠、退缩或冷酷、嫉妒、攻击等；缺乏安全需要会导致学生自私、不信任、多疑、贪婪等；缺乏尊重需要会导致学生自卑、自弃、不尊重他人等。心理需求的满足不仅对学生的性格塑造有重要作用，还会使教师获得成就感和胜任感，体验到工作的价值。

（4）良好的师生关系对学生心理弹性的影响

心理弹性是指一个人处于困难、挫折、失败等逆境时的心理协调和适应能力。良好的师生关系可以让学生体验到老师的关心、支持和理解，对老师增加依恋感、亲密感和信任感，让老师成为自己社会支持系统中重要的一员。当学习压力过大或者生活中遇到挫折时，学生愿意向教师倾诉心声，主动寻求教师的帮助，从而及时化解不良情绪和心理压力，增加对挫折的心理弹性。

2. 同伴关系对学生心理健康的影响

对青少年而言，亲子关系和师生关系是一种权威性的关系，而同伴关系是一种平等关系，是学生社会人际关系的重要组成部分，并且随着学生年龄的增长，这种重要性越来越突出。

(1) 促进认知能力的发展

同伴关系是年龄、发展水平和地位相近的伙伴间关系，学生的思维方式有着很多相同之处，思考问题的角度也和老师存在着不同，学生更容易和乐于接受同伴的影响。因此，在学习方面，同学之间的互助可以起到教师无法替代的作用。良好的同伴关系使同学之间在学习上互相帮助，交流学习方法，解决疑难问题，不断吸取他人的优点和长处，改变自己的学习策略，促进认知的发展。

另外，同伴关系对社会认知的发展也有着积极的促进作用。皮亚杰认为，正是产生于同伴关系中的合作与感情共鸣使儿童获得了关于社会的更广阔的认知视野。只有在平等互惠的同伴关系中，个体才得以检验自己的思想，体验冲突，协商不同的社会观点，这些同伴互动的经历使儿童社会认知能力得以发展。学生在和同伴互动的过程中能够获得一些从老师和家长那里得不到的知识和信息，彼此交流生活经验和社会信息，了解自己的内心想法和他人的想法是否一致，进而发现自己思想中的不足并及时纠正，不断调整自己的认知结构。

(2) 提高社会化水平

青少年正处于身心迅速发展的关键时期，社会经验不足，本身充满着各种内部和外部的矛盾。他们的情绪尚不稳定，冲动性强，不知道如何与人和睦相处，常常只是从自己的角度去考虑问题。同伴群体为青少年提供了一个观察和模仿他人行为的机会以及自由实践的空间。通过交往，青少年能够锻炼自己和他人交流的能力，提高自己的交往技能；学会转换思维角度，设身处地地体察他人的感受，提高自己的人际敏感性和人际沟通能力；学会宽容、谅解、同情和帮助别人，学会理解他人，能够接受彼此不同的观点和立场，学会解决冲突和共同承担责任等。为了获得同伴的接纳和认可，青少年还要懂得规则和群体利益的关系，遵守群体规范，控制自己的行为，互相尊重、相互合作，不断提高自己的社会化水平。

(3) 获得社会支持

朋友关系和同伴关系是稳定感和安全感的重要来源，是重要的社会支持力量。同伴的社会支持有着教师、家长的支持所不能替代的力量，个体可以从家长、教师的支持中获得理解和关怀，但是从同伴的友谊中则可以获得互相证实、互享兴趣、分担恐惧、肯定自我价值、爱、亲密等更具安全感和归属感的支持，这些支持不仅能够帮助个体积极应对新的挑战，也能够应对或者缓解几乎所有的学习和生活压力。

(4) 促进自我概念和人格的发展

个体都有被关注、被赞赏、被认同、被接纳的需要，当这些需要得到满足时，则会体会到归属感、安全感，建立起自尊感。同学之间年龄相仿，阅历相似，感受相似，在交往的过程中彼此之间能够提供理解、关爱和支持。在交往中，个体可以体验到不同的角色与人格，并从同伴、朋友那里得到各种类型的榜样和丰富的信息反馈。如果个体获得了他人的认可和积极评价，会提升自我价值感和自尊水平，从而促进自我概念和人格的发展；或者个体在榜样学习的过程中，进行有效地自我调整，逐渐获得稳定的自我概念。

（5）提高情绪管理水平

在同伴交往过程中，个体会体验到多种情绪，不仅包括正性的情绪体验，还有负性的情绪体验。如，相互理解时的喜悦、得到支持时的感动和感激、被误解时的伤心和困惑、做错事时的羞愧和内疚、成功时的自豪、失败时的自卑、发生冲突时的愤怒等情绪。正是在体验各种情绪的过程中，个体提高了人际敏感性和情绪管理水平，不仅能够识别、理解他人的情绪，还学会了在不同情境中，面对不同的对象，如何恰当地表达情绪。同时，为了拥有良好的同伴关系，个体需要学会管理自己的情绪，控制情绪的不良表达，学会与他人协商与妥协，提高共情的能力。总之，同伴互动的过程就是不断实现情绪社会化的过程。

## 第二节 学习心理问题与调适

学习中的心理问题指影响个体正常的学习行为和学习效能的心理因素或心理状态。在学习中，不同个体的学习心态存在着差异。有的学生把学习当做一种乐趣，不仅能较好地完成老师的学习任务，还能主动地利用多种途径去学习；有的学生则缺乏明确的学习动力，学习效率低，甚至存在厌学心态。青少年常见的学习问题有以下几种：学习困难、学习倦怠和考试焦虑等。

### 一、学习困难

学习困难（learning disabilities）作为心理学术语，是1958年由席兰德、费尔普斯和柯克（Thelander, Phelps & E. Kirk）提出，用以指代轻微脑功能障碍和学习困难儿童（也有人称学习障碍儿童、学习缺陷儿童和学习无能儿童等）。学习困难本质上是一种或多种心理过程障碍，主要表现在听、说、读、写、思考、数学计算与推理方面的落后和困难。具体而言，一般信息加工或基本心理过程障碍是造成学业失败的重要原因，社会信息加工过程障碍是造成其心理与行为问题的重要原因[①]。

学习困难者的主要表现有：学习成绩低下、缺乏学习兴趣、社会适应不良、自尊程度低、身体协调能力差、逆反、自卑、注意力缺陷等。

（一）学习困难的类型

研究表明，大约有5%—10%的在校学生属于学习困难儿童。柯克和加拉赫

---

① 俞国良. 学习困难：一个有待拓展和深化的研究领域[J]. 心理科学进展，2005，13（5）：545-546.

（Kirk & Gallagher，1983）将学习困难分为发展性学习困难和专业性学习困难两种类型（见图7-1）。

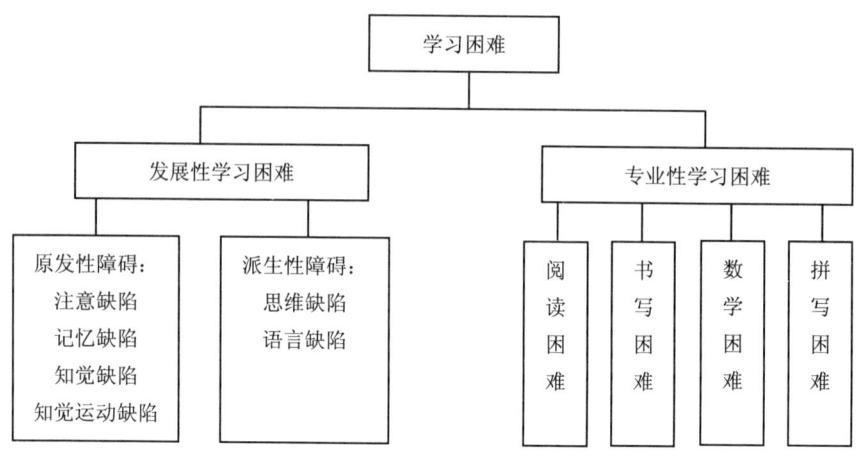

图7-1 学习困难的类型

发展性学习困难指儿童在成长过程中，在应该具有的、达到学业目标所需的基本学习能力方面产生了问题，包括注意、记忆、知觉和感知运动等认识方面的缺陷。这些缺陷又能引起许多其他学习困难，因此叫原发性障碍。派生性障碍，如思维和语言方面的缺陷，通常与注意、记忆、知觉等方面的缺陷有联系。

专业性学习困难指在学习阅读、书写、数学计算、拼写等方面，儿童潜在的能力和学业成就方面存在着较大的不一致性，存在着明显抑制或障碍，主要表现在以下方面。

1. 阅读困难。很多学习困难儿童都存在着阅读困难，如阅读习惯、朗读、理解和表达方式等存在着问题。如，阅读速度慢、写作文表达不当、朗读时增字、减字等。

2. 书写困难。和一般儿童相比，学习困难儿童在写字速度、掌握的词汇量、语句的通畅性等方面存在着更多的问题。

3. 数学困难。数学问题的解决能力需要注意、感觉、知觉、短时记忆等认知能力，而学习困难儿童的认知能力低下导致了数学学习的困难，如空间想象力、数量关系及逻辑推理能力较差等。

（二）学习困难儿童的特征

一般来说，学习困难儿童在认知、情绪、行为等方面具有和一般儿童不同的特征。

1. 认知能力差。学习困难儿童的知觉、听觉、注意、记忆、思维以及社会认知能力和一般儿童存在着显著差异，主要体现在以下几个方面。

（1）视知觉问题。某些学习困难儿童辨别字时花费时间较长，容易把形状类似、方向相反的数字、字母、字词看错、读错，且不易改正。

（2）听知觉问题。听知觉能力一般分为听觉专注力、听觉分辨力、听觉记忆力、听觉理解力、听说能力等几个方面，主要表现为不能在短时间内分辨出相似的音节，听觉理解力、记忆能力低下等。听知觉落后是语文学习障碍的主要原因。

（3）注意、记忆性问题。学习困难儿童的注意集中能力和短时记忆能力存在障碍，非常容易分心，记忆力和使用记忆策略的能力低下等。在学习过程中，很多知识的学习都离不开记忆，因此注意和记忆的问题会影响儿童学习能力的提高。

（4）社会知觉能力低下。在社会交往过程中，人们需要加工各种信息，如对他人的表情、动作、话语等赋予意义，并据此作出反应。研究发现，学习困难儿童在社会知觉方面存在着问题：学习困难儿童通过面部表情理解他人情绪的能力显著低于一般儿童，不能适当地解读社会交往情境，在理解他人的言语和非言语社会线索方面存在着困难[①]。

（5）自我知觉能力低下。学习困难学生对其学业能力的自我知觉有明显的消极倾向。和一般学生相比，他们把自己的各个方面几乎都看得很差，不太相信自己会成功，很少把自己的成功归因于能力，而更多是归因于运气和任务容易；失败时，他们更可能把失败归因于缺乏能力，而很少归因于不努力，这势必对他们的积极成长和发展造成不利影响[②]。研究表明，学习困难儿童和一般儿童在学业自我概念方面有着显著的差异，他们对自己学业成绩的评价、学习策略、学习潜能和学习上的自我效能感明显低于一般儿童[③]。

2. 情绪问题

学习困难儿童在学校环境中会经历更多的压力感和内部失调。由于在学校经常犯错误、被嘲弄、成绩差或被批评等因素，他们的焦虑水平比一般儿童高。很多研究发现，学习困难儿童有较突出的抑郁问题[④]。还有研究表明，学习困难女生比非学习困难同伴报告了更多的抑郁症状，且达到显著水平；而学习困难男生

---

① 俞国良，曾盼盼，辛自强，等. 学习困难儿童社会信息加工的特点［J］. 心理学报，2002，34（5）：505-510.

② 雷雳. 关于学习困难学生自我知觉的研究［J］. 心理学动态，1997，5（2）：16-20.

③ TABASSAM W, GRAINGER J. Self-concept, attributional style and self-efficacy beliefs of students with learning disabilities with and without attention deficit hyperactivity disorder［J］. Learning Disability Quarterly, 2002, 25（2）：141-151.

④ 王永丽，俞国良. 学习困难儿童的心理行为问题［J］. 心理科学进展，2003，11（6）：675-679.

与非学习困难同伴之间的抑郁表现差异不明显①。

3. 行为问题

学习困难儿童的所有心理活动均是通过行为表现出来的,其行为异常会显著妨碍儿童的成长和发展。

(1) 生活和社会适应问题。

有研究者用问卷法对 106 名学习困难青少年进行研究,发现学习困难青少年缺乏社会技能,在学校更容易遭到同伴拒绝,体验到更强的孤独感②。同伴接受性在儿童的社会适应中具有重要作用,学习困难儿童经常遭到拒绝的现状给他们适应社会带来了很大困难。

(2) 违纪行为

学习困难儿童比一般儿童有更多的违纪行为,许多青少年违法者在早期都有学习困难现象,并且学习困难的违法者再次犯罪的可能性会更大。大量研究表明,学习困难与攻击性、课堂违纪行为之间存在着显著相关。物质滥用(substance abuse)也是违纪行为的重要表现,学习成绩不良、冲动性、同伴关系存在问题、低自尊等都是导致物质滥用的危险因素,而这些特征在学习困难儿童中普遍存在,因而学习困难儿童更容易出现物质滥用行为③。

(3) 自杀行为

巴伦(Baron, et al, 1999)用自我报告法测量了 30 名学习困难青少年的自杀倾向,结果显示学习困难儿童更易产生自杀观念。进一步研究指出,学习困难儿童存在自杀倾向的主要原因表现在:①学习困难儿童存在着更多的抑郁情绪,这与自杀有显著的关系;②学习困难儿童表现出某些不良的认知特征或个性特征,如冲动性、自我概念缺乏、社会认知缺陷、非言语问题解决缺陷等,这些特征一般更容易导致自杀。

(三) 学习困难儿童的干预

学习困难现象产生的原因很复杂,教师或家长要根据儿童学习困难的外部心理行为表现,有针对性地进行干预。

1. 心理干预

心理干预的实质就是给儿童提供心理咨询。通过个体或团体心理咨询活动,提高学习困难儿童的社交技能,增强他们对情绪的理解能力、情绪的表达等,有

---

① HEATH N L, ROSS S. Prevalence and expression of depressive symptomatology in students with and without learning disabilities [J]. Learning Disability Quarterly, 2000, 23: 24 – 36.

② TUR-KASPA H. The socioemotional adjustment of adolescents with LD in the kibbutz during high school transition periods [J]. Journal of Learning Disabilities, 2002, 35 (1): 87 – 96.

③ MORRISON G M, COSDEN M A. Risk, resilience, and adjustment of individuals with learning disabilities [J]. Learning Disability Quarterly, 1997, 20: 43 – 60.

助于学习困难儿童形成健康的心理、健全的人格。

2. 教育干预

学习困难儿童教育干预的目标是努力缩小他们的潜能与成就之间的差距。教育干预的实质是向学习困难儿童提供普通教育及教学计划所不能提供的特殊服务和帮助,主要包括以下内容。

(1) 基本技能的训练。在儿童的早期生活中,最重要的是关注儿童在知觉、听觉、记忆、注意等方面的发展,及时发现儿童存在的问题,进行早期干预。干预越早,就越有针对性,也就越有成效。早期干预要着重训练儿童的基本心理过程和基本技能,如注意力、知觉—动作能力、记忆力、语言能力、听觉能力等。如在语言发展方面,在儿童小时候,多和孩子说话对其进行言语刺激,提高儿童对分辨语音差异的敏感性,让儿童在和父母的交流中产生积极的情绪体验,有助于形成安全型的依恋关系;在运动技能方面,可以训练孩子翻、滚、爬、走、跑、滑、跳、抓球等动作,提高其身体的协调能力等。

(2) 基本学习能力的训练。基本学习能力的训练以儿童学习的课程为核心。首先要对儿童的各项心理能力进行评估和分析,根据其优势和劣势,制定提高学习水平的计划和目标;其次,将儿童学习时遇到困难的教材进行任务分析,将其分解为更简单、更易操作的分项技能,然后根据儿童自身的心理发展特点,分别对学生进行分项技能训练,逐渐提高学生对学习内容的理解,培养学生解决问题的思路,从而提高学生的学习能力。

(3) 学习策略训练。在对学习困难者进行干预的过程中,很多研究者逐渐认识到:学习困难儿童的能力缺陷表现相当广泛,特定的能力缺陷与特定的学业问题之间远非简单的一一对应关系,而是某种缺陷的组合选择性地影响着学业表现。此外,学习涉及到许多因素的相互影响和作用,而某方面能力缺陷仅仅是其中一个因素,且未必是起直接决定作用的因素。因此,与其对学习困难儿童进行某方面能力的干预,不如训练学习困难儿童的元认知学习策略,使其学会制定学习目标、分析学习任务、自我提问以检查阅读效果、及时发现并纠正错误等。元认知指有关认知过程的知识和对认知过程的调节,在学习困难领域的研究发现,元认知训练对提高学习困难儿童的阅读、写作以及数学问题解决能力都起到了重要作用[1]。

(4) 社会与生活适应能力训练。学习困难儿童的生活适应和社会交往能力显著低于一般儿童,他们在学校生活中过多地遭到同伴的拒绝,体验到过强的孤独感。长期的消极评价使学习困难儿童出现了很多心理行为问题,这些又反过来

---

[1] 张雅明,俞国良. 学习困难儿童的元认知研究 [J]. 心理科学进展,2004,12 (3): 363-370.

影响了其学习水平的提高。因此，学校教师可以利用多种班级活动或团体心理辅导机会，提高学习困难儿童的独立生活和社会交往能力；同时，给他们更多的鼓励，让他们有更多的成功体验，提高其学业自尊水平，帮助他们逐渐克服学习障碍。

### 二、学习倦怠

学习倦怠（learning burnout）反应了学生消极的学习心理，是学习者由于学习压力或缺乏学习兴趣而对学习感到厌倦的消极态度和行为。

（一）学习倦怠的表现

学习倦怠在认知、情绪、意志、生理等方面主要表现为以下几点。

1. 认知方面

时常感到倦怠疲乏，注意力难以集中；上课时左顾右盼，胡思乱想，不能将注意力集中在课堂上的学习和活动中；写作业时容易被无关刺激吸引，坐立不安，学习效率极低；记忆力下降，读书时总是提不起精神，感到身体疲惫、四肢无力；记不住生词及解释，很难完成学校布置的背诵作业。

2. 情绪方面

情绪低落，容易感到焦虑、烦躁、易怒、抑郁等；从对学习不感兴趣发展到对所有的事情都失去兴趣，无精打采，得过且过；情绪不稳定，容易因为一些鸡毛蒜皮的小事发怒、哭泣，甚至情绪失控；学习方面没有成就感，自卑感严重，对升学、就业感到绝望，虽然能认识到这种生活状态不好，但不知道以后该怎么办。

3. 意志方面

自制力差，学习时容易疲劳，一看书就发困，即使在考试中也无法提起精神来。学习中遇到困难不愿意努力去克服，而是沉溺于一些不良行为来逃避学习；对学习产生畏难情绪，每天一想到去上学就感到紧张、难受，甚至出现身体不适症状。

4. 行为方面

上课不注意听讲，破坏课堂纪律，顶撞老师，不服管束；课后总是有意回避老师和同学，把自己封闭起来，常常怀疑老师、同学背后议论自己，对老师、同学有敌对和排斥心理；和同学相处时，脏话不断，打架、欺侮同学等。

5. 生理方面

大脑供血不足，视力减弱，食欲不振，嗜睡或失眠，严重的还伴有代谢紊乱、心律失常等生理反应。

（二）学习倦怠的产生原因

学习倦怠的产生是社会、学校、家庭、个体等因素综合作用的结果。以下介绍几种主要原因。

1. 学习压力过重

当前社会升学、就业的竞争越来越激烈，给学校和家庭带来了很大压力。为了让自己的子女或学生在激烈的竞争中胜出，将来能够更好地适应社会，学校、家庭转而将这些压力施加到孩子身上。无论是对于老师还是家长，学习成绩已经成为评价学生的标准。为了追求升学率，学校教师的关注点集中在成绩中、上等的学生身上，而对学习成绩差的学生则采取了放弃的态度。随着学习内容越来越多，班级学生的学习成绩出现严重的两级分化现象，部分被放弃的学生在学校被冷落，感到孤独、绝望，校园生活成为在痛苦和煎熬中等待毕业的过程。即使那些学习成绩不错的学生，也会在严格的纪律、频繁的考试和排名以及长期紧张、焦虑的生活中对学习丧失兴趣，产生学习倦怠。在家庭中，家长将全部希望寄托在孩子身上，过高的要求、不合实际的期待以及过于关注的压力也会让孩子失去学习的兴趣，身心疲惫，对学习产生倦怠心理。

2. 学习环境

环境对人的情绪、情感的变化起着重要作用。学生在整洁、明亮的教室里学习，会感到心情舒畅；而在潮湿、阴暗的环境中学习则会感到倦怠、厌烦。此外，教师对学生的态度和教学方法、师生关系及亲子关系也是影响学习环境的重要因素。学生听喜欢的老师上课，则会对该课程充满兴趣，疲惫感减少；老师对学生的赞赏和鼓励，会成为学生积极进取的动力；家长对子女的支持和关爱也会增强学生面对学习挫折的勇气和信心等。

3. 对学习的错误认知

学习应该是贯穿人一生的事情，中小学的学习只是为将来的终生学习培养基本的学习能力，打下良好的知识基础。然而，很多学生学习并不是为了求知的需要，而是无奈、被动的选择，对学习的认识存在着很多偏差。

（1）"苦读寒窗十年，考上大学后就轻松自由了"。老师们在激发学生的学习动机时，会使用类似的话鼓励学生一鼓作气，考上好学校。面对着未来轻松自由的美好前景，很多学生刻苦攻读。然而，当进入大学后，则会感到更多的失落，也会导致学业的荒废。

（2）"只有学习好，才会上好大学，找到好工作"。家长、教师在教育学生的过程中，都会把成绩和学生的未来"收益"联系起来。诚然，学习对一个人素质的提高、未来的发展起着重要的作用，但是如果把学习成绩当做未来成功的唯一筹码，则会产生很多不良后果。如，学习成绩不好的学生会认为自己将来没有希望了，从而自暴自弃，放弃学习；而学习刻苦的学生如果发现一些名牌大学的毕业生也找不到工作的时候，则会产生失落、迷茫和困惑，不知道自己努力学习的意义是什么，感觉身心疲惫，出现学习倦怠。

4. 个体的心理素质

个体自身的心理素质原因也会导致学习倦怠,如情绪调节能力强的学生,能够从学习倦怠的厌烦、焦虑中及时恢复到充满活力的状态;抗挫折能力强的学生,面对学习中的困难时会勇敢面对,积极去解决问题,而不是采取逃避的态度;自我控制力强的学生,能够坚持完成学习计划,而不是一遇到学习中的困难就气馁、放弃;能够正确自我评价的人,即使学习上遭遇失败也不会自卑,而是利用自己的优势变失败为成功的动力。

(三)学习倦怠的干预

由于竞争激烈,家庭的教育支出增多、就业难等现实因素,"学习无用论"逐渐兴起;学习压力大,学习内容越来越难等因素,让很多儿童失去了学习的快乐和兴趣。儿童的学习倦怠成为摆在教师、家长面前的难题。那么,怎样对学习倦怠进行干预呢?

第一,寻找倦怠的原因。每个学生产生倦怠的原因存在着很大差异。有的是因为几次考试连续失败,对自己失去了信心;有的学生是学习基础不好,和别人有了距离,一时功课跟不上;还有的学生认为学习无用,即使上了大学也不一定能找到好工作,不如将来自己创业,从而对学习没有兴趣等。对于不同的倦怠原因对症下药,才能取得好的效果。

第二,劳逸结合,科学安排学习生活。学生在学校生活中频繁地面临着各种形式的考试,为了在考试中取得好成绩,很多学生采用疲劳战术、挑灯夜战,处于过度学习状态中。时间久了,会产生疲倦感,学习效率低下。因此,为了预防学习倦怠,要学会科学用脑,合理安排。人的大脑精密而繁杂,不同部位支配不同的心理和生理活动,一定的心理活动总是发生在大脑的某个特定部位,而与此无关的皮层区域则处于相对静止状态,当某一种单一活动强度过大或时间过长,就会引起该区域皮层疲劳。科学用脑就是要善于变换学习的内容或使内容丰富化,应避免单科学习时间过长,要使文、理科课程穿插复习,这样,大脑皮层的神经细胞不仅不会疲劳,而且还会有相互促进的作用。此外,学习疲倦的时候,除了睡眠和闭目养神可以及时恢复体力外,还可以利用活动达到休息的目的,如散步、打球和轻微的体力劳动等,也可以与他人聊天。

第三,激发学习的内部动机。人为什么要学习?很多时候,教师或家长过多地激发了学生学习的外部动机,如为了找到好工作、为了地位、名利等要好好学习等。外部动机虽然对激发学习兴趣、缓解学习倦怠会起一些作用,但是要从根本上缓解学习倦怠,必须要重视学生内部动机的培养。因此,在教学过程中,教师要精心设计教学方案,以多种教学手段激发学生的学习兴趣,充分调动学生的学习积极性,让他们积极参与到教学中去。在指导学生学习的过程中,要改变学生对学习的偏差认知,让学生认识到,学习不是苦读寒窗几年的短暂性应试行为，而是获取知识、走向自我实现的必经之路，一直贯穿人的一生。通过鼓励、赞扬等方式，提高学生的自我效能感；引导学生对未来进行生涯规划，使其明确自己想要什么样的人生，从而懂得学习的意义；帮助学生制定长期、中期、短期目标和学习计划，并督促学生完成等。

第四，学会自我调节的方法。在学习过程中面对竞争和压力是不可避免的，但是不同的人对压力的反应不同。有的学生会因压力过大放弃学习，而有的学生则变压力为动力。因此，教师要教给学生自我调节的方法，如采用倾诉、书写、唱歌等合理的宣泄方法缓解压力，提高他们缓解压力的能力。

第五，提供良好的学习氛围。学校和家庭除了要给学生提供良好的学习环境外，还要注意提供良好的人际交往氛围。教师可以通过组织一些集体活动，让学生在活动中感受同学的友谊和集体的温暖，增强班级的凝聚力；加强师生互动，形成和谐的师生关系；加强教师和家长的联系，及时沟通孩子的学习生活情况，协调孩子和家长的关系等。良好的人际氛围有助于孩子在应对学习倦怠中获得强大的心理支持和学习动力。

### 三、考试焦虑

考试是学习过程中常见的现象，每个学生都会经历过很多大大小小的考试。考试不仅是评价教师教学和学生学习质量的重要指标，也是教师、家长和学生的关注核心，是学生面临的主要压力源之一，对学生的身心健康有很大影响。

影响考试成绩的因素有三个：一是实力因素，来自于平时的努力和知识的积累；二是技术因素，即考试的经验、考试的答题技巧和考试的相关信息；三是心理因素，即考前和考试期间的心理状况，压力是否过大，情绪是否稳定，是否充满自信等。其中，考试越临近的时候，实力的作用就越降低，因为实力不是一朝一夕的事，而心理素质的作用就越重要。良好的心理素质有助于个体正常或超常发挥，把平时的实力展现出来。然而，不良的心理素质，如考试焦虑现象则会使个体由于过度紧张、焦虑而影响考试结果。

考试焦虑是由认知、生理和行为三种基本成分交织而成的一种复杂的情绪反应，三者之间相互影响、相互联系，其中认知成分对考试焦虑起着决定性的作用。

认知成分是以担心为特征，由消极的自我评价形成的意识体验。"我要是没有及格，怎么好意思面对父母、面对同学？""考不好，我一辈子就完了。"基于这样一种对考试后果的担忧，考试焦虑便应运而生。

生理成分是同自主神经系统活动增强相联系的特定的情绪反应，表现为心率加快、肌肉紧张、呼吸急促、胃肠不适、多汗尿频、睡眠不良、食欲不振等，这可以看做考试焦虑的生理成分。

行为成分是通过防御或逃避表现出来的一定行为方式，主要特征是多余动作增多，坐立不安；或胡乱作答，早早离开考场；或以各种借口逃避参加考试，甚至采取自伤或自杀的方式来逃避。

那么，如何缓解考试焦虑情绪呢？考试焦虑可以分别从心理层面和实战层面进行调节，本节只重点介绍心理层面的干预。

(一) 考前焦虑的调适

1. 认知调节法

认知是指人们对周围事物的想法或观点，认知评价是影响考试焦虑的首要因素。

第一，需要让学生了解，考前焦虑是人们自身所具有的保护和适应功能的防卫反应，因为适度的紧张有利于个体潜力的充分发挥。心理学研究表明，适度紧张和焦虑可以维持考生的兴奋性，增强学习的积极性和自觉性，提高注意力和反应速度等。也就是说，在考试及准备过程中，维持一定程度的紧张是有必要的，面临考试一点都不紧张的人，考试发挥情况并不一定好。

第二，检查自己的担忧。可引导学生把自己的一切担忧逐条记下来，按程度的大小依次排列各项，如"我担心自己这次考试发挥不好"。

第三，对担忧进行辩论和危害分析。例如："因为我上次考试没有考好"，"因为我这一章没有掌握好"，"因为老师说我考重点中学没有希望"……

辩论："是否把一次考试不好就推想为将来一定考不好"，"是否把某一章、某一科目没掌握好就认为所有的科目都没有准备好"，"是否听一个人说自己不行就认为自己真的不行"，"是否把自己的不足、缺点过分夸大，把自己的能力、长处过分缩小"……

危害分析："我的担忧有危害吗？当然有。会让我学习分心，不能集中精力复习；让我紧张，影响在考场上发挥。若不及早消除，到考试时将后悔晚矣！我应采取怎样的态度？"

第四，得出合理的反应。"当前最紧要的是有条不紊地搞好复习。既要对考试充满自信，又要扎扎实实地做好各项准备工作，这就是自己应该采取的态度。"

在操作上，要求学生把上述各步骤写出来，必要时做成三种栏目卡片，一栏为担忧认知，二栏为分析和辩论，三栏为合理反应。在时间安排上，第一周，要求至少每一天将三栏内容读一遍或默想一遍。在逐渐巩固的基础上获得这样一种自动反应：一旦某一种担忧重新出现，就对自己说，"我已经把这个问题解决了，不必为此操心"。以后如果再出现程度很重的反复，再重新阅读卡片。

2. 系统脱敏法

系统脱敏法属于一种行为治疗技术，就是在教会个体放松的前提下，带领个体逐渐接近焦虑源，然后利用放松技术再逐渐消除焦虑的方法。

#### 3. 自我暗示法

良性心理暗示有利于自信心的提升，减轻焦虑和紧张程度。在遇到困难和焦虑紧张的时候，一定要用正向的语言暗示自己。如，考前大声对自己说，"我这次一定能考好"、"我对自己充满信心"，以鼓舞斗志，发挥水平。

### （二）考试期间焦虑的调适

#### 1. 不要东张西望，尽量不与监考老师有目光接触

有些考生因为监考老师看自己的答卷或与监考老师对视一眼，便紧张、担心而产生怯场。对此考生就当他不存在，以减少意外的心理压力。

#### 2. 积极自我暗示法

对自己说："放松，我能行。"遇到难题做不下去了，这时候默诵："我做不出的难题，对别人来说也是难题"。不管事实如何，先把自己情绪稳定下来。

#### 3. 转移注意法

如闭目片刻，做深呼吸，默默数数或伏案休息片刻，不考虑答卷上的问题；或者把笔放下、向窗外眺望，借此稳定情绪，缓解紧张心理。

#### 4. 少想"还有很多没有做出的题"，多想"已经做出了很多题"

考试期间总是想着自己的不足，会给自己很大的压力，易产生恐惧、焦虑情绪，不利于集中精力答题。

#### 5. 少想自己做题慢，多想比别人做题仔细

在考试期间，如果周围的人做题速度很快，会让个体产生很大的压力。"怎么办？为什么这些题对别人来说都很容易？看来我要考砸了！"等等消极想法，都不利于考试正常水平的发挥。要给自己积极暗示，如"虽然我做得有些慢，但是我很仔细"等，让自己情绪稳定下来。

考试焦虑是学生在学习生活中常见的情绪，过度的焦虑会对学习和身心健康带来不良影响。对于具有考试焦虑的学生，可以在考试前期有针对性地对其进行心理干预或训练，以提高其情绪调节及考试应对水平。

## 第三节 校园生活中的健康问题与调适

学校是一个由特定年龄的人群所组成的团体机构，大部分人的童年、少年及青年时期要经历学校学习阶段，校园生活的好坏直接影响到学生的身心健康。在校园生活中，学生会遇到各种各样的问题，如校园环境的适应、师生关系的问题、校园暴力、校园伤害、吸烟行为等，如何及时发现学生面临的问题，并帮助学生积极应对，对维护学生的身心健康有着重要意义，也是教育工作者需要首要关注的问题。

### 一、新生适应问题

新生入学或者学生转学进入新的学校开始学习和生活时，都会面临着不同程

度的适应问题。一是对班级的适应，和新的同学相处是否融洽，能否得到新的班集体的认可和接纳，是否喜欢新的老师等；二是对老师的教学方法是否适应，如果习惯了以前老师的教学方式，可能会对新教师的教学方法有所排斥，从而导致不喜欢学习该老师的课程；三是对学习的适应，如初中生到了高中以后，各学科的跨度很大，教师的授课方式也发生了变化，可能会感觉到各种不适应等等。对校园生活的不适应会为学生带来种种困扰，使他们情绪低落，缺乏自信，产生厌学情绪，注意力不集中，记忆力下降，学习效率降低等；有的儿童对考试不适应，过分重视考试成绩，几次考试失败的经历引起抑郁不安、失去学习兴趣，甚至产生自卑、绝望等情绪；还有的儿童甚至会产生学校恐惧症，拒绝上学等，这些都是对学校生活适应不良的表现。

## 二、人际关系问题

校园生活中的人际关系主要是师生关系和同伴关系。师生关系是影响学生适应校园生活的重要因素之一。然而，有些学生和老师之间的关系没有处理好，对老师怀有敌意和不信任感，把老师的批评当做故意找自己麻烦，看不起自己，对该老师的课程怀有抵触心理，产生厌学情绪。良好的同伴关系也是影响学生校园生活质量的重要因素，如果同伴之间关系冷漠，存在隔阂，体验不到友谊和关心，学生则缺少了校园生活中重要的情感支持力量，增加了日常生活中的心理压力和学习倦怠感。

## 三、校园暴力问题

校园暴力指存在于学生之间、学生与教师之间、校外人员与学生之间的暴力行为，包括语言等软暴力和身体上的袭击等硬暴力行为。校园暴力主要表现为四种形式：一是语言暴力，如给同学起侮辱性的外号、造谣生事、歧视学生等侵害行为；二是肢体暴力，包括打、踢、撞等伤及身体的行为；三是性暴力，表现为各种形式的性骚扰、性侵犯；四是心理暴力，包括教师对学生的冷漠、孤立，对学生的问题不理不睬，对学生的成长漠不关心等伤害学生心理健康的行为。

校园暴力会对学生的身心健康产生极为恶劣的影响。第一，会造成学生生活质量的下降、疾病、残疾甚至死亡；第二，校园暴力会破坏学校安全和平静的校园环境及学习氛围，让学生处于不安全感和恐惧中，产生厌倦、焦虑等情绪；第三，校园暴力会给受害者带来长时间的恐惧和痛苦，严重影响到被害者的身心健康，甚至引起被害者产生以暴制暴的报复行为；第四，校园暴力如果没有得到有效制止，会强化施暴者的行为，将暴力作为解决问题的重要手段，从而成为社会的祸患。

因此，校园暴力不论对施暴者还是受害者都造成了很大的伤害，心理干预的目的就是让双方都认识到，暴力不是解决问题的最好方法。对于施暴者而言，首先要对其进行法律、法规及学校规范的教育，让其认识到暴力行为的后果；其次是了解施暴者行为背后的认知因素，并进行认知调整，如施暴者认为通过暴力可以让对方害怕自己，以后不再找自己的麻烦，那么要让施暴者认识到，暴力行为不是解决问题的最好方法，反而会引发互相报复的恶性循环；再次，调节施暴者的情绪，施暴行为发生后，施暴者的情绪处于不稳定状态，要让其情绪平复下来，再进行沟通；最后，如果施暴者很难稳定情绪，有冲动性行为倾向或自杀危机等，则需要及时与家长联系并对其进行监控。

对于受害者而言，干预的重点是宣泄其情绪。受害者在校园暴力中，体验了过度的羞耻、愤怒、恐惧、焦虑等诸多负性情绪，如不能及时消除，压抑的愤怒会爆发出来，演化为更严重的暴力问题；或者由于恐惧、伤心而陷入抑郁情绪，甚至出现自杀行为。因此，教育者要陪伴在受害者旁边，真诚地共情，理解对方的感受，给对方情感支持，鼓励对方以合理的方式将负性情绪宣泄出来。等受害者的情绪稳定以后，再帮助其分析事件发生的原因，如何避免再次出现类似的问题，以及对方从这件暴力事件中获得的成长。

**四、吸烟、饮酒等行为问题**

在校园生活中，会有一些青少年学生成群结伙，在操场或教学楼隐蔽的地方吸烟，或者去校外的餐饮场所吃饭、饮酒。吸烟饮酒现象，已逐渐成为我国青少年中较严重的行为问题。

（一）吸烟、饮酒对健康的危害

吸烟是很多疾病的诱因，特别是对呼吸系统疾病的影响更大。如，吸烟可以诱发支气管炎、肺癌等；吸烟者冠心病、高血压、肺气肿等疾病的发病率要显著高于非吸烟者。另外，吸烟可导致注意力涣散、反应迟钝、动作不灵活，还可导致记忆力、想象力、辨别能力下降等。

饮酒后，90%的酒精要经过肝脏解毒。青少年发育尚未完全，肝脏处理酒精的能力差，容易发生酒精中毒及内脏功能损害，可能埋下肝硬化、胃癌、心血管病等疾病隐患。此外，青少年过度饮酒的行为，还会带来运动机能失调，在人际交往、言语感觉和理解能力方面产生退化现象，严重影响自身的学习和成长。

（二）吸烟、饮酒的心理原因

1. 满足心理需求。受社会上广告媒体宣传和成人的影响，青少年会对吸烟、饮酒充满好奇。而且，青少年把吸烟或饮酒看成获得成人角色或体现独立的一种方式，在吸烟、饮酒的行为中获得成熟感和独立感，或者将该行为作为反抗教师和家长权威的一种手段。此外，吸烟和饮酒也是体现自己经济能力的一种象征，有些学生会通过同学之间攀比烟和酒的品牌，获得自我价值感，得到虚荣心的满足。

2. 错误认知。尽管青少年在学校会接受吸烟、饮酒危害健康的教育，但是有很多人认为，其危害性并没有宣传得那么严重。他们会对此产生疑问："既然吸烟有危害，为什么不禁止卖烟呢？""为什么作家写作、侦探破案的时候都要点燃一支烟？"在很多影视作品中，烟酒成为开拓思维、调节情绪的工具，对青少年的认知和行为产生了不良影响。

3. 人际交往的需要。同伴关系在校园生活中起着极其重要的作用，在人际交往中，青少年面对吸烟、饮酒等不良行为时很难拒绝。他们并非不知道其危害性，只是为了迎合交往团体的需要，担心自己被团体拒绝和孤立。

（三）吸烟、饮酒行为的干预

对青少年的不良行为进行干预，培养健康行为，学校起着重要作用。

1. 重视校园文化，创设良好的班级氛围。校园文化是学校环境的文化内容，对学生的身心健康有着潜在的影响。积极的校园文化可以陶冶学生的情操、启迪学生心智，促进学生的全面发展。良好的校园文化有助于班主任教师进行班级管理，建立具有良好班风和凝聚力的班集体。教师可通过各种文化活动，为同学之间、师生之间的良性沟通提供机会，形成和谐的人际氛围；通过设立一些学习小组，营造互相帮助、积极向上的学习氛围；通过组织学生轮流管理班级、参加志愿者活动等措施，增进学生对各种规章制度的了解，提高其责任感，形成良好的班风和舆论氛围，以消除吸烟、饮酒等不良行为滋生的空间和生存的土壤。

2. 利用禁烟、禁酒宣传活动进行教育。宣传教育可利用青少年的自主性、独立性特点，以心理剧、课题研究或者小品展示等丰富多彩的形式将探索的主动权交给学生。让学生去搜集烟酒对健康的危害、吸烟饮酒不良行为背后的心理原因、校园戒烟的策划方案等资料，并利用主题班会的形式让学生进行展示。通过这些方式，让学生变被动为主动，既满足了其成长的心理需求，又加深了他们对烟酒危害的认识。

3. 人际交往指导。教师要对学生进行人际交往教育，可采取角色扮演、辩论赛、心理剧等方式，引导学生形成正确的交友观，不仅要学会欣赏朋友的长处，悦纳朋友的不足，真诚、尊重、理解他人，还要学会如何拒绝的方法，理智地抵制来自同伴和社会的不良影响。

4. 培养学生的情绪调节能力。学习负担过重、竞争压力过大都会给学生造成心理上的困扰，烟酒便成为学生缓解压力、调节情绪的工具。教师可以通过讲座、组织团体活动或对学生进行心理咨询等方式，指导学生学会适合自己的情绪调节方法，疏导不良情绪，缓解压力和学习倦怠感。

5. 行为干预。对于一些已经有烟瘾、酒瘾的学生，教师可在家长、学生本人的配合下，在专业心理咨询教师的指导下，对其不良行为进行行为干预。可采用厌恶疗法、系统脱敏法等方法，逐渐减少学生的不良行为。

## 【建议参考资料】

1. 赫英斌，张伟华. 现代心理健康与咨询［M］. 北京：中国物资出版社，2008.
2. Daniel Fung，Li Zhong Ying. 儿童心理健康手册4：学习困难［M］. 王虹，译. 北京：中国水利水电出版社，2004.
3. 胡平. 中小学心理危机预警、干预及管理［M］. 北京：清华大学出版社，2010.
4. 王立冬. 大学生心理健康教育［M］. 北京：经济科学出版社，2009.

## 【问题与思考】

1. 影响学习的因素有哪些？
2. 校园人际关系对青少年的身心健康有什么影响？
3. 学业情绪对学习的影响是什么？教师可以采取哪些方法改善学生的学业情绪？
4. 你自己或周围的人有没有学习倦怠现象？如果有，请根据他（她）的特点设计一个干预方法，并记录干预效果。
5. 如果你是一位教师，刚刚接任了一个班级。该班级学习风气很差，校园暴力问题频出，学生同任课教师的关系恶劣，你打算从哪几方面着手，改善班级环境，提高学生的学习水平？谈谈你的想法。

# 第八章 婚姻、家庭与健康

**【本章提要】**

婚姻的稳定、家庭关系的和睦不仅影响着个体身心健康状况，而且还关乎社会的和谐与发展。幸福的婚姻能够满足个体对生理、心理、社会等各方面的需求，对个体的身心健康有重要作用。家庭是指以婚姻为纽带，各成员间通过爱、责任、依赖等关系联系起来的特殊的社会群体。家庭是否稳定与和谐不仅影响着家庭成员的心理健康状况，还会对疾病的产生、预防和治疗起着不可忽视的作用。如何拥有高质量的婚姻，有效调适夫妻关系中的问题，营造融洽的家庭氛围，构建良好的亲子关系等是每个人关注的问题，本章将试图对这些问题作出分析和阐述，以使人们对婚姻和家庭有更深入的认识，构建良好的家庭关系，享受积极幸福的人生。

**【学习重点】**

1. 理解婚姻的基本含义和功能。
2. 了解婚姻适应的特质和稳定婚姻的类型，领会影响婚姻适应的因素。
3. 了解婚姻和家庭对身心健康的影响。
4. 了解家庭的内涵、结构和家庭的功能，了解健康家庭的特点，掌握家庭压力问题的调适方法。
5. 了解夫妻关系和亲子关系中的问题，掌握家庭关系的调适方法。

**【重要术语】**

婚姻适应　家庭　家庭压力事件　夫妻关系　亲子关系

婚姻是家庭的前提，家庭是社会的细胞，婚姻的稳定、家庭的和睦不仅影响着个体身心健康状况，而且还关乎社会的和谐与发展。因此，构建良好的夫妻关系，创设民主的亲子关系氛围，对提高个体生命质量、享受健康人生有着重要的价值和意义。

## 第一节　婚姻和心理健康

婚姻是什么？有人说，婚姻是爱情的结晶。还有人说，婚姻是爱情的坟墓。

婚姻是人类学的永恒课题,在人类的繁衍和发展中起着重要的作用。拥有和谐的婚姻,对个体的身心健康和家庭幸福有着重要的价值和意义。

**一、婚姻的概述**

自古以来,人们对婚姻有着很多种理解。婚姻的含义、婚姻的功能、良好婚姻的特征等都是人们关注的问题。

(一)婚姻的基本含义

社会学认为,婚姻是男女双方经过正式的礼节结合而成的夫妻关系;法律规定,婚姻是男女双方以永久共同生活为目的,依法自愿缔结的具有权力义务关系内容的两性结合。

从外在的形式上看,婚姻是男女两性的生理结合,是人的一种自然本能和生理性的行为。实际上,这只是婚姻的自然属性,人类也正因为这一属性才得以繁衍后代。然而,并非所有的两性结合都被认为是婚姻,两性结合只有符合一定的规范,才会被认为是婚姻。这是婚姻的社会属性,是指婚姻受社会的政治、经济、法律、道德、宗教、民族、文化传统、风俗习惯等社会条件的决定、约束和规范,是人类社会两性关系的独特内容。可以说,婚姻关系既是一种自然关系,也是一种社会关系。

(二)婚姻的功能

婚姻作为一定时期社会文化认可的两性关系的结合,具有特定的社会功能。

1. 生理功能

婚姻的生理功能体现在性爱和繁衍两方面。从生物学的角度来说,性的欲望和要求的最终目的是生命的繁衍。然而,人类和动物不同。人类经过婚姻的结合、社会的认可、夫妻之间发生性行为,不仅可以满足传宗接代的需求,更重要的是可以满足生理、心理和感情的需要。可以说,性的满足是人类婚姻得以产生并存续的非常重要的功能。

2. 心理功能

婚姻的生理功能更多地属于人的自然属性,而心理功能则更多地归于人的社会属性。恋爱中的男女在走进婚姻殿堂的时候,最大的愿望就是希望能彼此感情深厚,共同应对生活的风霜雪雨,相伴到老。因此,对情感的需求成为婚姻最首要的心理功能。夫妻双方都希望能有一个安全的避风港,可以倾诉工作上的压力,生活中的烦恼,得到彼此的安慰和心理支持,满足自己对安全、归属感与爱的心理需求,而婚姻可以满足夫妻的心理需求。现代婚姻对婚姻的心理功能越来越重视,如在寻找配偶的时候,人们越来越重视了解对方的个性心理品质,双方在理想、信仰、兴趣、态度、价值观、气质、性格等方面是否能够相互满足等心理因素。此外,婚姻的存在可以满足子女的生理、安全感、归属和爱的需求,儿童在稳定的婚姻家庭中，在父母的关心和照顾下才能健康成长。

3. 社会功能

婚姻具有社会功能。相爱的男女走进婚姻后，得到社会的认可，同时受到社会情理与法律的保障。婚姻可以保障夫妻双方享有社会和法律承认的权利，如财产所有权、对子女的监护权、夫妻双方互相扶助的权利等，而同居的男女则得不到婚姻中享有的很多权利和保障。

婚姻的社会功能还体现在婚姻并非两个人之间的关系，而是关系到两个家庭甚至两个家族的大事。在婚姻中，个体不仅要和配偶相处，还要和配偶的家人进行交往，接纳他人的生活习惯、风俗、信仰、价值观等，并履行自己的义务。很多时候，婚姻中夫妻双方之间的矛盾会演变成两个家庭的冲突。因此，要处理好婚姻双方两个群体的关系，才会得到更多的社会支持，拥有和谐的婚姻关系。

婚姻还可以保持社会群体的稳定。婚姻对夫妻双方的性行为对象作出了限制，夫妻之间要相互忠实，减少了由于性的原因而导致的群体冲突，有利于保持社会群体的稳定。如，随着人们的性观念越来越开放，非婚男女之间的不负责任的同居、滥交等行为已经成为影响社会稳定的隐患之一。

4. 互助功能

婚姻具有互助功能。夫妻双方无论在物质生活和精神生活上都密不可分，相互理解，相互照顾，一起担负家庭生活的重任。首先，夫妻是一个经济的共同体，共同参与生产、分配、消费等经济活动，让家庭更稳定与巩固。中国传统社会的男耕女织就是夫妻双方经济互助的典型代表形式。当夫妻中的一方生病或者丧失劳动能力时，另一方有扶养的义务，不管不理不仅违背人情伦理，同时也是违法行为，要受到法律的制裁。

互助功能不仅包括夫妻双方的互助，还体现在对夫妻双方老人的赡养，对子女的抚养和教育方面。夫妻互相帮助，彼此支持，一起扶养子女，培养孩子长大成人；共同赡养双方的老人，照顾老人的生活，让老人安度晚年。夫妻在互助、互敬、互爱、互谅的基础上，会拥有相伴到老的幸福婚姻。

综上所述，如果夫妻双方在婚姻生活中，能够获得婚姻的生理、心理、社会等功能的满足，则会拥有幸福的婚姻。

（三）婚姻的发展阶段

婚姻中夫妻的关系并不是静止不变的，而是随着婚姻缔结时间的变化逐渐演变。一般来说，婚姻要经历五个阶段，每个阶段都有不同的特点。婚姻的幸福与否，取决于是否能够处理好每个阶段的问题。

1. 互相适应阶段（18—30岁）

蜜月期是婚姻中最充满激情的时期，个体只看到对方的优点，包容对方的缺点，感情深刻而甜蜜。然后，随着蜜月期的激情消退后，双方开始意识到婚姻中的问题。如，妻子或丈夫从原来家庭中子女的角色进入婚姻角色，角色的转换给两个人都会带来某种程度的不适应，如何在婚姻关系中建立双方都可以接受的角色，成为适应阶段首要解决的问题。其次，夫妻还面临着生活习惯上的适应一致、性格上的磨合等问题。通过不适应、产生分歧、逐渐磨合等过程，夫妻彼此之间形成了平衡，开始适应自己的婚姻角色，逐渐认可并接纳对方的角色，能够心平气和地解决婚姻中遇到的问题。在适应阶段，对双方的矛盾和冲突需要互相理解，激烈的争吵不仅不能解决问题，还会严重伤害夫妻感情。

2. 伙伴阶段（31—43 岁）

这个阶段，夫妻在工作及家庭生活中已达到某种平衡，在大部分问题上意见相近，家庭生活表面上很平静。在这一阶段，或许丈夫更重视事业上的发展，将主要精力投入到工作中。由于丈夫对妻子的关注降低，夫妻双方沟通减少，家庭经济情况的好转、婚姻的平淡还可能会让正处于事业高峰期的丈夫有更多体验新情感的机会，这些都可能会让妻子对家庭的稳固产生忧虑。此外，子女正处在青春期阶段，独立性要求和叛逆性开始增强，夫妻之间要共同面临子女的教育问题，可能会发生分歧。统计显示，该年龄段正是容易离婚的时期。因此，夫妻之间要多沟通，互相理解，以便顺利度过该阶段。

3. 巩固阶段（44—56 岁）

这一阶段，子女已经长大成人，教养子女的压力减轻，夫妻开始将较多的精力放在营造温馨家庭、关注婚姻生活方面。婚姻逐渐步入稳定期。

4. 交换阶段（57—65 岁）

男女双方在一天天变老，子女已经长大成人，参加了工作，有了自己的家庭。夫妻双方也相继离开工作岗位，开始了退休生活。婚姻中只剩下夫妻相伴，双方相互关心、照顾，成为彼此生命中最重要的人。在这个阶段，夫妻双方面临着新的适应，即从工作岗位到退休在家的角色适应。双方可能因一下子走出工作的忙碌而感到无所事事，生活空虚，心理上出现巨大落差，夫妻角色的转换可能也会带来一些矛盾和冲突。如，丈夫以前是单位的领导，从来不负责家务。退休后角色转换为普通百姓，由于妻子看护孙辈或忙于健身，丈夫还要负担买菜、做饭等家务，可能也会带来心理上的困扰和角色转换中的不适应。夫妻要互相体谅，相伴走出退休后的不适应阶段，将生活重心转移到家庭生活中来。

5. 至爱阶段（66 岁以上）

经过多年的风风雨雨、相濡以沫的生活，夫妻终于实现了白头到老的誓言。这个阶段，夫妻好像进入了深恋期，虽然没有婚姻早期蜜月期的激情，但是却更加甜蜜。对死亡问题的思考让他们对今生的陪伴倍加珍惜，夫妻双方更加相知相爱，懂得爱惜对方，更关心对方的身体健康状况，相互体谅。

## 二、婚姻适应

婚姻适应是幸福、美满婚姻的基础，是夫妻双方白头偕老、相伴一生的基本条件。

### （一）婚姻适应的特质

艾克曼（Ackermann，1958）曾说过，婚姻关系并非两个人的总和，也不是一加一等于二的人际关系，良好的婚姻适应在早期主要是彼此适应及发展出双方都满意的新的互动方式。男女双方走进婚姻生活中时，每个人都带有原生家庭的烙印：生活习惯、人与人之间的相处模式、家庭中的角色等。因此，要想拥有稳定的婚姻，双方必须要学会妥协和忍让，接受对方的互动模式，才能达到夫妻间的平衡。

爱是适应的前提，只要相爱，就应该彼此努力去适应，这是美满婚姻的基础。既然能够走进婚姻，那么就要在欣赏对方优点的同时，宽容对方的缺点。在共同相处的过程中，可以用潜移默化的方法去改变对方，让对方变得更优秀。当然，适应也需要有度，而不是一味地迁就和毫无底线地容忍。适应是婚姻双方相互妥协和改变的过程。在婚姻适应过程中，要看主流，以大局为重。只要不是原则性的问题或过于无法忍受，对于爱好、生活习惯之类的差异，都可以尝试去逐渐适应。

艾克夫（Arkoff，1968）认为良好的婚姻适应包括两项特质。

一是婚姻的永久性。婚姻的永久性是指人类社会两性关系在一定时间内的固定性、持续性和稳定性，是婚姻关系缔结之初男女双方的共同目的。任何一对相爱的男女走进婚姻殿堂的时候，无不希望能相爱一生，相伴永远。婚姻的永久性对于维持稳定的家庭关系，让子女能够健康地成长，维护社会稳定及和谐有着积极的作用。

二是婚姻的幸福感。婚姻的幸福感来自于对婚姻的生理、心理、社会各方面需求的满足。一方面，婚姻的幸福感是一种主观感受，取决于个体如何看待自己的婚姻。另一方面，有婚姻幸福感的人很少会抱怨，而是采取积极的行动去面对自己婚姻中的问题，主动作出相应改变。

### （二）影响婚姻适应的因素

男女双方一旦决定走进婚姻，就意味着要对自己和对方负责，对家庭负责，而不要等到婚后出现了不适应时，再违背彼此的承诺。因此，了解婚姻适应的因素，对拥有永久、幸福的婚姻意义重大。影响婚姻适应的因素主要包括以下几点。

**1. 年龄因素**

一般而言，生理年龄越大其心智年龄及成熟度越高。年轻的夫妻尚未成熟，就像两个没长大的孩子，对美满的婚姻充满了不切实际的幻想，对婚姻的责任和义务则缺乏精神准备。当婚后生活中遇到挫折时，由于年轻夫妻对婚姻的调适能力较低，不能正确对待挫折，会因此而互相抱怨和推卸责任，伤害彼此的感情。此外，老夫少妻、老妻少夫的情况中，如果夫妻年龄相差过大，则会出现生理、心理、社会等多方面的不协调，从而影响个体对婚姻生活的适应。

2. 教育因素

夫妻双方的受教育因素，不仅包括对文化科学知识的学习和对社会上占主导地位的道德规范的吸收，还有对性知识的更多了解。一般来说，夫妻双方有较高的、彼此相当的受教育水平，对婚姻和生活问题更容易互相沟通，产生更多的共识，有利于彼此对婚姻的适应，维护婚姻的和谐。

3. 生活背景

人们在不同的家庭环境及社会环境中长大，言谈举止无不带有社会化过程中的印迹。男女在热恋期间的肤浅交往和激情奔放之中，往往满足于彼此的共同点，甚至对方的缺点也成为"有个性"的优点，然而进入婚姻之后，才会在激情退却后发现彼此之间的差异与不和谐，如价值观的差异、生活态度的差异等。因此，双方家庭的经济、生活状况，家庭的教养方式，互动模式等都对婚姻的适应有着重要的影响。

4. 人格特质

良好的婚姻适应需要婚姻双方的"门当户对"，即双方是否有相互匹配的人格特质。良好的婚姻适应具有以下几种"门当户对"的人格特质：第一，不断追求成长，双方都愿意以积极的态度正面问题，不断学习婚姻中相处的知识；第二，能够敞开情感，双方在婚姻中不仅分享一张床、一个房间，而且能够分享彼此的情感；第三，具备成熟度和责任感；第四，拥有健康的自我形象，夫妻双方能正确认识自己，了解自己的价值，不会因出身卑贱而自卑，也不会因出身高贵而看不起人等。

（三）稳定婚姻的类型①

稳定的婚姻并不一定是人们眼中美满幸福的婚姻，但是，幸福美满的婚姻大都是稳定的婚姻。婚姻之所以能够稳定，是婚姻双方不断适应的结果。稳定婚姻主要包括以下类型。

1. 欣赏型

相互欣赏的夫妻有着较多的共同语言，彼此尊重对方的兴趣、爱好和价值观，能够满足人对于尊重、爱的心理需求。

2. 适应型

互相适应型的夫妻，尽管在生活中面临着很多重大事件，如孩子出生、工作

---

① 陆恒. 女性生育期保健［M］. 武汉：湖北科学技术出版社，2009.34－35.

变动、职务升迁、健康变故等，无论哪一方发生了变化，另一方都会作出相应的调整，尽力去适应对方，达到双方的同步变化，而不是指责、苛求对方的变化来适应自己。

3. 宽容型

婚姻中难免遇到矛盾和冲突，宽容型的夫妻对待冲突虽然也会争吵，但是却并不去争个你赢我胜，伤害双方感情，而是能够宽容对方很难改变的习惯和个性，彼此和谐共处。

4. 托付型

托付型的夫妻喜欢在婚姻中将自己托付给对方，热爱家庭，将家庭看做安全、有归属感的场所，不会过高地要求对方，对婚姻有满足感。

5. 信任型

信任型的夫妻，彼此之间能够做到真诚相待，互相信任。无论家庭或婚姻中出现了什么问题，都能以沟通的方式进行解决，而不会妄加猜疑。

6. 互补型

互补型的夫妻尽管在性格、能力、气质类型等方面存在着很大差异，但是却彼此欣赏对方，学习对方的长处。即使对方有某方面的缺陷，也不会抱怨，而是以自己的优势弥补对方的缺陷，互相扶助，共同成长。

7. 尊重型

尊重型的夫妻无论家庭生活中还是事业上，都是最亲密的伴侣。夫妻之间互相尊重，共同为经营一个美满的家庭而奋斗。

8. 伙伴型

伙伴型的夫妻之间就像生活中的伙伴一样，不分主次，事业上互相帮助，生活中彼此关照，为了实现共同的目标而对自己的生活或事业作出调整。

9. 友善型

友善型的夫妻，在生活中友善相待，互帮互助，在婚姻中感到相处愉快。

10. 活力型

活力型的夫妻，在工作、娱乐、养育子女方面步调一致，充满热情。

11. 美满型

美满型的夫妻之间心心相印，互相包容，既亲密无间，又彼此独立。

12. 传统型

传统型的夫妻受到传统文化的影响，如男主外，女主内，丈夫负责努力打拼满足家人的生活需要，妻子以家庭和养育子女为主。

13. 回头型

这种浪子回头型的夫妻，虽然在婚姻早期因脾气、性格、习惯等原因出现矛盾，夫妻感情不好，婚姻濒临解体。但是随着时间的流逝和生活阅历的增加，双方心智逐渐成熟,对婚姻和人生的看法有所改变,夫妻重归于好。

**三、婚姻对身心健康的影响**

稳定的婚姻是幸福人生的重要组成部分,夫妻和睦、家庭圆满对人的身心健康有重要作用,而不幸的婚姻造成的伤害不仅使人消沉,还能抑制人的免疫系统,使人患病。

(一) 婚姻影响夫妻双方的身体健康

良好的婚姻提供的社会支持可以满足夫妻双方的物质需求、心理需求和社会需求,激发夫妻双方保持健康身体、白头偕老的良好愿望,使他们积极参加体育锻炼,控制饮食,注重身体保健,有益身体健康。有研究指出,良好的婚姻有助于增强人的神经生理、心血管、内分泌、免疫等功能(Kiecolt-Glaser & Newton, 2001)。对婚姻有幸福感的人,其体内 T 细胞的含量处于最佳状态,这种 T 细胞对巩固人体免疫屏障、抵御疾病有着重要作用。此外,夫妻双方在良好的婚姻中,享受两情相悦的快乐,促使个体体内分泌出利于长寿的物质,如激素、酶、乙酰胆碱等,从而促进人体的健康,延年益寿。

良好的婚姻可以消除孤独感和压力,也就预防了和压力有关的疾病,而不良的婚姻则会伤害身体健康。精神病专家指出,良好的婚姻会提高病人的求生欲望,与配偶不和的心脏病患者在未来四年中死亡的可能性高达其他患者的 1.8 倍。婚姻中的争吵会让个体体验到过度的紧张、焦虑、沮丧等负性情绪,引起分泌和免疫系统失调以及其他不良生理反应。

(二) 婚姻影响夫妻双方的心理健康

婚姻是人类生活中最复杂也是最亲密的人际关系。夫妻间在共度漫长的岁月中,在生活中相互携手,互敬互谅,成为彼此之间最有利的社会支持系统成员。个体在生活中会遇到很多事情的困扰,难免会产生焦虑、紧张、抑郁等各种负性情绪。婚姻中的配偶则是最安全的宣泄对象,个体可以没有顾虑地向配偶倾诉,得到对方的无条件接受和支持,从而调节负性情绪,减轻压力感。

良好的婚姻使夫妻双方成为一个整体,有着共同的利益基础。当事业中有所成就时,双方共同分享收获的喜悦和快乐;当生活中遭遇挫折时,双方共同面对生活中的风雨。夫妻双方就像亲密的伙伴,一起并肩前行,彼此的付出和关爱成为夫妻双方以积极心态面对人生的动力。

良好的婚姻可以提升夫妻双方的自信和自尊水平。夫妻双方的相互欣赏和信任,是给予对方的莫大支持。个体会在对方的欣赏中获得积极的自我评价和自我价值感。

## 第二节 家庭和心理健康

家庭是社会最基本的构成单位。古语云"家为邦本,本固邦宁",家庭的健全对于社会的稳定与和谐发展有着重要作用。家庭结构是否完整，家庭成员之间关系的好坏，家庭的功能能否正常发挥，将直接影响到家庭成员的心理健康。

### 一、家庭的概述

（一）家庭的基本含义

1. 家庭的内涵

家庭是指以婚姻为纽带，各成员间通过爱、责任、依赖等关系联系起来的特殊的社会群体。其中，夫妻关系是家庭的核心。家庭是社会的基本组成部分，是社会的细胞，家庭关系是社会关系的重要内容，家庭对社会有着重要意义。

2. 家庭的结构

家庭结构是指家庭关系的整体模式，按照家庭代际层次和亲属关系的角度分类，可以分为以下几种（见图8-1）。

（1）核心家庭：由夫妻和未婚子女组成的家庭。

（2）主干家庭：由夫妻和一对已婚子女，如父、母、子、媳组合而成。

（3）联合家庭：由夫妻与两对或以上的已婚子女组成的家庭，或兄弟姐妹结婚后不分家的家庭。

（4）其他家庭：上述三种类型外的家庭，如无子女家庭（丁克家庭）。

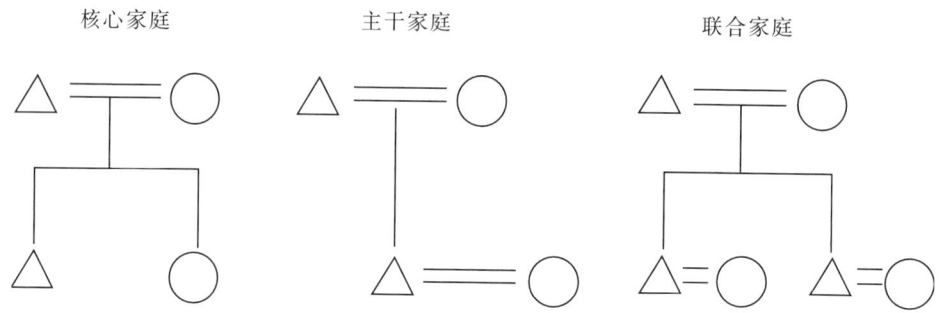

图列释义："△"男　"○"女　"="夫妻关系
"｜"代际关系　"—"兄弟姐妹关系

图8-1　家庭结构模式

（转自：林秉贤. 心理咨询的理论与测验［M］. 天津：天津科学技术出版社，2009：204.）

随着社会的发展，我国家庭规模在不断变小，核心家庭的数量越来越多，逐渐成为现代家庭的主体模式。在城市，独生子女家庭占主流，家庭关系主要包括夫妻关系、亲子关系、祖父母、外祖父母与第三代人的关系。

3. 家庭的功能[①]

家庭最基本的功能是满足家庭成员在生理、心理及社会各个层次的最基本的需要，主要归纳为以下几个方面。

（1）生物功能

生物功能是家庭的原始和基本的功能。家庭具有繁衍后代，延缓衰老，保证成员的身体健康等生物学功能。家庭还具有满足婚姻成员性需求的功能。随着社会的发展，繁衍功能在逐渐弱化，人们更重视性的需求。

（2）心理功能

家庭是提供亲情的场所，是赋予人们安全感、归属感的地方。个体在家庭中得到爱与被爱的经验，获得成绩时得到肯定和赞赏，遭遇挫折后得到鼓励和安慰，亲情像一条纽带联系着家人的心理，使他们之间相互支持。家庭作为生活的避风港，可以医治家庭成员的心理创伤，缓解释放心理压力。

（3）社会化功能

家庭是社会的细胞，是人的第一个社会环境。儿童最初的语言、文化模式、价值观念等皆是在家庭中形成，并逐渐扩展到社会大环境中去。在家庭中，个体有了最初的人际关系，学会与人交往的技能及社会规范，为将来走向社会奠定了基础。

（4）经济功能

家庭是一个经济单位，负责满足家庭成员的衣食住行等基本需要。随着社会经济的发展，现代家庭的消费功能已逐渐取代了生产功能。随着人们生活水平的提高，家庭除了抚养子女、赡养老人、教育、生活等硬性消费外，以休闲娱乐为主的消费在家庭消费中所占的比例也在逐渐增大。

（5）教育功能

家庭具有教育功能，不仅对子女进行知识学习、技能培养、身体训练等方面的教育，而且家庭成员之间也在彼此进行教育。如夫妻之间互相学习对方的长处，在对方潜移默化的教育下，学会处理婚姻关系的方法。

（6）保护功能

家庭有保护功能，保护子女的身心健康免受不良因素的影响，如，家长监督子女远离不健康的电视节目，对子女进行交通安全教育，接送女孩上学，让孩子免受外界的伤害等，都是家庭的保护功能在起作用。

（7）娱乐功能

家庭是心灵的港湾，是最宁静、舒适的休闲场所。闲暇时，家庭成员一起聊天、看电视、做饭等，其乐融融。

---

① 顾瑜琦，张颖．健康心理学［M］．北京：中国医药科技出版社，2006．

（8）政治功能

家庭是培育政治人才的温室及陶冶政治行为的场所，可以传递有关政治、知识、态度、价值和规范，养成权威观念和民主素养。

(二) 健康家庭的特点

1. 生活态度一致

家庭成员对人生、对社会有较一致的看法，有相似的价值观和生活态度，彼此之间能相互欣赏、悦纳他人。家庭成员对生活充满热情，热爱工作和学习，关心家庭的发展与建设，主动承担自己在家庭的责任和义务。

2. 良好的家庭氛围

家庭氛围和谐、宽松、民主，给人一种轻松、舒心、蓬勃向上的感觉。在良好的家庭氛围里，家庭成员有安全感和归属感，人与人之间相处和睦，以民主、尊重的态度解决家庭中出现的问题。关心子女的学习、生活和教育，能够以平和、宽容的态度面对孩子成长过程中出现的问题。对子女的教育以鼓励为主，注重对子女基本素质和能力的培养，重视子女良好习惯的养成、健康的心理和健全人格的塑造。

3. 和谐的家庭关系

家庭成员的关系是平等的关系，人人都有充分的自由与支配权。家庭成员之间相互理解、信任，尊重彼此的选择和需求。父母不以绝对的权威对子女施加控制和影响，子女也不会因父母年迈，生活能力下降，而无视父母的各项需求。

家庭成员之间相互信任、彼此尊重。每个人都有独立的空间和自己的隐私，家庭成员虽然生活在一起，亲密无间，但是也注意保持适度的距离。如，对待青春期有些叛逆的子女，父母要尊重他们成长的秘密，给予他们足够的信任和爱护，有利于子女对父母敞开心扉，形成健康的沟通与互动关系。

夫妻关系是家庭的核心，夫妻作为健康家庭的中坚力量，控制并平衡着家庭的权力。夫妻之间要相敬相爱、志同道合，协调好家庭内部的权利分配，让每位成员在家庭中都体验到自己是家庭的主人。健康家庭重视家庭成员的协调统一和家庭凝聚力的培养，会以集体参与活动的方式让每位成员感受到被接纳和归属感，如，开家庭会议，民主决议家庭各项事务；家庭成员一起外出旅游、探亲访友；一起讨论如何帮助家庭成员渡过生活的困境和危机等。

4. 注重自我的发展

健康的家庭能悦纳每位家庭成员，鼓励个体积极自我成长和自我发展，不断实现自己的价值。如，对子女进行知识的教育，鼓励子女利用各种机会锻炼自己，不断提高自己的能力；鼓励老人注重身体保健，学习养生的知识和方法，更新健康观念，对自己的老年生活作出规划；每个家庭成员都在自己的工作岗位和生活空间里不断学习、进步，追求自我实现，让自我认同感和自我价值观得到充分发展。

5. 沟通通畅

每个家庭在生活中都会面对矛盾和冲突，健康家庭能够正视家庭中存在的问题，并能诚恳相待，有畅通的沟通渠道，接纳人与人之间存在的差异，公开并直接传递家庭的内部信息，保持信息的透明度，有利于及时解决家庭中出现的问题，构建和谐家庭。

**二、家庭对健康的影响**

家庭是否稳定与和谐不仅影响着家庭成员的心理健康状况，还会对疾病的产生、预防和治疗起着不可忽视的作用。

（一）家庭对身体健康的影响

从儿童期到老年期，个体的患病情况乃至死亡，都与家庭环境有着密切的联系。不健康的家庭可以导致家庭成员身患疾病，影响寿命甚至导致个体死亡。家庭中充满了打骂、冷漠、争吵和暴力等行为，会导致儿童发育不良，身体免疫力低下，引发各种不良身体症状甚至疾病，如，出现头痛、胃痛、肚子痛等症状以及哮喘、糖尿病等疾病。而健康家庭中的子女则会在平静、祥和的环境中成长，体验到很多积极情绪从而增强个体免疫力，有利于抵制各种疾病的侵袭。

研究发现，缺乏家庭支持的老年人的死亡率是那些有良好家庭支持老年人的2—3倍，儿女存在与否与老年人的死亡率密切相关[①]。健康的家庭会提供更多的社会支持和安全感，会让老年人心情舒畅。此外，健康的家庭更注重营养和身体保健，保持着健康的生活方式和习惯，重视家庭成员每个人身体健康状况的变化，有助于及时发现成员的健康问题，减少疾病的发生。身体保健和心理和谐等因素的共同作用，使人延年益寿。

（二）家庭对心理健康的影响

家庭能够塑造人，也能伤害人。在每个人的一生中，家庭都起着举足轻重的作用。家庭是影响心理健康的主要因素之一，并在满足心理需求、减缓压力、塑造性格、激发生活动力等方面起着关键性作用。

1. 满足心理需求，增加幸福感

家庭不仅可以满足人的生理需要，还可以满足个体对归属和爱、安全、尊重、理解、自我价值等多种需要，从而感受到幸福感。

在健康的家庭中，个体更注重人与人之间的良性沟通和交流。在顺畅沟通的过程中，家人的思想、信仰、价值观会发生潜移默化的影响，随着时间的推移而逐渐趋于相似。家庭成员之间心心相印、心有灵犀、互相支持，产生强大的精神

---

① BLAZER D G. Social support and mortality in an elderly community population [J]. American Journal of Epidemiology, 1981, 115 (5): 684 – 694.

慰藉力量，满足了个体对归属感的需要。

健康家庭可以满足个体对安全感的需求。在和谐的家庭氛围之中，家庭成员都有责任并愿意贡献自己的力量，去营造一个健康、安全的生活环境，儿童的生活和教育才会有保障，不仅拥有必要的生存资源，还会在良好的教育环境中形成良好的心理品质。如果家庭气氛不和谐，或是夫妻离异，儿童的安全感得不到保障，可能会引发很多适应不良问题。

2. 塑造良好性格

家庭中的人际关系对个体尤其是儿童的性格塑造起着重要作用。家庭关系和谐融洽，有利于家庭成员形成相互尊重、民主平等的意识，形成自信、友爱、情感丰富、活泼、乐观、积极进取的心态。而长期生活在冲突、对立人际关系的家庭中，则会使家庭成员产生怨恨、孤僻、敏感、紧张、冷漠、自卑等心理问题，甚至在儿童的心里留下创伤和阴影。

3. 减轻生活压力，激发生活动力

健康的家庭是每一位家庭成员的强大后盾，也是其重要的社会支持源泉。当个体在生活中产生心理困扰时，首先会寻求家庭支持。健康家庭会以温暖和谐的氛围、顺畅的沟通等方式，帮助个体解决生活中的困惑，及时调整自我，保持健康的心态。可以说，健康家庭是个体不断净化心灵、补充能量的充电器，使个体能够及时消除心灵的重负，轻装上阵，以充沛的精力投入到生活和学习中去。同时，个体对生活的热情又会对身边的家庭成员产生积极影响，形成良性循环，不断推进健康家庭的建设和发展。

### 三、家庭压力问题调适

人人都希望拥有健康的婚姻与和谐的家庭，然而"家家都有难念的经"，每个家庭在不同的发展阶段，都可能遇到各种各样的家庭压力问题。

（一）家庭压力事件

家庭压力事件指家庭在发展过程中遇到的，威胁家庭发展甚至生存的压力事件，包括个人压力事件和家庭压力事件，两者都会对家庭造成冲击，产生不同的家庭问题。一般来说，压力事件体现在以下几个方面。

1. 家庭政治、经济地位的变化

家庭政治地位或经济收入的变化都会引起家庭成员的焦虑和不安，产生压力感。如，家庭成员在仕途上不得志，倍受冷落；家庭成员被单位解聘或苦心经营的企业不景气，濒临破产等，都会影响家庭成员的情绪和行为，阻碍家庭的发展。即使家庭遇到的是一般意义上的积极事件，如职位升迁、获得巨大荣誉或生意盈利，也会因家庭中的平衡可能被打破，而给家庭成员带来一定的压力和隐隐的担忧。

2. 急性的情境性压力

急性的情境性压力是每个家庭不可避免,并且都可能面临的生活事件,如孩子的出生、家庭成员的死亡、子女离家出走等。情境性压力事件会使家庭成员产生过强的正性或负性情绪体验,处于紧张的应激状态。如,孩子的出生虽然给家庭成员带来了喜悦,但是随之带来的生活适应问题会给家庭成员带来一定压力;亲人去世也是重大的情境性压力事件,会使整个家庭陷入悲伤的氛围,产生巨大的压力感。

3. 家庭负担增加

生活中的一些事件会给家庭成员带来经济或心理上的负担,如家人长期患病或患严重疾病、邻居住房装修、亲戚或朋友在家中久住等等。这些生活事件如果短期就可以结束,不会给家庭成员带来心理困扰,但是如果长期进行,则会给个体带来烦躁、压抑、焦虑等负性情绪体验。如,周围邻居家的房子装修时间过久,持续的噪音、往来的施工人员干扰了个体正常的家庭生活,会感觉难以忍受;或者家庭成员久病住院,会成为慢性的压力源,使家庭成员感到沉重的家庭负担等。

4. 人际关系问题

人际间的压力主要来自配偶、父母、亲子、兄弟姐妹及其他由婚姻所产生的各层关系的处理,上述关系若处理不好,也会影响家庭的和谐状态。如,夫妻关系长期不和会给其他家庭成员,特别是子女带来很大的精神压力,感到焦虑、伤心而无所适从。

5. 行为不良问题

有些家庭存在着家庭暴力、家庭犯罪、酗酒、赌博、吸毒、滥用药物、外遇等严重的行为问题,会对家庭成员产生巨大的伤害,尤其是对家庭中的未成年人子女影响更大,导致他们将来产生同样的不良行为,或因不堪忍受而做出自伤、自杀或伤人的行为。

(二) 家庭压力问题的调适

1. 合理认知压力事件

对于正常压力事件,每个人在日常生活中都可能遇到,但是不同的家庭对压力的应对方式不同。这主要取决于家庭如何看待压力事件,对压力的认知与家庭成员的年龄、生活阅历、思维方式及对问题的应对方式等都有关系。如,家庭中的老年人生病住院,如果家庭成员年龄较小,没有经历过这些事情,难免会产生恐慌、意志消沉等负性情绪;如果家庭成员生活阅历较丰富,认为老年人生病是任何家庭都可能会面临的问题,心情就会平静很多,从而理智面对问题,积极寻找解决的方法。

2. 充分利用家庭的内外资源

(1) 利用家庭内资源。或许人们在日常生活中并没有意识到家庭资源的存在，但是一旦家庭中出现了压力事件，就会显现出家庭资源的力量。家庭资源包括：人与人之间的情感、信息传递、教育、经济等。如，当夫妻之间出现矛盾和冲突时，要充分调动家庭中的情感和信息传递等资源，个体可以利用双方平时的感情积累，向对方传递积极的信息，以达成双方的互相理解和宽容；当家中子女出现网瘾、逃学、打架等不良行为问题时，家庭成员可启动教育资源，对儿童的行为进行疏导和教育；当家庭成员因失业出现经济困难时，家庭可以启动经济资源，给予其财力支持等。可见，家庭资源越丰富，对家庭压力的应对能力就越强，能够从容面对并处理生活中的问题。因此，为了增强家庭的应对能力，家庭成员有责任不断积累家庭内的各种资源，提高家庭的抗挫折能力。

（2）利用家庭外资源。每个家庭都有自己的社会支持系统，当家庭内资源无法解决生活中的问题时，可以利用家庭外的资源渡过难关。提起家庭外资源，很多人首先想到的是亲戚和朋友。确实，亲戚和朋友可以在家庭出现困难时给予很大的帮助，但是要意识到，社会上的专业人员也可以作为家庭之外有力的资源，给家庭提供社会支持。如，当家庭子女出现不良行为或心理问题时，父母无力解决问题，可以向学校的教育工作者和心理教师求助，得到专业性的指导，共同纠正孩子的不良行为。

### 3. 自我心理调适

有时候，个体因经历某事件而产生过强的压力感，主要缘于个体对压力事件的非理性认知。如，过分夸大压力事件的严重性、非黑即白的思维方式等。但是，并非所有的压力都和非理性认知有关。有些压力事件，无论怎样理性认知，个体都会感到过重的压力，如亲人死亡、父母离异等。

面对这些重大压力事件，每个家庭成员都面临着调整情绪和心态、采取积极的应对措施保持心理平衡的问题。首先，最重要的是宣泄强烈的负性情绪。个体宣泄情绪的方法有很多，如面对亲人的离世，可以向朋友诉说自己的悲伤，大哭一场；可以用写日记或给亲人写信的方式诉说自己的思念；还可以通过身体的运动减轻过重的压力等。学习宣泄负性情绪的方法，可以有效减轻压力。其次，保持正常的工作和生活。无论心情多么沮丧和难过，都不要停止正常的工作和生活，长时间把自己封闭起来。尽管暂时的离开人群可以让自己有喘息的机会，但是长久的离群索居则会让自己陷入抑郁情绪中，不可自拔。正常的生活和工作有治疗心理创伤的作用，不仅可以转移个体的注意力，工作中带来的成就感也会冲淡个体的抑郁和压力感。第三，当个体通过自己的力量无法走出心灵的阴影时，可以向专业人士求助，学习有效的心理调适方法，帮助自己走出困境。

## 第三节 家庭关系问题与调适

家庭关系是指基于婚姻、血缘或法律拟制而形成的一定范围的亲属之间的权利和义务关系。家庭关系可以分为夫妻关系、亲子关系和其他家庭成员之间的关系。本节主要对夫妻关系和亲子关系进行详细阐述。

**一、夫妻关系及心理调适**

夫妻关系是一种特定的人际关系和社会关系，夫妻关系处理不好会影响家庭的和谐与稳定。

（一）夫妻关系概述

夫妻关系是以爱情为基础，由法律形式确定下来的人与人之间的一种特殊关系。它不是固定不变的，在一定条件下，可以通过法律使之解除。夫妻关系是家庭关系的核心，良好的夫妻关系对人生幸福有着重要的意义。

一般来说，夫妻关系可以分为以下几种类型。

1. 主从型

指夫妻一方处于领导和支配地位，另一方处在认同和服从地位。这种主从关系不一定是基于夫妻双方的意愿，而可能是根据现实或家庭环境进行权衡的结果。

2. 合作型

指在婚姻生活中，夫妻双方平等对待，和睦相处，互相帮助，相亲相爱。夫妻二人有共同的目标，为了达到既定目标，彼此能配合默契；在双方发生分歧时，还能够相互谦让。合作型一方面指事业上的合作，如夫妻志向相同，职业相关，为了实现共同目标携手共进，共同发展事业；另一方面指家庭生活中的密切配合。夫妻双方对家庭职责统一意见，分工明确，如，一方工作时间充裕，就多承担一些家务，另一方将更多的精力放在事业和子女的教育方面。

3. 竞争型

这是一种不安宁、紧张且又使人精疲力竭的关系。夫妻之间互不相让，争强好胜，总想压倒对方。对于家庭决策，也经常是争来争去，很难达到统一。当双方都精疲力竭、忍无可忍时，则会导致婚姻破裂。

4. 无为型

无为型是指男女双方在婚姻生活中，没有共同的理想和目标，精神空虚，感情淡漠，稀里糊涂地混日子，过一天算一天。这种夫妻关系较不稳定，家庭遇到困难就可能导致婚姻解体。

也有研究者根据我国的婚姻现状，采用了以下的分类方式（田书义，1998）。

第一，和谐型。指夫妻婚姻质量较高，夫妻双方志趣相投，性格互补；在价值观、角色认同、对子女的教育以及与亲属朋友的交往方面都基本上能保持一致；性生活也比较理想，家庭关系民主平等，家庭生活充满朝气。这类夫妻一般受过良好的家庭教育和学校教育，双方都有较满意的工作和成就事业的机遇。

第二，被动投合型。指夫妻关系在最初形成的时候缺乏主动性，是根据双方的利益和需要进行现实选择的结果。在婚姻中，妻子一般处于被领导和服从的地位，由丈夫决定家庭的各项事务，夫妻双方的思想和行动尚能协调一致。虽然夫妻之间没有深厚的感情基础和火热的激情体验，但是长期共同面对风雨的坚持和厮守，会让夫妻双方的关系稳固而持久。

第三，缺乏活力型。尽管夫妻曾经热烈相爱，充满激情，但婚后很快冷淡下来，双方把精力放在孩子和经济方面，夫妻关系归于平静而淡然。不过，夫妻之间并没有大的冲突，甚至还有些美好的东西在凝聚着他们之间的关系，例如对昔日感情生活的回忆。

第四，慢性冲突型。指夫妻双方存在着差异和冲突，常常在私下里、当着其他家人或者在亲密朋友面前"数落"对方，甚至发生争吵，但是在公众场合，则表现相敬如宾，若无其事。在相处中，尽管夫妻双方对伴侣有一些不满，但是为了生活稳定的需要，如能够给子女和老人健康的生活环境，或者享受平静的生活，夫妻都能克制自己的不满，继续保持婚姻。如果外界的诱惑足够强时，超过了个体对平静生活的需求，则可能导致婚姻破裂。

在现实生活中，没有绝对幸福和谐的婚姻。无论是哪种类型的夫妻关系，只要意识到其中存在的问题，并及时进行调适，都会拥有稳定的婚姻。但是，如果只关注自己的兴趣、孩子或工作，而忽略对方的感受，则潜伏着夫妻关系失和的危险。

（二）夫妻关系中的问题

从走进婚姻之日起，两个有着不同生活背景、不同成长经历的男女合为一体，长时间生活在一起。夫妻在婚姻生活中，享受着生理、心理、物质和社会需求的满足感。然而，当某种需求得不到满足时，夫妻之间会体验到情感疏离、心理孤寂，这会导致夫妻矛盾和冲突。影响夫妻关系的因素主要有以下几种。

1. 夫妻价值观的差异

价值观指人对社会、对人、对事物总的态度和看法。每个人都有自己的价值观念，夫妻之间的价值观不一致可能会导致人际冲突。如，双方对金钱的价值观不同，表现在对家庭财产的使用和支配上就会发生意见分歧，产生很多矛盾。一方认为，现在做什么事情都离不开钱，因此钱能省则省；另一方则认为，钱虽然很重要，但是感情更重要。当双方家庭中的其他成员向他们借钱时，夫妻双方就可能因意见不同产生冲突。

2. 夫妻之间沟通不畅

沟通是形成良好人际关系的重要保障。夫妻之间的沟通不畅是恶化夫妻关系主要因素之一。沟通不畅的原因有很多，包括双方性格、沟通中的表达方式、文化水平等方面的差异，如，由于夫妻之间的关系过于熟悉，夫妻相处时往往忽略了配偶各方面的需求，不再选择适合的表达方式，在表露自己情感的时候不加掩饰，很多时候会伤害对方。以上这些因素都会阻碍夫妻间的思想沟通和感情交流，使他们缺乏共同语言和一致的态度、行为。如果不及时进行调整，会逐渐耗竭夫妻原来的感情积累，导致夫妻关系失调。

3. 性生活不和谐

夫妻之间的性问题也是产生婚姻冲突的根源之一。性生活不是单方面的事情，而是夫妻彼此共同参与的性行为过程。在这个过程中，如果一方只顾自身的享受，而不考虑对方的感受，会降低对方的性生活兴趣，产生冲突；双方在性生活中互相埋怨与指责，推卸责任，也是产生冲突的原因。

4. 家庭事务管理的矛盾

家庭事务的管理主要包括对财务的管理、教育子女、赡养老人等问题。如果夫妻双方对家庭事务处理的方法不一致，很容易产生冲突。首先，在很多家庭中，因家庭经济开支发生意见分歧而引起的夫妻不和是常见的现象。其次，夫妻双方对子女的教育如果存在着分歧，也会影响夫妻关系感情。如，丈夫脾气急躁，在教育子女时缺乏耐心；妻子心疼孩子，总是在丈夫教育孩子的场合指责丈夫，引起夫妻之间的争吵。如此以往，不仅会伤害夫妻感情，也会伤害了孩子的身心健康。此外，对老人的赡养方式、赡养费用等因素也常常是夫妻不和的原因。

5. 婚姻倦怠

在婚姻中时间久了，便会丧失新鲜感。恋爱时的浪漫与激情会逐渐被平实、琐碎的生活细节所代替，而当初认为很完美的双方，很多缺点也都慢慢地显露了出来。于是就开始有了不断的摩擦、争吵，甚至是厌倦与失望，从而产生婚姻倦怠感，出现了所谓的"七年之痒"现象。此时，尽管婚姻"围城"内部的夫妻二人朝夕相处，但是双方却可能感到生活的空虚寂寞，对"围城"外面的风景充满向往。

处于婚姻倦怠中的夫妻，他们之间的爱、关心以及对家庭的责任并不一定减弱或消失了，而是由于夫妻双方很难再体验到最初接受爱和关心时的欣喜和感动，已经将之视为理所当然的行为。这可以用经济学上的"边际效用递减"来解释。所谓"边际效用递减"，指一种产品对于一个人来说，其额外效用随着已有总消费量的每一次增加而递减。如，一个人在非常饥饿的情况下，吃第一个包子，会感觉很好，再吃一个也不错，可是吃到第三个时就会觉得有些肚子胀了，而如果再逼他吃第四个，他就会坚决反对了。因为这种满足感随着肚子越来越饱而递减了。在新婚生活中，妻子第一次为丈夫做饭、承担家务，丈夫会因感受到妻子的爱而感动，但是，如果妻子天天为丈夫做饭，时间久了，丈夫会认为这都理所当然，而很难产生情感的触动。

此外，由于社会交往的频繁，个体婚后遇到新激情的机会增加，夫妻在婚姻倦怠的时候会因享受"围城"外的风景而发生情感转移，另有新欢，引起夫妻关系恶化，出现婚姻危机。

(三) 夫妻关系问题的调适

夫妻关系是家庭的核心，直接关系到家庭的幸福和完整。面对夫妻关系中的问题，夫妻之间该如何相处，才能共同面对婚姻中情感倦怠的威胁和挑战，实现热恋时相爱永远的誓言呢？要保持良好的夫妻关系，应注意以下几个方面。

1. 平等相待，互相尊重

夫妻之间要平等对待，对家庭中权力和义务的分工也应注意平等和民主，发挥各自的长处，共同承担家务劳动，协商解决家庭中的重要事务。尽管夫妻双方在婚前的经济基础存在着差异，在工作场所有地位的高低，挣钱也可能存在着很大差异，但是不能将社会上的角色带入到家庭中，倚强凌弱。如，夫妻以挣钱多少确定家庭中的权利和地位，丈夫表现为大男子主义，妻子存在着女强人作风等，都会对家庭和谐带来不良影响。

夫妻之间还要彼此尊重。尊重就是放下内心的优越感。一个人不管社会地位多么显赫，在外界拥有怎样的名气，在婚姻中都是一个普通的角色，都要对伴侣怀有尊敬与平和之心。

尊重就是接纳彼此的差异。夫妻之间在能力、气质、性格、兴趣、爱好等方面存在着很大的差异，正是这些差异的存在才促进了夫妻之间互相探索的兴趣和彼此的吸引。尊重就是要彼此欣赏，欣赏对方的长处，悦纳对方的不足，主动适应与协调双方的差异，相互取长补短和密切合作，做到气质、性格方面的刚柔相济，动静相宜，能力方面各取所长，让夫妻关系更加和谐。

尊重就是理解对方的选择。当对方表现出与自己不同的行为方式时，应表示理解和宽容，而不应苛求对方必须与自己一致。理解对方的选择，等于认可对方的看法，也是对伴侣一种爱的表达。通过相互理解，相互学习，各自在不同的方面包容对方，逐渐建立起双方都能适应的行为方式。

夫妻之间只有真正实现了平等和尊重，才能保持夫妻心理的平衡，达到彼此间情感的息息相通和心心相印。

2. 互相理解，彼此信任

作为人生的伴侣，夫妻要携手走过漫漫人生路。在这个过程中，夫妻要"长相知，不相疑"，加强夫妻间的了解和沟通，理解、信任伴侣。在生活和工作中，每个人都会与外界有着频繁的交往，其中包括和异性的交往。当夫妻一方和异性交往的时候，可能会引起另一方的不信任和猜疑，伤害夫妻感情，引发各种家庭矛盾。遇到这种情况，夫妻要冷静地坐下来，真诚地、推心置腹地沟通和交流，把相互间内心的感受及时说给对方听。如，丈夫和某异性交往比较频繁，妻子可以和丈夫交流自己的感受，让丈夫意识到自己行为上的不当，并及时进行调整。

如果夫妻都猜疑对方，但是却不进行沟通和交流，而是暗地里监视对方、伺机寻找"证据"，甚至为了验证自己的怀疑和推断的正确性，对发现伴侣的不忠行为有所"期待"，最终会不断验证自己的期待，从而恶化夫妻关系。

信任是维护夫妻关系的根本。当一方受到怀疑时，要适当注意自己的言行，尽可能消除伴侣的不信任感，如回家晚了要提前和伴侣打个招呼，出差在外要和伴侣经常通个电话等。此外，还要适当调整自己的生活方式，注意到伴侣和家庭对自己的需求。如，有时候对方的怀疑是婚姻中"索爱"的外在表现，要表达对伴侣的关注和爱，主动承担家务，用实际行动消除对方的猜疑，验证自己对伴侣的爱。

夫妻之间只有互相信任，互相理解，才能享受美满的爱情和幸福的家庭，也才会有更多的心情和精力去经营自己的事业。

3. 注重自我发展，自立自强

在恋爱时，很多女人都希望男人是自己坚强的后盾，既然爱自己，就要为自己的一生负责。很多男人也很享受女方对自己的依赖，信誓旦旦，给予对方种种承诺。然而，走进婚姻之后，男人会发现自己也有脆弱和身心疲惫的时候，不可能总是向对方提供源源不断的物质和精神支持，夫妻之间的矛盾和冲突就会产生。实际上，夫妻相互融合、相濡以沫，夫妻关系和谐并不意味着就要在婚姻中失去自我。无论是"攀龙"还是"附凤"的婚姻，双方在生活和事业中都应背负自己的责任，保持相对的独立性。

夫妻双方的自我发展对维持稳定、和谐的婚姻关系非常重要。自我发展并不是让夫妻双方都去追求事业的顶峰，而是在自己的工作领域里不断努力，有自己的奋斗目标，并在工作过程中体会到成就感和快乐。个体在工作和接触社会的过程中，才会不断与时俱进，保持和伴侣的同步成长。如果夫妻一方不断追求自我实现，而另一方却停滞不前，时间久了，双方会因差距过大而产生隔阂。因此，夫妻之间既要相互融合，又要相对独立，追求个人社会价值的实现。

4. 创造和谐的性生活

性生活是夫妻生活的重要内容。夫妻良好的性关系有益于婚姻生活的美满。在离婚的人群中，以夫妻生活不和谐作为离婚主要原因的不在少数。男女在性生理方面存在着差异。从性欲望来看，男性在20多岁达到高峰，以后呈逐渐缓慢衰退的趋势，直到老年。女性通常在生育孩子之后，30多岁才逐渐达到高峰，停经以后逐渐减退。男性比较容易受具体刺激的影响而较快产生性兴趣，并达到性兴奋。女性则较注重情景、情调的影响，在男性的爱抚和挑逗下缓慢地提升性兴趣，产生性兴奋。因此，为了享受和谐的性生活，夫妻之间要学习科学的性爱知识，掌握对方及自身的性生理、性心理特点，相互理解，相互沟通，及时交流性生活的感受，尽可能地使双方都感到满足。

**5. 理性面对夫妻冲突**

即使是和谐相处的恩爱夫妻，在长期的婚姻生活中，也会不可避免地出现冲突和矛盾。在很多情况下，夫妻矛盾很难评判谁是谁非。因此，非要在夫妻双方找出谁对谁错是不理智的做法，只会让矛盾不断升级。最明智的解决方法是夫妻各退让一步或者其中一方主动退让，以豁达、积极、友善的和解心态解决冲突。解决夫妻冲突的目标应定位于"维护和谐家庭，融洽亲人关系"，而不是将冲突扩大。切勿动辄让对方的亲人参与到夫妻矛盾中来，这样两个人的矛盾就会演化为两个家族的矛盾，可能让夫妻之间的矛盾转化为婚姻危机，面临着婚姻解体的危险。

**6. 增加生活情趣，不断升华爱情**

婚后的爱情应当更醇厚、甜美，但如果不注意从生活中发现爱、体验爱，就会觉得婚姻生活平淡无味。为了防止婚姻倦怠，夫妻要在生活中不断吸取新的营养来培植情感，让夫妻关系得到巩固和发展，让爱情得到升华。在工作之余，夫妻要让双方共同的活动更丰富多彩。如，制定共同的出行计划，一起去旅行；有计划地去完成共同的目标；共同参与社区组织的休闲活动，如爬山、健身等活动。此外，还可以在生活中多营造一些情趣，唤起对方爱的感受，体会到相互间深厚的情感。如，对方过生日的时候送一件特殊的礼物，给对方一个惊喜；将家庭布置为浪漫而又有情调的氛围；夫妻不定期地到饭店美餐一顿等。只要夫妻彼此相爱，有心营造一个温馨、幸福的家庭，就会想出很多方法来增加生活情趣。

### 二、亲子关系及心理调适

好的关系胜过好的教育，家庭教育中的情感因素在青少年健康成长的过程中起着重要作用。

**（一）亲子关系概述**

亲子关系是个体在成长过程中最早接触的人际关系，是儿童健康成长的基本保障。亲子关系是以血缘和共同生活为基础，家庭中父母和子女互动所构成的人际关系。亲子关系有如下特征[①]。

**1. 不可替代性**

亲子关系是以血缘关系为基础的关系，这是师生关系、朋友关系、同学关系、夫妻关系所不能替代的。

**2. 持久性**

只要亲子双方存在，亲子关系就永远存在。

---

① 郑希付. 良性亲子关系创立模式 [J]. 湖南师范大学社会科学学报，1997，27（1）：72-76.

3. 强迫性

亲子关系在个体出生前就确定了,而且一旦确定下来,就不可变更。

4. 不平等性

在亲子关系中,有一方处于主导地位,这一方永远是父母。此外,亲子关系的出现对父母的行为影响较小,而对孩子而言,亲子关系是最初接触的关系,这个关系的特点、质量、程度等对孩子以后的个性、情感和人际关系有非常重要的影响。

5. 变化性

亲子关系随孩子年龄的变化而变化,不同年龄阶段儿童的亲子关系具有不同的特点,亲子相互的态度和行为方式不同。

(二)亲子关系的特点

不同年龄阶段儿童的亲子关系有不同的特点。在婴儿期,个体出生后的一年里,从吃喝、排泄、沐浴、穿衣、睡觉等生存必需的以及生活上的一切,都得由母亲或代行母亲职责的看护者来照顾。在1—6岁的幼儿阶段,个体随着语言、运动能力、情绪等方面的发展,生活逐渐能自理,父母开始对个体进行家庭教育,并将对婴儿的保护变为对幼儿的控制关系。伴随着自我的发展,个体在3岁时进入了"第一反抗期",开始了对父母的抵触或反抗的行为。这一时期,父母既要尊重孩子的独立性要求,鼓励孩子的主动探究行为,同时又要注意控制儿童行为以符合社会规范以及塑造良好的习惯。小学生阶段,儿童已经不再单方面接受来自父母的影响,而是采取依赖、拒绝、反抗等分化行为来对待父母。个体从小学生低年级阶段的依附父母逐渐向关注和老师、同学间的关系方面发展,对同伴关系产生了浓厚的兴趣。

初中生正处于青春期生理、心理逐渐成熟的阶段,身体各个方面迅速发育,并逐渐达到成熟,但心理各方面的发展速度滞后于生理发育的速度,因而造成初中生身心发展的种种矛盾,使他们面临一系列的心理危机。这个阶段的个体渴望独立,但是又离不开父母的支持和帮助,出现了强烈的逆反心理和矛盾性的情绪情感体验。和小学及婴幼儿阶段与父母之间和谐亲密的关系不同,初中生的亲子关系存在着紧张、对立、冲突的特点。等个体从初中阶段过渡到高中阶段后,其情绪稳定性有所增强,亲子关系逐渐趋于稳定,逐渐从以父母为主导、对立冲突的阶段向亲子双方地位平等、相互促进转变。这个阶段,个体不仅要求父母给予物质上的满足,更重要的是要求父母给予精神上的关心和支持。

(三)亲子关系的问题

对于处于青春期的个体而言,亲子关系常常变得异常紧张,容易出现各种亲子冲突。这些冲突能否顺利解决,关系到青少年的心理发展,也影响其未来的人际交往和生活幸福。

亲子关系问题有很多表现形式，比较典型的有以下几种。

1. 回避

青春期的个体寻求独立自主的行为会让父母陷入不安、困惑以及愤怒情绪中。如，个体更注重发展朋友关系，和父母之间的沟通逐渐减少，面对父母时常常沉默寡言，体现出心理闭锁的特点。但是，个体和同伴在一起时却畅所欲言，把自己的秘密和朋友分享，又具有开放性的特点。家长很希望了解孩子的学习情况、在学校的表现、是否存在早恋现象等，然而子女对父母的期待却采取回避态度，甚至不愿意和父母说话。由于爱子心切，有些父母采取了不恰当的方式来了解孩子，如在孩子不知道的情况下，看孩子的网络聊天记录、翻看孩子日记、偷听孩子打电话等。这些方式会伤害子女的自尊，引起其强烈的愤怒情绪，恶化亲子冲突。

2. 逆反

逆反几乎成为青春期的代名词，青春期的个体自我意识迅速发展，强烈要求成人给予他们尊重，给他们以独立、自由支配自己的权利。在和家长的交往过程中，如果子女感到家长要对自己进行控制，就会激起逆反心理，拒绝家长的要求，甚至反其道而行之。有时候，子女总是和家长"顶嘴"也并不一定是对家长的言行反感，而是为了体现自己的独立思维，满足自己的成人意识，是为了逆反而逆反，以此来显示自己的与众不同。

3. 过分依赖

青春期又被称为"心理断乳期"，指个体开始从心理上摆脱对父母的依赖，倾向于独立解决问题。然而，由于青春期的个体经济上尚未独立，缺乏社会经验，还处在长知识、长身体的阶段，在生活和学习中还要依靠父母的关心、帮助和支持，呈现出依赖和独立并存的状况。然而，有些父母在教育子女的过程中，事事包办代替，没有训练孩子养成良好的生活习惯，导致孩子过分懒惰、缺乏生活技能，尽管到了青春期的年龄，还是习惯于一切都靠父母解决等。依赖心理会让青少年失去自我成长、自我发展的机会，对青少年个人独立人格的完善、自主性、积极性和创造力等方面造成不利影响。

（四）培养良好的亲子关系

亲子关系如果长期处于紧张或冲突状态，会影响个体的身心健康发展，甚至会演化为争吵、打架、吸烟、酗酒、吸毒、过早性行为等严重的心理行为问题。对于父母而言，培养良好的亲子关系需要注意以下几个问题。

1. 正确认识亲子冲突

受传统家长式教育的影响，有些家长不能容许子女威胁到自己的权威，对自己有顶撞的言语或行为，一旦发生亲子冲突便认为是自己教育的失败，气急败坏，甚至大打出手。实际上，在任何家庭里，父母与孩子之间都会出现冲突，尤其是处于青春期的个体，更容易因逆反心理与父母之间产生矛盾。幸福和谐的家庭不是没有矛盾和冲突，而是善于解决、处理矛盾或冲突。认识到这一点，当家庭中出现矛盾时，就不会引起父母过于激烈的情绪反应。

2. 满足子女的情感需要

一般而言，家长对亲子冲突负有更大的责任。子女在亲子关系中的回避、退缩甚至反抗、叛逆，很大程度上缘于子女没有得到足够的爱和重视。尤其是对于青春期的个体，独立性和依赖性并存，在走向独立的过程中他们缺乏经验，能力不足，会遇到很多挫折和困难，如青春期的烦恼、同学关系中的困惑等，产生孤独、寂寞、自卑、忧伤等负性情绪体验，特别需要父母能够耐心地倾听他们的困惑，给予他们心理和情感上的支持。如果父母只关注孩子的学习成绩，对其他的事情一概不闻不问，会让子女感到父母并不爱自己，也不重视自己，他们关注的只是学习成绩，从而情感上和父母疏离，去家庭外面寻找支持。因此，家长和子女聊天时，要改变一开口必问学习的做法，和子女谈谈生活中的兴趣、学校的趣事等，逐渐消除子女的戒备心理，融洽彼此之间的关系。

3. 民主的教养方式

家长要不断调整和子女沟通的模式，既不能利用权威控制子女，又不能放任不管，而是有意识地营造民主、温暖、接纳的家庭氛围，让子女体会到家庭的温暖和父母的支持，愿意向父母倾诉衷肠，征求父母的意见。如果父母经常能以支持性态度，对待持不同意见的青少年，即使亲子出现冲突，青少年仍愿意跟父母协商，处理冲突，并从中学到良性沟通的方法。

4. 调整对子女的期望值

家长要在和子女沟通的基础上，提出对子女的期待，并了解子女对家长的期待。家长的期望值既不能过低，放松对子女的要求，也不应超过子女能够承受的范围。家长可以通过协商的方式，指导子女在期望的基础上制定具体的目标，并督促子女努力去实现目标。家长要多鼓励子女去实现自己的目标，同时也监督自己，尽可能满足子女的合理期望。同时，还能够根据需要适时对双方期望进行调整。

5. 注意对子女教育的一致性

家庭成员的教育价值观、教育要求和方法手段等要前后连贯、协调一致，形成教育的合力，对孩子有统一的要求和管理。切忌家长在教育子女时发生争执、互相贬低，这样会让子女感到无所适从。

**【建议参考资料】**

1. 顾瑜琦，刘克俭. 健康心理学［M］. 北京：北京科学技术出版社，2004.
2. 顾瑜琦，张颖. 健康心理学［M］. 北京：中国医药科技出版社，2006.
3. 钱明. 健康心理学［M］. 北京：人民卫生出版社，2007.

4. 史荣昕，尹跃华．完美婚姻的智慧［M］．北京：化学工业出版社，2010．
5. 田书义，蔺桂瑞，刘晓晴．性教育学［M］．北京：首都师范大学出版社，1998．
6. 郑希付．健康心理学［M］．上海：华东师范大学出版社，2003．
7. 朱丽莎．新编健康心理学［M］．武汉：武汉大学出版社，2007．

**【问题与思考】**

1. 怎样理解婚姻的社会属性？
2. 影响婚姻适应的因素有哪些？
3. 婚姻和家庭对身心健康有什么影响？
4. 在你周围，有哪些幸福和谐的家庭？从你的亲人或朋友中，选择一家幸福家庭进行访谈，了解以下内容（要求写出访谈提纲）：
   （1）该家庭属于哪种类型？
   （2）该家庭幸福的秘诀是什么？
   （3）该家庭是怎样应对家庭压力事件的？
5. 小明是某学校的初二学生。在家长会上，他的父亲向老师讲了自己家庭中面临的问题：自从上初中以来，小明和父母之间的话越来越少了，每天放学后，除了吃饭就是学习，家长问起他的学习情况，他总是敷衍了事，再不肯多说。据老师观察，小明在学校很活泼开朗，学习也不错。如果你是小明的老师，你会向小明的父亲了解哪些问题，并提出什么建议？

# 第九章 心理障碍、心理咨询与治疗

**【本章提要】**

随着社会现代化进程的加快，人们的心理压力和社会适应问题越来越突出。心理障碍、精神疾病及社会适应不良已成为影响现代人健康的主要因素。本章具体阐述了心理异常与心理正常的概念、区分标准以及相关理论模型，并介绍了几种常见的心理障碍、心理咨询与治疗的相关理论和技术。

**【学习重点】**

1. 了解心理异常的概念，领会心理异常、心理困扰、心理障碍、心理疾病之间的关系。
2. 了解异常心理的理论模型，掌握正常心理与异常心理的区分。
3. 了解心理障碍的症状表现，熟悉几种常见的心理障碍。
4. 了解心理咨询与治疗的含义、对象、类型及原则。领会心理咨询与治疗的过程，了解心理咨询与治疗中常用的技术。

**【重要术语】**

异常心理　心理障碍　精神分析　短程心理动力疗法　行为疗法　认知疗法　认知领悟心理疗法

随着社会现代化进程的加快，人们的心理压力和社会适应问题越来越突出。心理障碍、精神疾病及社会适应不良已成为影响现代人健康的主要因素。心理障碍与疾病不仅阻碍了个体的自我发展与潜能实现，心理障碍者的异常行为表现还影响了社会的和谐与稳定。因此，了解一些异常心理的常识，提高自己的心理保健能力，同时能够利用心理咨询与治疗的知识帮助他人，有着极其重要的作用和意义。

## 第一节　正常心理与异常心理

心理是人脑对客观现实的主观、能动的反映，不仅反映客观现实的外部特性，并且经过抽象与概括揭示其本质和规律。正如任何事情都有正、反两个方面，个体的心理活动也可以分为正常心理和异常心理。

### 一、正常心理与异常心理的概念

正常的心理不仅使人能够正确反映客观世界的本质及规律，创造性地改变世界，而且能帮助人们顺利地适应环境，进行正常的人际交往，在家庭、社会团体中担负起自己的责任，使人类赖以生存的社会组织能够正常运行，也保障了个体的健康生存和发展。心理异常指人的认识、情绪、意志活动和个性心理特征以及行为表现超出了正常的范围，甚至表现为某种程度地丧失了辨认能力或控制能力，是不健全的人脑对客观现实的歪曲反映。

正常心理和异常心理之间并不存在截然的界线，而是存在着从量变到质变的连续谱系。根据个体的心理健康问题从轻到重的程度，即从对症状的自知力、对客观现实歪曲的程度以及社会功能受损害的程度三方面来看，通常将连续谱系中个体存在的心理健康问题分为心理困扰、心理障碍和严重的心理疾病三种类型。

#### （一）心理困扰（mental block）

心理困扰属于心理"亚健康"状态，主要是指人们在生活中遇到的各种适应、应激、人际关系等问题产生的情绪波动。这些问题持续时间比较短暂，内心痛苦的程度较轻，有明显的刺激原因，个体的社会功能基本不受损。有心理困扰的个体，可以通过自己调适或向心理咨询师求助等方式，及时走出困惑，调整自己的亚健康状态。

#### （二）心理障碍（mental disorders）

心理障碍是心理困扰和心理疾病的过渡状态，主要指焦虑障碍、性别认同障碍、人格障碍等。心理障碍一般找不到明显的刺激原因，内容已经充分泛化，持续时间较久（一般大于三个月），个体很难摆脱内心的痛苦，情绪反应波动较大，社会功能基本受损等。有心理障碍的个体需要进行心理咨询，严重的需要去医院精神科进行药物治疗。

#### （三）心理疾病（mental illnesses）

一般而言，医学心理学中主要使用"心理障碍"的概念来表示个体的异常心理。对于极为严重的心理障碍（如严重的抑郁症、精神分裂症等）也称为"心理疾病"，主要指人脑机能活动失调，完全丧失自知力，自我评价过分偏离常态，多出现包括幻觉、妄想、情感障碍以及意志行为障碍等精神病症状，社会功能完全受损，社会适应能力严重破坏，持续时间较长（一般大于六个月或两年），无法摆脱内心的痛苦，并且完全找不到刺激的原因等。患有心理疾病的个体需要去医院精神科进行治疗。

综上所述，人的全部心理状态可以用心理正常、心理异常、心理健康等概念来表示，其中心理健康与心理困扰（亚健康）状态都属于心理正常，而心理障碍和心理疾病状态则属于心理异常（见图9-1）。

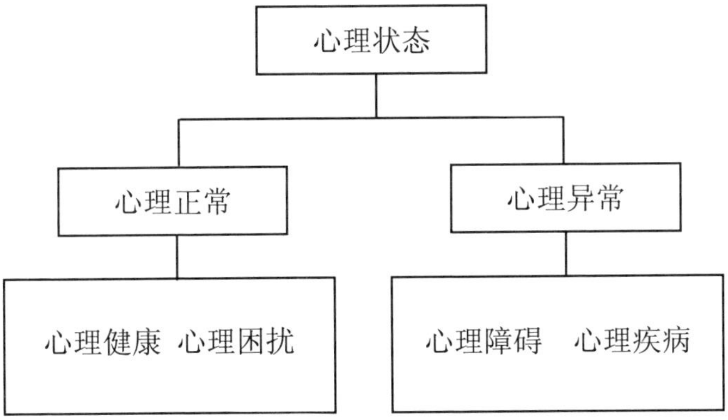

```
           心理状态
          /        \
     心理正常      心理异常
        |             |
  心理健康 心理困扰   心理障碍 心理疾病
```

图 9-1 心理正常、异常示意图

## 二、正常心理与异常心理的区分

什么是异常心理呢？不同的研究者从不同的角度，按照不同的标准去看待心理的正常和异常，本章主要介绍以下两种。

（一）郭念锋的区分原则

郭念锋（1995）认为，应该从心理学的角度入手，以心理学对人类心理活动的一般性定义为依据进行区分，明确提出了区分心理正常与异常的三原则。

1. 主观世界与客观世界的统一性原则

心理是客观现实的反应，任何正常的心理活动和行为，都应该在形式和内容上与客观环境保持一致。在客观世界中，当感官刺激并不存在时，如果有人认为他看到或听到了什么，即可以认为这个人出现了幻觉，其心理活动产生异常。如果个体的思维内容和现实不符合，或思维逻辑背离客观事物的规律，产生难以纠正的病态信念，形成妄想，也可以断定其心理异常。总之，只要人的心理或行为与外界环境失去统一，必然不能被人理解，便可判定为心理异常。

2. 心理活动的内在一致性原则

人类心理活动的发生和发展是人的认知过程、情绪和情感过程、意志行为过程协调一致发生作用的过程，这种协调一致保证了人在反映客观世界过程中的高度准确性和有效性。然而，当认知、情绪情感和意志行为之间出现不一致时，就会出现心理异常现象。如，患有强迫症的个体，虽然认知上不想去反复洗手，并为之焦虑不安，但是其意志却和认知出现不一致，出现反复洗手的行为。再如，有的个体在诉说自己的重大创伤事件时却兴高采烈等，这些都是心理异常现象。

3. 人格的相对稳定性原则

每个人在成长过程中都会形成自己独特的人格特征，并且该特征具有相对的稳定性，在没有重大环境变化的情况下，一般不容易改变。如果在没有明显外部原因的情况下，个体的人格特征发生了较大的变化，其心理活动就有可能出现异常。如，一个对人真诚、热情的人，突然变得疑心重重，对别人有敌对情绪，总是怀疑有人要伤害自己，可以判断其心理出现异常。

（二）李心天标准化的区分标准

李心天（1991）对区分正常与异常心理提出如下四类判别标准。

1. 医学标准

医学标准将心理异常纳入了医学范畴，从医学角度出发，用判断躯体疾病的方法判断心理是否异常。医学标准认为，心理异常是由于个体的脑功能失调所致，其大脑中已经发生了精细的分子水平上的变化，这种变化要通过个体的疾病症状，即某种心理现象或行为表现出来。因此，如果发现个体有某种异常的心理或行为，就一定能找到其病理解剖或病理生理变化的依据，从而判定此人心理异常。

医学标准对心理异常的研究曾经作出过巨大贡献，为医学模式的临床医生广泛采用。但是，由于心理异常是多种因素导致的结果，除了器质性精神病、躯体疾病伴发心理障碍、感染中毒等所导致心理异常外，对那些由于心理社会因素起主导作用的心理异常，医学标准则有些无能为力。

2. 统计学标准

在普通人群中，人们的心理特征在统计学上显示正态分布。在正态曲线上，居中的大多数人属于心理正常范围，而远离中间的两端则被视为"异常"。因此，一个人的心理正常或异常，就以其心理特征偏离平均值的程度来决定。偏离平均值的程度越大，则心理不正常的可能性就越大。统计学标准大多以心理测验为工具，然后以测验获得的统计数据为基础，人为地划定正常与异常的界限。

统计学标准提供了心理特征的数量资料，比较客观，操作简便易行，受到很多人欢迎。然而，这种标准也存在一些局限性。常态分布的两端不一定就是异常，如智力超常或有非凡创造力的人在统计中即使偏离人群的常态，却很少被认为是心理异常。再者，有些心理特征和行为也不一定呈正态分布，而且心理测验的内容同样受社会文化制约。因此，统计学标准的普遍性也是相对的。

3. 内省经验标准

内省经验主要指两方面：一是指患者自身的主观体验，即患者自己体验到的焦虑、抑郁或说不出明显原因的不适感，自己不能适当地控制自己的行为等；二是指观察者的内省经验，即观察者根据自己的经验作出心理正常与否的判断。显然，这种判断具有很大的主观性和局限性，其经验标准也因观察者的不同而存在差异，但由于接受过专业训练以及通过临床实践的经验积累，观察者们也形成了大致相近的判断标准。该判断标准是目前精神科医生常用的方法。

4. 社会适应标准

社会适应标准是将个体的行为与社会行为常模相比较进行衡量。所谓社会常模，是指正常人符合社会要求与道德规范的心理和行为。如果个体的心理与行为表现和社会不相适应，则可以认为其有心理异常的可能。需要注意的是，使用社会适应标准判断心理是否异常，要注意考虑国家、民族、地域、风俗、文化等方面的影响，不能一概而论。即使是同一种心理与行为，因个体所处环境不同，对其评价的结论也不同。

### 三、异常心理的理论模型

研究者对心理异常的发生机制、影响因素及治疗分析等提出了多种理论模型，主要包括生物医学模型、心理学模型、社会学模型以及生物—心理—社会模型。

#### （一）生物学模型

生物学模型假设心理异常的原因都可以从躯体方面找到原因。该模型认为，影响异常心理形成的生物学因素主要包括大脑结构、人体疾病、遗传素质、生化改变、感染、年龄、生理和药物影响等。大量研究表明，生物医学因素与心理异常有关。如，自主神经系统缺陷引起的过度唤醒可能会导致焦虑障碍，甲状腺功能减退和垂体前叶功能减退或脑内化学平衡失调会引起抑郁，甲状腺功能亢进伴随的兴奋、易激惹和恐惧感等。

生物学模型为探索心理异常的原因、诊断和防治作出了巨大贡献，明确了心理异常和躯体疾病一样，可以通过住院、服药或其他物理化学的治疗手段来治疗心理障碍患者，为心理异常的研究提供了许多客观科学的证据。然而，该模型不能解释所有的心理异常现象。大多数心理异常的发生与发展和心理社会因素密切相关，不能单纯地用生物学模式解释。

#### （二）心理学模型

心理状态与异常心理的形成有着密切的关系，几乎每一种心理障碍在其发生、发展和防治中，都受到多种心理因素的影响。以下介绍几种主要的心理学模型（见表9-1）。

表9-1 主要的心理学模型

|  | 精神分析 | 行为理论 | 认知理论 | 人本理论 |
|---|---|---|---|---|
| 理论 | 潜意识学说、人格结构学说、性心理学说、心理防御机制 | 条件反射理论、操作性条件反射理论、社会学习理论 | 心理异常是认知加工过程扭曲和误解所致 | 需要层次理论、自我实现理论、以来访者为中心理论 |
| 原因 | 早年生活的心灵创伤以及由此遗留下来的被压入潜意识的心理冲突 | 异常行为都是通过学习获得的 | 不合理信念、认知歪曲、自我效能 | 无法达到自我实现 |

(续表)

| | 精神分析 | 行为理论 | 认知理论 | 人本理论 |
|---|---|---|---|---|
| 治疗 | 精神分析方法,把压抑在潜意识中的童年创伤和痛苦体验带到意识层面,帮助患者洞悉问题的根源,获得情感上的领悟 | 系统脱敏、行为塑造等矫治异常行为,建立新行为 | 艾利斯合理情绪疗法、贝克的认知疗法 | 以来访者为中心的治疗、存在主义治疗、格式塔治疗 |
| 目标 | 理性看待压抑,用社会规范认可的方式满足欲望,达到本我、自我、超我之间的平衡 | 利用新条件反射,消除原来建立的适应不良行为 | 修正患者的认知结构 | 人的成长和自我实现 |

(三) 社会文化模型

社会文化模型认为,大多数异常心理和正常心理一样都是社会文化生活的产物。社会文化背景、经济、社会地位以及社会生活事件等都会对人格和异常心理行为产生影响。按照社会文化模型理论,如果个体发生了偏离社会文化规范和准则的行为,很可能是犯罪行为或心理异常。但是,个体在一种社会背景下被认为是心理异常,在另一种社会背景下可能不算是异常。如,同性恋现象在某些国家被认为是异常心理,在有的地方还会触犯法律,而在另外一些国家,则被认为是合法、正常的心态。

因此,从社会模式理论的角度来看,心理异常并不是个人问题,而与社会文化有关。对心理异常患者的治疗不仅要考虑生物、心理因素,还要考虑社会文化因素。如,心理社会治疗技术就是一种利用社会心理学的理论和方法来诊断和治疗由心理社会因素造成的心理障碍,以及与之有关的各种躯体疾病,防止和消除由于心理社会因素造成的不健康行为。

社会文化模型的贡献在于指出了社会文化因素在心理异常中的作用,为心理健康工作者更加准确地诊断心理异常,并合理预防与治疗心理障碍提供理论指导。然而,该理论模型不能很好地回答处于同一社会文化环境中的人,为什么有些人易患心理障碍,有些人却不受影响的问题。

(四) 生物—心理—社会模型

综上所述,每种模型都从某个角度提供了心理异常的生成机制、影响及治疗方法,但是任何一种模式都不能完全说明所有的心理异常行为,都不可避免地具有某种局限性。随着科学技术和社会的发展,研究者们意识到,任何心理异常现象的产生和发展都是这三个方面因素共同作用的结果，即应该从生物、心理、社会因素综合的角度去解释心理与行为异常现象，叫做生物—心理—社会模型（见图9-2）。

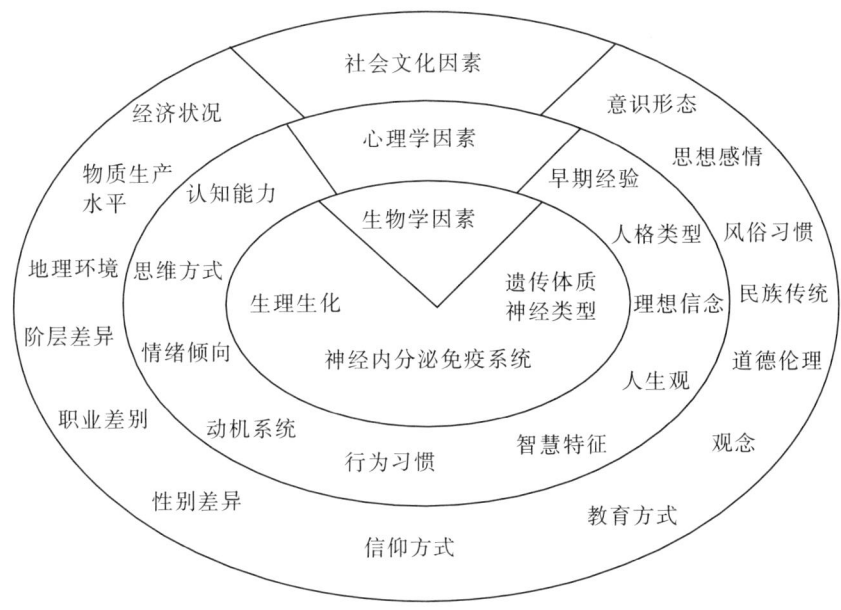

图9-2 生物—心理—社会模型图

（引自：马伟娜. 异常心理学［M］. 杭州：浙江大学出版社，2009.）

由上图可知，生物—心理—社会模型中，生物因素、心理因素和社会因素各有其独特的内容，同时三者之间又相互联系、相互包含和相互制约。其中，生物学因素是整个模型的核心部分，是心理学因素赖以产生的物质基础；心理因素在生物学因素的基础上发展而来，同时又对生物学因素施加着影响；社会因素在个体生物学、心理学因素的基础上发挥作用，同时又影响和制约着心理学因素。总之，在个体的心理和行为发生、发展和变化的过程中，三者共同发挥着影响作用。

## 第二节 常见的心理障碍

对于心理健康教育工作者、心理咨询师和精神科医生而言，了解常见的心理障碍症状是心理健康工作最基本的要求。心理健康教育者和心理咨询师可以运用这些知识，鉴别正常心理和异常心理，以便及时将心理异常者转介给精神科医生，而对在正常心理范围内的心理问题者进行心理咨询。精神科医生可根据心理障碍的相关知识，对心理障碍者进行诊断和治疗。

## 一、心理障碍的症状

心理障碍主要表现在认知障碍、情感障碍、意志行为障碍三方面。

### (一) 认知障碍

1. 感觉障碍：如感觉过敏，不能忍耐外界一般强度的刺激，如光、声、冷、热等。
2. 知觉障碍：对客观现实有歪曲认知，出现错觉、幻觉、妄想等症状。
3. 注意障碍：如注意增强、减弱、涣散、狭窄、固定等。
4. 记忆障碍：如记忆减退、记忆虚构、遗忘症等。
5. 思维障碍：如思维贫乏、思维迟缓、思维奔逸、被害妄想、强迫观念等。
6. 智能障碍：如智能低下、痴呆。
7. 自知力障碍：对自我的认识障碍。

### (二) 情感障碍

情感障碍主要表现在情感高涨、情绪低落、情感淡漠、焦虑、情感脆弱、恐惧、矛盾性情感、病理性心境恶劣等。

### (三) 意志行为障碍

1. 意志障碍：如意志缺乏、意志减退、意志增强、意志倒错、强迫意志等。
2. 行为障碍：如强迫动作、木僵状态、刻板动作、模仿动作、离奇行为等。

## 二、常见的心理障碍

常见的心理障碍有神经症、心境障碍、人格障碍、精神分裂症等。

### (一) 神经症

神经症是一组主要表现为焦虑、抑郁、恐惧、强迫、疑病症状，或神经衰弱症状的心理障碍。神经症是一组心因性障碍，人格因素、心理社会因素是主要的致病因素。神经症具有心理和躯体两方面的症状，患者的自知力一般尚好，有明显主观痛苦感，有求治的愿望。

不同神经症的表现各不相同，根据神经症的表现，可区分为以下几种。

1. 恐惧症

恐惧症是一种以过分和不合理的惧怕外界客体或处境为主的神经症。患者明知没有必要，但仍不能防止恐惧发作，恐惧发作时往往伴有显著的焦虑和自主神经症状。

恐惧症主要分为三种类型：场所恐惧、社交恐惧、特定恐惧。场所恐惧症的患者对广场、旷野等具体场所表现出强烈的恐惧；社交恐惧症的患者对社交场合感到害羞、局促不安等；特定恐惧症患者对一特定的物体或特定疾病等表现出强烈的不合理的恐惧，多只限于某一特殊对象，一般不泛化。

恐惧症的治疗可以使用药物治疗和心理治疗方法。药物治疗并不是针对恐惧症状本身，而是针对恐惧伴随的焦虑和自主神经反应，即减轻或消除自主神经反应，降低焦虑水平。在药物治疗的同时，可以辅助心理治疗，如系统脱敏疗法、暴露冲击疗法等行为治疗，对治疗恐惧症很有效。

2. 焦虑症

焦虑症是一种以焦虑情绪为原发症状的神经症。主要分为惊恐障碍（又称急性焦虑发作）和广泛性焦虑障碍（又称慢性焦虑症）两种，常伴有头晕、胸闷、心悸、呼吸困难、口干、尿频、尿急、出汗、震颤和运动性不安等症状。焦虑症可采用药物治疗结合心理治疗方法进行治疗。

3. 强迫性障碍

强迫症是以强迫症状为主的神经症，其特点是意识的自我强迫和意识的自我反强迫同时存在，两方面的强烈冲突使患者感到焦虑和痛苦，但无法摆脱。强迫症分为强迫思维和强迫行为两类。强迫思维包括：强迫性穷思竭虑、强迫性疑虑、强迫性对立观念等。强迫行为包括：强迫性仪式动作、强迫性洗涤、强迫性询问等。

4. 躯体行为障碍

主要症状有躯体化障碍、疑病症、躯体形式的自主神经功能紊乱和躯体形式的疼痛障碍。其中，疑病症在临床上比较常见。疑病症是以担心或相信患严重躯体疾病的持久性优势观念为主的神经症，各种体检的阴性结果和医生的解释，均不能消除对疾病的疑虑。疑病症和其他神经症一样，都是采取药物治疗结合心理治疗的方法进行治疗，药物治疗针对的是伴发的焦虑与抑郁情绪，心理治疗针对的是患者的错误认知。

（二）心境障碍

心境障碍，又称情感性精神障碍，是以明显而持久的心境高涨或心境低落为基本特征的精神障碍，并伴有相应的思维和行为改变。心境障碍的症状表现为单相的躁狂或抑郁发作，以及双相的躁狂、抑郁交替发作。前者称躁狂症或抑郁症，后者称躁狂抑郁症。该障碍大多有反复发作的倾向，治疗缓解后或发作间期精神状态基本正常，但部分患者会转为慢性。

1. 躁狂症

躁狂症好发季节为春末夏初，90%的病例发病于50岁前，一般发病年龄在30岁左右。躁狂症典型症状的表现是情绪高涨、思维敏捷、精神运动性兴奋，即躁狂的"三高症"。精神病性症状，如幻觉、妄想等在躁狂症中占有较高比例。

（1）情绪高涨。表现为强烈持久的喜悦和兴奋，精力充沛。

（2）思维敏捷。思维速度快，常出现思维奔逸，言语滔滔不绝，口若悬河，注意力容易分散。

（3）精神运动性兴奋。兴趣范围扩大，睡眠虽少却精力旺盛，过多涉足使人愉快的活动，如性、消费、旅游等。

### 2. 抑郁症

抑郁症的典型症状为情绪低落、思维迟缓、精神运动性抑制，即抑郁"三低症"。

（1）情绪低落。对生活、前途丧失信心，对周围的一切都不感兴趣，消极悲观，自卑自责。

（2）思维迟缓。主动言语减少，语流速度缓慢，语音低微。可产生罪恶妄想，甚至出现自杀行为。

（3）精神运动性抑制。意志消沉，行动缓慢，严重时不语、不动、不食，可达木僵程度。

部分患者情绪呈现昼重夜轻的变化，即清晨最重，黄昏时明显减轻；在躯体方面表现食欲减退，体重减轻，便秘；入睡困难，易醒或早醒；性欲减退，甚至阳痿或闭经等。以上是抑郁症的基本症状，但严重程度因人而异。

### 3. 双相障碍

也称双相情感障碍，表现为情绪高涨与情绪低落交错发作。躁狂发作时，表现为情感高涨、言语增多、活动增多；抑郁发作时则出现情绪低落、思维缓慢、活动减少等症状。病情严重者在发作高峰期还可出现幻觉、妄想或紧张性症状等精神病性症状。

### 4. 持续性心境障碍

持续性并常有起伏的心境障碍，如反复出现心境高涨或心境低落，但每次发作时达不到躁狂、抑郁症的诊断标准，持续时间可能长达数年，给患者造成相当程度的痛苦。

## （三）人格障碍

人格障碍是指明显偏离正常，形成了一贯的反映个人生活风格和人际关系的异常行为模式，明显地影响了个体的社会功能和职业功能，亦称变态人格、人格异常、病态人格等。临床常见的人格障碍有以下几种。

1. 偏执型人格障碍：以猜疑和偏执为主要特征。对挫折和遭遇过度敏感；对侮辱和伤害不能宽容，长期耿耿于怀；多疑，容易将别人的中性或友好行为误解为敌意或轻视，过分怀疑伴侣不忠，但不是妄想等。

2. 分裂型人格障碍：以观念、外貌和行为奇特，人际关系有明显缺陷，且感情冷淡为主要特征。

3. 反社会型人格障碍：一种严重的人格缺陷，以行为不符合社会规范、经常违法乱纪、对人冷酷无情为主要特点。

4. 冲动型人格障碍：又称爆发型人格，以情感爆发伴明显行为冲动为主要特点，男性明显多于女性。

5. 表演型人格障碍：又称为癔症型人格障碍，患者过分感情用事或夸张言行来吸引他人注意，以女性为多见。

6. 强迫型人格障碍：指以过分的谨小慎微、严格要求与完美主义及内心的不安全感为特征。男性多于女性。

7. 焦虑型人格障碍：又称回避型人格障碍，一般起于成人早期，其性格特征是懦弱胆怯、自卑敏感，总是感到紧张、提心吊胆，需要被人喜欢和接纳，对拒绝和批评过分敏感。患者害怕困难，行为退缩，面对现实无法应付，遇事采取回避态度。

8. 依赖型人格障碍：以依赖、不能独立解决问题为特征，患者渴望得到他人的关心，常感到自己无助，精力不足，担心被人遗弃。

（四）精神分裂症

精神分裂症是一组病因未明的常见的精神疾病。它具有思维、情感和行为等多方面的障碍，以精神活动和环境不协调为特征。通常意识清晰、智能尚好，部分病人可出现认知功能损害，出现幻觉、妄想等症状。精神分裂症多起病于青壮年，常缓慢起病，病程迁延，部分患者可发展为精神活动的衰退，但部分患者可保持痊愈或基本痊愈状态。患者发病期自知力基本丧失，不知道或根本不承认自己患有精神疾病，不主动求医，甚至抗拒治疗。精神分裂症按其表现可划分为以下四种类型。

1. 青春型精神分裂症。多在青春期发病，精神活动全面紊乱，出现较明显的思维联想障碍，思维松散破裂，出现幻觉、妄想等；情感喜怒无常，变化莫测；行为荒唐幼稚，多见恶作剧及性轻浮现象，可有不拘场合的猥亵行为等。

2. 偏执型精神分裂症。患者的症状表现以妄想、幻觉为主。妄想内容荒诞离奇，脱离现实，以关系妄想、被害妄想、嫉妒妄想、钟情妄想等较多见。常伴有与妄想内容相关的评论性、命令性或威胁性幻听。患者可能会出现恐惧、冲动、自伤或伤人等表现。

3. 紧张型精神分裂症。患者有紧张性兴奋和紧张性木僵两种基本形式，可单独发生或交替出现。患者发生紧张性兴奋时，会突然发生不可理解的行为，如冲动性伤人、自伤或毁物等行为。发生紧张性木僵时，会缄默不语、不吃不喝，身体长时间固定在一个姿势上，对周围的刺激缺乏反应。

4. 单纯型精神分裂症。起病缓慢，持续发展的意向逐渐减退，思维贫乏，情感淡漠，逐渐变得孤僻、懒散、不求上进，对任何事情不感兴趣，对亲人冷淡、疏远，无法适应社会生活。

综上所述，不同类型的心理障碍都可采用药物治疗和心理治疗相结合的方法进行干预。对于神经症、心境障碍等心理障碍可采用药物和心理治疗同时进行的方法，而精神分裂症患者由于自知力较差，不承认自己有心理疾病，可在急性期以药物治疗为主，当症状得到基本控制后，再进行心理治疗，以恢复患者的自知力，促进其社会功能的恢复。

## 第三节 心理咨询与治疗

心理咨询和治疗的应用范围非常广泛，涉及人类社会生活的各个方面，在维护人们的心理健康、克服不良习惯、建立良好的社会适应行为等方面意义重大。

### 一、心理咨询与治疗的概念

（一）含义

心理咨询是心理咨询师协助求助者解决心理问题的过程。心理治疗是心理咨询师对求助者各类心理与行为问题进行矫治的过程。

心理治疗和心理咨询存在着一些区别，即：心理咨询着重处理的是正常人遇到的各种问题，如人际关系、职业选择、教育问题、家庭问题等；心理治疗的适用范围主要为某些神经症、性变态、心理障碍、行为障碍、身心疾病等问题。此外，心理咨询是协助解决，即在协商和帮助过程中解决问题；心理治疗是矫治，带有强制性的矫正和按照治疗方法进行调治。尽管二者之间存在着一些区别，但就总体而言，二者的目标是一致的，都是为了消除求助者的心理或行为问题，而且在临床干预中，心理咨询和心理治疗常常是交替使用的，因此本章不再去作严格的区分。

（二）心理咨询与治疗的对象

根据心理问题的严重程度，可将心理咨询与治疗的研究对象分为三大类。

1. 心理正常但是存在着心理困扰的求助者。个体在生活中会遇到许多需要解决的现实问题，如学习问题、择业、求学、子女教育、自我发展、婚姻家庭等发展性问题，当现实和理想之间的差异过大时，个体会产生心理上的困惑或失衡。因此，心理咨询师可以从心理学的角度给予相应的帮助，这种咨询又叫发展性咨询。

2. 心理异常的心理障碍者。相对于有现实心理困扰的正常人而言，求助者长期处于心理冲突之中，存在着不同程度的心理障碍，如神经症性障碍、心身障碍、心境障碍等。咨询师可以在求助者接受药物治疗的同时，给予心理咨询和治疗。

3. 特殊对象，即临床治愈的精神病患者。精神病患者，如精神分裂症，经过临床治愈后，心理活动已基本恢复了正常。心理咨询和治疗在帮助他们恢复社会功能、防止疾病的复发方面起着重要作用。

（三）心理咨询和治疗的类型

心理咨询按照不同的标准，可以划分成不同的类型。

1. 根据咨询人数的规模划分，可以分为个体咨询和团体咨询。

个体咨询是心理咨询最常见的形式，是咨询师和求助者之间的单独咨询。个体咨询利于营造安全的心理环境，使求助者消除顾虑，谈出内心深处的想法，咨询效果明显。但咨询成本较高，需要双方投入较多的时间、精力。

团体心理咨询是在团体情境中提供心理帮助与指导的一种心理咨询形式。在咨询师的引导下，通过团体成员之间的互动和相互影响，不断认识自我、接纳自我，改善个体与他人的关系，提高对生活的适应能力。团体咨询的人数没有固定的标准，从二三人到几十人均可，但一般以十人左右为宜，其优点是为求助者创造了信任、接纳、安全的团体氛围。个体在团体中可以获得安全感和归属感；了解自己的独特和价值，增强自信，开发个体的潜能；在人与人互动、分享的过程中，感受他人的支持，同时也成为他人的社会支持力量，有助于培养求助者与他人相处及合作的能力；咨询面广、咨询效率高，能够利用群体的优势让个体获得感悟与成长。团体咨询也有其局限性，如：只能解决一些共同存在的表面问题，深层次的问题则需要通过个体咨询单独解决；在团体情境中，难以照顾到不同个体之间的差异，对个人隐私的保密有时会因成员的无意泄露而难以得到保证。

2. 根据咨询的性质划分，可以分为发展性心理咨询和障碍性心理咨询。

个体在成长的过程中会遇到各种问题或心理困扰，如人际交往中的冲突、青春期的烦恼、学习上的困难、婚姻关系的不和谐、升学和择业的矛盾、情绪的压力等。发展性心理咨询是帮助求助者了解心理发展的规律，重视自己在心理发展过程中可能或已经出现的各种发展性心理问题，帮助求助者进行心理调适，提高其生活适应能力，不断挖掘自我潜能。

障碍性心理咨询是指对存在不同程度心理障碍的求助者进行的咨询，包括各种神经症，如焦虑症、抑郁症、强迫症、恐怖症、疑病症等障碍的咨询和对诸如神经性头痛、高血压、冠心病、糖尿病等心身疾病的咨询和治疗。

3. 按照咨询的途径划分，又可以分为面询、电话咨询、网络咨询等。

面询指面对面的咨询，咨询师通过和求助者的面谈，及时发现其存在的问题，并作出妥善处理，确定是继续咨询还是转介到医院的精神科。面询是心理咨询中最主要而且最有效的方法。

电话咨询是利用电话给求助者进行支持性咨询。电话咨询主要通过倾听和理解，给求助者以情感支持，对问题较严重的求助者提出面询建议，还可及时对情绪不稳定的求助者进行干预，防止出现自杀、伤人等行为。

网络咨询指咨询师通过互联网来帮助求助者。网络咨询形式很灵活，可以借助于专业软件，对求助者的问题进行评估与测量；咨询中，可以根据当时的具体情境，使用打字、音频或视频的方法与来访者进行交流；可以将咨询过程全程记录，便于深入分析求助者的问题以及进行案例讨论。

（四）*心理咨询与治疗的原则*

在咨询过程中能否遵循心理咨询的基本原则，关系到心理咨询工作能否顺利开展，也决定了心理咨询工作的效果。

1. 保密原则

保密原则是心理咨询中最重要的原则。它既是咨询师和来访者确立相互信任关系的前提，也是咨询活动顺利展开的基础。这一原则要求在没有征得对方同意的前提下，咨询师不得将在咨询过程中对方的言行随意泄漏给任何人或单位，这是咨询工作者的基本职业道德要求。但是，保密原则并不是绝对的，当来访者有明显的自杀或伤人倾向时，咨询师则不可再为其保守秘密，而是立即采取必要措施，防止意外事件的发生。在进行咨询之前，咨询师要将保密原则和特殊情况向来访者讲清楚。

2. 自愿原则

心理咨询中的来访者必须出于完全自愿，这是确立咨访关系的先决条件。只有来访者自己有咨询的愿望和要求，并愿意作出改变，才能取得较好的咨询效果。咨询师不能以任何形式强迫来访者接受或维持心理咨询。

3. 价值中立原则

在咨询过程中，咨询师要尊重来访者的价值信念体系，不要以自己的价值观念为准则，对来访者的行为准则进行价值判断，不能以任何方式强迫来访者接受自己的观点、态度。只有这样，咨访双方才能以平等的地位进行交流，来访者也愿意敞开心扉，信任咨询师，有助于来访者问题的解决。当然，价值中立原则并不意味着咨询师要去迎合来访者的价值观，而是在来访者自愿的前提下，要有意识地影响来访者的价值观。

4. 助人自助原则

咨询师的主要作用不是告诉来访者怎样解决问题，而是提供一种氛围和积极的引导，鼓励来访者进行自我探索，利用来访者自身的积极资源、自主精神和自助能力，自己克服困难，以达到助人自助的目的。

5. 重大决定延期的原则

在心理咨询期间，由于来访者尚处于情绪波动期，咨询师要劝说来访者不要轻易作出诸如退学、转学、离婚、调换工作等重大决定。在咨询结束后，来访者的情绪稳定下来，才可能较理智地对待自己的选择。

6. 伦理原则

心理咨询活动的开展必须以一定的伦理规范为约束力，这是心理咨询必须坚持的重要原则。

## 二、心理咨询与治疗的过程

心理咨询和治疗是一门实践性很强的科学，并不是随意地谈话和聊天，而是按照一定程序有目的、有计划实施的过程。

## （一）建立关系

在心理咨询与治疗的初期，咨询师的主要任务是和来访者建立良好的咨访关系。信任、真诚、接纳的咨询关系有助于咨询师真实了解来访者的情况，准确地确定咨询目标并有效达到目标。能否建立起积极的咨询关系，咨询师的正确咨询态度，如尊重、热情、真诚、共情和积极关注起着关键作用。

### 1. 尊重

罗杰斯非常重视尊重对心理咨询的意义，提出了"无条件尊重"的观点。尊重意味着以真诚为基础，信任对方，以礼待人，平等交流；保护来访者的隐私；无条件接纳来访者，接纳其优点和缺点等。尊重来访者，可以给来访者创造一个安全、温暖的氛围，使其对咨询师产生信任，并最大程度地表达自己，以便咨询师发现来访者的问题，提高咨询效果。

### 2. 热情

热情主要体现在：求助者初次来访时，咨询师适当询问来访者的情况，表达友好和关切，消除来访者的局促、不安心理；运用倾听技巧，全心全力地倾听求助者的叙述；咨询时对来访者的谈话要有耐心、不厌其烦地帮助来访者叙述，以澄清问题；咨询结束时，要感谢来访者的信任和密切配合，使其感到温暖。

### 3. 真诚

真诚指在咨询中，咨询师要以真实可信的面貌进入到咨询关系中，让来访者受到咨询师的影响，从而以真实的自我和咨询师交流，坦然地表露自己的喜怒哀乐。真诚应该是实事求是，而不是不懂装懂；真诚是为了帮助来访者，而不是在咨询中宣泄自己的感情；真诚应表达适度，真诚不等于说实话，要考虑到对方的感受，对来访者负责。

### 4. 共情

共情又称同理心，指体验别人内心世界的能力，是影响咨询进程和效果的最关键因素。在咨询过程中，咨询者要设身处地从来访者的处境中感受来访者的情绪，并使用尝试性的语气和来访者交流，验证自己是否做到了共情。此外，表达共情应考虑到求助者的特点和文化背景，学会使用躯体语言表达共情，如目光、表情等。

### 5. 积极关注

对来访者的言语和行为的积极面给予关注，使来访者拥有正向的价值观就是积极关注。咨询师要根据来访者的实际问题，帮助其分析自己拥有的积极资源，避免给来访者消极暗示，实事求是地分析来访者存在的问题，促进来访者多关注自己的优势和价值，形成乐观的生活态度。

## （二）整理分析资料

### 1. 来访者资料的收集

临床资料是咨询师进行心理咨询与治疗的基本依据。咨询师可通过会谈、观察、访谈、心理测量、问卷调查、实验室的生理、心理记录等方法，收集与来访者有关的各种资料，了解对方的基本情况及存在的心理问题。

（1）基本资料：来访者的基本情况包括姓名、年龄、家庭、社会生活背景、自身的生活经历、个人和家庭的健康史、个人生活方式及受教育情况、有无心理咨询经历等。

（2）心理健康状况的资料：除了基本资料外，咨询师还可以通过询问或心理测验等方式了解来访者当时的情绪、认知等情况。如，了解来访者的人际关系（对家庭和家庭成员的看法、社会交往情况），近期生活中的创伤事件，来访者的言谈、举止、情绪状态等，对心理咨询的期待与目标、心理问题发生的时间以及对工作和生活的影响、心理问题的测试结果等。

2. 资料的整理与分析

咨询师对收集来的各种资料加以整理，并对各种相关资料进行综合分析，作出诊断评估。分析主要包括下列内容：

第一，确定心理问题的性质。咨询师首先要确定来访者的心理问题是属于个体成长过程中出现的发展性问题，还是心理障碍或心理疾病问题。可根据来访者的主观世界与客观世界是否统一，心理活动内在协调性是否和谐，个性是否相对稳定等因素判断来访者是否有异常心理；并根据来访者对症状的自知力、是否有主动求医动机和行为，判断来访者是否有精神分裂症等心理疾病。对于心理障碍和心理疾病，要先转介到医院精神科进行治疗，再进行心理咨询。

第二，确定心理问题的严重程度。在排除心理障碍和心理疾病的基础上，要辨别来访者心理问题的严重程度，即区分一般心理问题和严重心理问题，并根据问题的严重程度制定咨询方案。一般心理问题是指近期发生的，内容尚未泛化，反应强度不太强烈的情绪问题，常能找到相应的原因，思维合乎逻辑，人格也无明显异常。严重的心理问题指个体经受了较强烈的刺激，且时间过久，其情绪已经发生泛化，心理、生理及社会功能各方面均已受到影响等。

（三）咨询指导

咨询师对来访者的资料进行分析、评估后，心理咨询与治疗工作进入指导阶段，咨询师要和来访者共同协商，制订咨询目标，选择咨询方案，并对来访者进行指导。

1. 制订咨询目标

心理咨询的目标就是心理咨询所追求的结果与目的，分为长期目标和近期目标。心理咨询的长期目标是促进来访者的心理健康发展，充分实现人的潜能，达到人格完善。近期目标是心理咨询过程中所要达到的具体目标。咨询师要在长期目标的基础上，根据每个来访者的特殊情况，与来访者共同配合、互相交流，将长期目标融化在具体目标之中并最终达成一致的具体咨询目标。在心理咨询实践中，由于种种原因，要实现心理咨询的长期目标是困难的，需要经历长期艰苦的改变过程。咨询师可以在长远目标的引导下，将实现具体目标作为实现长远目标的一个环节，也是非常有意义的。在制定目标的过程中，咨询师要向来访者说明，一个有效的咨询目标应该具有以下要素：心理咨询目标要具体、可行，不能太概括化；咨询目标应该由双方共同商定，制定使来访者积极向上的目标；咨询目标应该可以评估，当发现目标中的不足时，可以及时调整目标等。

2. 选择咨询方案

咨询方案要在双方相互尊重、理解的氛围中共同商定，根据心理咨询的目标，分别明确咨询师和来访者双方的责任、权利和义务，选取相应的咨询方法，制定具体操作计划等。

3. 实施咨询

在共同商讨后制定咨询目标和方案的基础上，咨询师可以灵活运用各种心理咨询方法，对来访者实施指导和帮助。

（四）效果评估

在咨询后期，如果咨询双方都认为可以结束时，则可以终止咨询。在咨询结束前，咨询师要综合所有资料，结合咨询目标和实施方案，与来访者就其心理问题和咨询过程进行总结，评估心理咨询的有效性以及咨询目标是否实现。

为进一步了解咨询效果，咨询师要在咨询结束后的数月至一年里对来访者进行追踪调查，以指导来访者将获得的经验运用到日常生活中去，并逐步稳定、内化为来访者的观念、行为方式和能力，使之能独立有效地适应环境。

### 三、心理咨询与治疗的技术

心理咨询与治疗是帮助来访者认识、调整和克服其认知、情绪及行为等方面的适应不良问题，促进其身心健康发展的过程。不同心理学流派的心理咨询与治疗理论以及使用的具体技术存在着不同。此外，心理咨询者为了达到心理咨询与治疗的目标，会使用很多言语和非言语的会谈技术，如参与性技术、影响性技术等。

（一）不同流派的心理咨询与治疗理论和技术

尽管目前心理治疗方法已达四百多种，但对心理治疗领域最有影响的莫过于精神分析、认知—行为主义、存在—人本主义三大理论，它们被誉为心理咨询和治疗理论发展历史上的三大势力。

1. 精神分析理论及治疗技术

弗洛伊德认为，来访者的心理异常大多可以追溯到个体童年时的心理创伤，追溯到本我、超我之间的矛盾冲突和不正确心理防御机制的运用。精神分析治疗就是通过对童年经历进行广泛的探索和分析，寻找来访者症状背后的无意识动机，帮助来访者将压抑在潜意识中的各种矛盾和冲突带回到意识中来，从而使其重新认识自己，并改变原有的行为模式，达到治疗的目的。精神分析治疗师常常使用的技术有：自由联想、宣泄、释梦、移情、阻抗、退化等（第二章有介绍，这里不再赘述）。目前的精神分析疗法可以分为以下几种。

（1）传统的精神分析疗法

传统的精神分析疗法主要用于治疗人格神经症、婚姻或性生活不和、歇斯底里症等。治疗通常采用自由联想和催眠治疗等方法，一般一周进行4－5次，长期的治疗则需要2—3年。由于传统的精神分析疗法耗时长、效率低、费用开支大，而今很少有人使用。

（2）短程心理动力疗法

治疗者通过帮助患者分析、了解和认识其病态行为的根源及性质，从而达到领悟并改善症状的一种较为短程的心理疗法。该疗法采用每周1次的会谈方式，治疗时间大约在15—50次之间，以带来目标症状的解除，以及有限而显著的个性改变。短程心理动力学疗法适用于治疗不太严重的各种神经症、环境适应障碍和边缘性人格障碍及其他非精神病性的心理障碍。一些受心理挫折或特殊情绪问题困扰的心理咨询来访者和处于康复期的慢性精神病患者也适合本治疗。

（3）认知领悟心理疗法

该疗法又称钟氏认知领悟疗法，是由中国精神病学家、心理治疗专家钟友彬先生在20世纪80年代，根据心理动力学理论结合中国具体情况创立的中国式的心理分析疗法。治疗时，通过对来访者早期的生活经历或创伤体验进行解释，让其认识到自己症状和病态行为的幼稚性、荒谬性以及不符合成年人逻辑的特点，从而达到真正的领悟，使症状消失。认知领悟疗法的适应症是强迫症、恐怖症和某些性变态，如露阴癖、窥淫癖、摩擦癖和异装癖等。

2. 认知—行为主义理论及治疗技术

（1）行为疗法

又称行为治疗或条件反射治疗，是以学习理论为指导，按照一定的治疗程序，来消除或纠正人们的异常或不良行为的一种心理治疗方法。常用的行为治疗方法有以下几种。

第一，系统脱敏法，又称交互抑制法，由精神病学家沃尔普所创，是整个行为疗法中最早被系统应用的方法之一。

第二，厌恶疗法，又称处罚消除法，由巴甫洛夫的经典条件反射原理发展而来。心理治疗师通过帮助来访者将所要戒除的靶行为（或症状）同某种使人厌恶或惩罚性的刺激结合起来，通过厌恶性条件作用，达到戒除或减少靶行为出现的目的。如在戒除酗酒的不良行为中，来访者在喝酒的时候，使用催吐剂或电刺激等惩罚性刺激，造成其对酒的厌恶反应，从而阻止并消除原来酗酒的不良行为。

第三，行为塑造法，又称奖励强化法，是根据斯金纳的操作性条件反射原理发展而来。该方法主要是利用强化（即奖励）而形成某种期望出现的良好行为。如，对于学习上总是不能完成作业的学生，当其出现完成作业的良好行为时，马上给予奖励，使该行为得到强化，从而提高其完成作业的兴趣。

第四，暴露疗法，主要用于治疗恐怖症，通过让来访者较长时间地想象恐怖的场景或直接置身于严重恐怖的环境，从而达到消退恐惧的目的。如，对蛇恐惧的患者，可以在征得来访者对咨询与治疗方案认同的情况下，将来访者置身于到处是蛇的环境中，最终可以消除其剧烈的恐怖反应。

第五，松弛反应训练，指通过自我调整训练，由身体放松进而逐渐使整个身心放松，从而达到消除情绪紧张的方法。常见的松弛反应训练方法是雅各布森提出的渐进式肌肉放松法（详见第三章第四节），我国的气功、印度的瑜珈和日本的坐禅等都能起到放松的作用。

第六，生物反馈治疗，是通过借助于电子仪器，让人们能够知道自己身体内部正在发生何种变化的行为矫治技术。通过生物反馈治疗可以帮助来访者调整和控制自己的心率、血压、肌紧张程度等，消除过于强烈的情绪反应。

综上所述，行为疗法的适应症是恐怖症、强迫症、焦虑症、神经性厌食、烟酒及药物成瘾、学习障碍、高血压、心律不齐等。

（2）认知疗法

又称理性情绪治疗，是以改变不良认知为主要目标，使来访者的情感及行为发生变化，以促进心理障碍的好转。认知疗法包括贝克的认知疗法、埃利斯的理性情绪疗法等。认知疗法主要用来治疗情绪抑郁的病人，也可用于治疗神经性厌食，性功能障碍，酒精中毒，焦虑障碍，社交恐怖症，偏头痛，考试前焦虑，情绪激动，慢性疼痛等。

（3）认知行为疗法

认知行为疗法（cognitive behavior therapy，CBT）是行为疗法的进一步发展，是通过改变个体的认知过程来矫正其适应不良的情绪和行为，建立和重构功能良好的认知过程以达到良好的社会适应。美国心理学家埃利斯首创了理性情绪疗法，由于在治疗中总是使用行为干预的方法，因此又改称为理性情绪行为疗法（rational emotive behavior therapy，REBT）。认知行为疗法治疗的关键是改变并重建来访者的认知内容与模式，进而改变其非适应性的情绪和行为。认知行为疗法适用范围十分广泛，包括焦虑、抑郁、强迫性障碍、惊恐障碍、社交恐怖、疑病症、创伤后应激障碍、精神分裂症等。

3. 存在—人本主义理论及其治疗技术

美国心理学家罗杰斯认为，人的本性是积极向上的，每个人都有自我生长的潜力以及自我实现的倾向。在此基础上，他提出了"以来访者为中心"的治疗方法。该疗法强调共情和理解，认为人有自我治愈能力。其中，和谐良好的咨访关系是治疗的重要因素。在心理咨询与治疗过程中，咨询师首先要关心来访者的内心世界，在咨询过程中与之建立一种真诚的、相互信赖的关系。其二，咨询师不要对来访者进行过多的提问和指导，而是无条件关心来访者，在安全的气氛中尊重来访者的主体性、自尊心，充分理解和信任来访者，让其畅所欲言，逐渐从消极被动的防御性情感中解脱出来，不再依靠别人的评价来判断自己的价值。其三，心理咨询与治疗的目的不是治疗某种特殊症状，而是帮助来访者个人的成长和发展，引导来访者的内在潜力朝着创造、实现的方向前进。"以来访者为中心"疗法的适应症主要是神经症。

（二）参与性技术

参与性技术是咨询师用言语和非言语的沟通方式，有意识地监控访谈过程的技术。咨询师通过使用参与技术，不仅可以了解来访者，而且可以传达咨询师对来访者的关心、尊重和理解。参与性技术包括倾听、开放式询问与封闭式询问、鼓励和重复、内容反应、情感反应、具体化、非言语行为的理解与把握等。

1. 倾听

倾听时咨询师要认真、关注、积极地听，并适当地表示理解，不要带有偏见，也不要作价值评判。倾听意味着咨询师尊重、接纳来访者，咨询师不仅要听，还要参与到谈话中去，有适当的言语或非言语反应。

2. 开放式询问与封闭式询问

开放式询问是让来访者对问题、思想和情感给予详细的说明，常使用"什么"、"如何"、"为什么"等词汇。开放式询问可以帮助咨询师获得更多的资料，但是该询问要建立在良好咨询关系的基础上，以免让来访者产生阻抗。封闭式询问常使用"是不是"、"有没有"等词汇，回答也是"是"或"否"。咨询中过多使用封闭式询问，会让来访者陷入被动回答之中，其自我表达的积极性会受到压制和不良影响。

3. 鼓励和重复

咨询师通过简单重复或仅以某些词语，如"嗯"、"噢"鼓励来访者进一步讲述，可以激发来访者讲述的热情和被关注、被接纳的感觉。

4. 内容反应与情感反应

内容反应又叫"释义"，指咨询师用自己的语言把来访者诉说的实质性内容表述出来，使来访者所述内容更加明朗化，如"你认为……，是这样吗？"情感反应可以用"你觉得……"、"你心里感到……"等句子表示，有助于咨询师帮助来访者意识到自己此时此刻的情绪感受。内容反应和情感反应经常同时使用，如"你的老师误解了你，你为此感到很生气，是这样吗？"

5. 具体化

具体化指咨询师协助来访者准确表达其思想、情感及经历的事件，可澄清来访者模糊不清的观念和问题，帮助来访者认识到自己的所思所感。如："你说宿舍的同学都歧视你，不喜欢你，是谁歧视你呢？在哪些事情上你看出他歧视你呢？你能举些例子吗？"通过问问，咨询师可了解来访者的具体情况，以及其认知方式、处理问题的方式和特点等。

6. 参与性概述

咨询师基本清楚了来访者诉说的内容后，可以用提纲的方式，把来访者的言语、非言语行为及情绪综合整理后并表达出来，对来访者诉说的内容进行小结性的概述，以起到澄清、启发探讨的作用。

7. 非言语行为的理解和把握

咨询师要学会关注来访者的言语或非言语信息，如语言、面部表情、声音、身体行为等，并据此综合判断咨询对象的心理状态。如，一个女同学抱怨同桌总是给自己找麻烦，还翻看自己的日记，发现里面有自己喜欢他的描述等。然而，她在抱怨的同时，脸色却带着羞涩的微笑。咨询师可以在言语和非言语行为的不一致中了解来访者的心理活动。

（三）影响性技术

心理咨询的影响性技术主要包括：面质、解释、指导、情感表达、内容表达、自我开放、非言语行为的运用等。

1. 面质

咨询师用质疑的方法指出来访者身上存在的矛盾，帮助来访者了解自己的感受、信念及行为等，消除其掩饰及防御心理，发现自己的潜能和积极资源等。如，"你认为自己不是学习的料，可是上一次的语文竞赛中你还获了奖，你是怎么看的呢？"面质要以良好的咨询关系为基础，咨询师要注意自己的语气和态度，以免引起来访者的反感。

2. 解释

咨询师凭借自己的理论和经验，运用某种理论对来访者的思想、情感和行为进行分析，以提高来访者对自身困扰的认识，促进来访者的改变。

3. 指导

咨询师以直接要求的方式指导来访者的言语和行为，如，咨询师指导来访者进行放松训练、角色扮演、系统脱敏法等。指导是影响力最明显的一种技巧，不同的心理流派使用的指导策略不同。

4. 情感表达与内容表达

情感表达指咨询师告诉来访者自己的情绪情感，传达自己的感受，加深来访者对咨询师的理解，增进咨询关系。如，"我觉得……"内容表达指咨询师表达自己的意见和态度，对来访者提出建议等。咨询师提出建议时要注意措辞，避免过于武断，以免影响咨询关系。

### 5. 自我开放

又称为自我表露，指咨询师将自己的情感和观点和来访者分享。自我开放不仅包括谈论咨询师自己对来访者的感受，如，"对你的真诚和信任，我很感动"；还包括咨询师自我表露与来访者咨询内容有关的个人体验，如，"我能体会到你的痛苦，以前我也有过失恋的经历，那时候我感觉……"良好的自我开放有助于促进咨询关系，使咨访双方都能敞开心扉，促使来访者能够更深入地了解自己，加强咨询效果。

### 6. 影响性概述

咨询师将自己的观点和意见经整理后，以简明扼要的方式表达出来。该方法可使咨询师对自己的咨询过程、咨询意见作一梳理，强调咨询的重点，以加深来访者的印象。

### 7. 非言语行为的应用

在咨询过程中，咨询师可利用目光、面部表情、身体语言、语音语调、空间距离等方式，将自己的非言语行为融入到语言表达中去，提升对来访者的影响力，表达自己对来访者的关注、倾听、同情和真诚。同时，咨询师可以通过关注来访者的非言语行为，了解其内心的心理活动，对采取相应的咨询技术，提高咨询效果非常重要。

## 【建议参考资料】

1. 顾瑜琦，张颖. 健康心理学 [M]. 北京：中国医药科技出版社，2006.
2. 郭念锋. 心理咨询师（基础知识）[M]. 北京：民族出版社，2005.
3. 郭念锋. 心理咨询师（三级）[M]. 北京：民族出版社，2005.
4. 马伟娜. 异常心理学 [M]. 杭州：浙江大学出版社，2009.
5. 徐光兴. 临床心理学：心理咨询的理论与技术 [M]. 2版. 上海：上海教育出版社，2009.
6. 张伯华，刘天起，张雯. 心理咨询与治疗教程 [M]. 济南：山东人民出版社，2010.

## 【问题与思考】

1. 心理正常、心理异常、心理健康、心理障碍、心理困扰等概念之间的关系是什么？怎样区分正常心理和异常心理？
2. 心理障碍在认知、情感和意志方面的症状表现是什么？
3. 心理咨询与治疗的对象是什么？要遵循哪些原则？
4. 请根据心理咨询的过程，以角色扮演的方式或对周围的人进行一次真正的咨询，并写出咨询个案，分析自己在咨询中存在的不足。
5. 对周围的人进行一次访谈，然后总结自己在访谈中运用了哪些参与性技术和影响性技术，并对咨询效果进行分析。

# 第十章　心理危机预防与干预

【本章提要】

　　人在一生中经常会遇到突如其来的生活应激或挫折，如果无力应对，则可能会产生心理危机，严重的甚至出现自杀倾向。心理危机干预旨在利用沟通、支持和其他干预技术，经由专业的干预过程，帮助危机者恢复心理平衡和适应能力，收获自我成长。本章详细阐述了心理危机的极端行为——自杀的相关概念、风险评估以及预防和干预知识，以期帮助人们提高自我心理保健能力，并学会利用危机预防及干预知识帮助身边的自杀危机者，形成珍爱生命、相互支持、远离自杀的和谐社会氛围。

【学习重点】

　　1. 了解心理危机与心理危机干预的基本概念。
　　2. 领会心理危机干预的技术和具体过程。
　　3. 掌握自杀危机的预防与干预方法。

【重要术语】

　　心理危机　心理危机干预　自杀危机

　　随着社会不断发展，生活节奏的日趋加快，人们承受的心理压力不断增加，心理危机的发生也日益增多。世界卫生组织专家曾断言，从现在到21世纪中叶，没有任何一种灾难能像心理危机那样给人们带来持续而深刻的痛苦。因此，对于健康心理学工作者而言，了解基本的心理危机理论及其干预技术，掌握适宜的危机干预方法，建立和完善心理危机干预机制等，越来越成为现代社会的迫切需要。

## 第一节　心理危机与危机干预概述

　　人的一生中，经常会遇到突如其来的生活应激或挫折，如自然灾害、亲人去世、学业失败、身患重病、交通事故等。如果个体因无力应对这些问题而表现出极度紧张、苦恼、焦虑、忧郁，甚至产生轻生的意念，则产生了心理危机。

## 一、心理危机的概念

### （一）心理危机的内涵

一般来说，危机有两个含义，一是指出乎个体意料发生的突发事件，如地震、水灾、疾病爆发、车祸等；二是指个体遭遇重大问题或变化时，感到难以解决、无所适从，则可能出现危机状态。

心理危机是指由于突然遭受严重灾难、重大生活事件或精神压力，使生活状况发生明显变化，依靠个体现有的条件和经验难以克服时而产生的心理失衡状态。如果危机解决不当，可能会使个体的认知、情感和行为发生失调，陷于痛苦、绝望、焦虑等负性情绪及心理行为障碍中不可自拔，对个体身心健康产生不良影响。从心理危机的含义可以看出，心理危机是个体对生活事件的灾难程度以及对自己的应对能力进行评估的结果。如果个体认为，事件的解决在自己的能力范围之内，则不会产生危机感。

### （二）心理危机的类型

每个人在一生中都会遇到各种各样的心理危机。按照不同的标准，可以将心理危机划分为不同的类型。

按照心理危机的来源划分，可以将心理危机分为学业危机、环境适应危机、人际关系危机、家庭危机、恋爱危机、性心理危机、灾难危机和自杀危机等。

根据心理危机的内容划分，心理危机一般分为以下三种类型。

1. 发展性危机（developmental crisis）

发展性危机指个体在正常成长和发展过程中，急剧的变化或转变所导致的异常反应。例如，小孩出生、大学毕业、中年生活改变、择业失败、离婚或退休等都可能导致发展性危机。发展性危机一般都是正常的，如，大学新生入学后，会在学习、生活、环境、人际交往等方面产生种种不适应，如果能够及时进行自我调整，则可平稳度过，不需要心理干预。但是，如果个体的应对能力不足，生活秩序全部被打乱，个体感到孤单、无助、茫然、焦虑、缺乏信心、情绪低落，则出现了发展性危机，需要在心理干预者的帮助下度过危机。

2. 情境性危机（situational crisis）

情境性危机是指生活中出现罕见或超常事件，且个体无法预测和控制的危机，具有随机性、突发性、强烈性和灾难性等特点。常见的情境性危机包括自然灾害（交通事故、飞机失事、火灾、地震等）和个人危机（身患绝症、离婚、犯罪、失业等）。

3. 存在性危机（existential crisis）

存在性危机指伴随着重要的人生问题，如关于人生目的、责任、独立性、自由和承诺等，出现的内部冲突和焦虑。如，夫妻双方在花甲之年对一生追求享受自由的生活，没有生儿育女感到后悔，甚至感觉人生没有意义；人到中年却发现自己在事业上无所作为，从而对自己的能力和价值产生严重怀疑等，都属于存在性危机。

根据心理危机表现形式的不同,还可以分为显性心理危机和隐性心理危机。显性心理危机是指通过语言和行为表现出暂时性的心理失衡状态;隐性心理危机是指没有任何迹象显示,突然出现的心理失衡状态。

(三)心理危机的特征

对于不同群体面临的危机,存在着不同的特点。总体而言,心理危机具有以下三个基本的特征。

1. 普遍性和特殊性

心理危机是普遍存在的,在一定的条件下,没有人能够幸免。即使个体有很强的危机应对能力,当其面临严重危机时,仍然会产生心理失衡和痛苦。然而,危机又具有特殊性,即面对相同的危机事件,不同的人对危机的感受和反应也不同。有人把危机看做是灾难,而有的人则把危机视为成长的机会,不仅能平安地度过危险,还能丰富人生的体验,获得成长。

2. 心理危机的双重性

危机意味着风险,同时又蕴藏着机遇。在危机状态下,如果个体能够主动求助并及时得到有效的心理危机干预或帮助,不仅会防止危机的进一步发展,重新获得心理平衡,而且可以提高个体的心理成熟程度和抗挫折能力,在危机中逐步成长并达到自我完善。

3. 心理危机的复杂性

心理危机具有复杂性,首先表现在产生心理危机的原因错综复杂,如自然因素、社会因素、家庭因素交织在一起,在面对心理危机时,很难及时分析出原因,找到快速解决的方法。其次是危机反应复杂,不同个性的个体对危机的反应存在着不同。有的人能自己有效地应对危机,并从中获得经验,使自己变得成熟;而有的人则会出现情感、认知、行为上的问题,产生各种心理障碍甚至心理疾病等症状。再次是应对方法复杂,有些面临严重危机的个体会使用药物延缓极端危机反应的出现,但却解决不了根本性的问题;有些个体因找不到快速解决方法而悲观失望,陷入强烈的负性情绪;有些个体则会积极寻找应对危机的方法等。

## 二、心理危机的原因

人类心理危机的种类很多,导致心理危机的原因也多种多样。一般来说,心理危机的成因既有外部因素的影响,如家庭、学校、职业、同伴甚至社区等,也有内部因素的影响,如个体的人格、身心状态、认知、应对方式等,往往是内外因素相互作用的结果。

(一)外部原因

自然环境和社会环境因素等外界因素对个体的心理活动有着重要影响,也是个体发生心理危机的重要因素。当环境发生巨大变化时,如果个体不能很好地适应环境,其消极信念、不良行为和损害性的防御机制就会持续影响个体,出现心理危机。

1. 重大灾害和意外事故

严重的自然灾害、社会性危机事件和突如其来的意外事故都会使个体不知所措，无所适从，情绪失控，极易产生心理危机。如，交通事故、飞机失事、海难沉船、地震、瘟疫流行、社会动乱、车祸、亲人意外死亡等。

2. 重大挫折

挫折是个体产生心理危机的重要外部原因之一，如果个体遭受重大挫折，如失业、失恋、身患绝症、丧失尊严、致残、升学失败等，感觉自己"回天乏力"，产生极度的自我否定，导致心灰意冷，诱发心理危机。

3. 威胁情境

个体在成长过程中，会遇到很多威胁情境，如竞争的威胁——学业竞争、职位竞争、优势社会资源的竞争等，人际关系的威胁——冷漠的人际关系、人与人之间的勾心斗角、感觉到来自周围人的恶意等，环境适应的威胁——毕业、工作、离退休等情况对新环境的严重不适应等。这些因素无不给个体施加很大的压力，带来严重的不安全感。如果自觉无力避免或应对，超过自己的承受能力时，就会产生心理危机。

（二）内部原因

内部原因指个体对危机事件的内在体验。危机发生以后，人们出现危机后的悲哀、混乱、痛苦等反应都是正常的，并且这种悲哀反应可以通过短期的危机干预得到缓解。但是，如果个体具有某些不良人格特质、非理性认知方式和消极的应对方式等，则易引发心理危机反应。

1. 失败的自我归因

在危机事件中，个体会对发生在自己身上的事情进行归因解释。在面对突如其来的变故或打击时，如果个体持续进行失败的自我归因、自我否定以及消极的自我暗示，认为所有的失败都是自己造成的，陷入思维的怪圈，则会造成对危机事件的失控感，认为自己无力应对，出现强烈的负性情绪反应，产生心理危机。如，面对亲人去世的噩耗，个体会反复自责，"都怨我，如果我……就好了。我真没用……"，"我的希望垮掉了，今生永远不会再有爱了……"这些想法都可能让个体长久陷于负性情绪中不可自拔。

2. 自我效能感低

自我效能感是指个体在面临某一活动任务时的胜任感。自我效能感决定人们对行为的选择，以及对该行为的坚持性和努力程度。如果个体的自我效能感低，则会在面对困境时感到无能为力，产生极度的焦虑乃至绝望，诱发心理危机感。

3. 心理弹性差

心理弹性（resilience）指个体面对生活逆境、创伤或其他重大压力时良好适应的动态过程。心理弹性强的个体，即使处在不利的环境条件下，其身心健康状态并不受到影响，能够战胜挫折，在逆境中获得更好的成长和发展。如果个体的心理弹性差，在困难面前容易产生无助感，逃避现实，消极评价自己，这些都会成为心理危机的诱发因素。

### 三、心理危机干预

**（一）心理危机干预的概念**

心理学领域中，危机干预（crisis intervention）又称危机介入、危机管理，是指采取行之有效的方法，对经历危机、处于困境或遭受挫折和将要发生危险（自杀等极端行为）的人提供支持和帮助，使之重新适应生活的一种短期帮助过程。

危机干预属于支持性的心理咨询服务，是一种在紧急情况下的短程心理治疗，只是以解决问题为目的，在短时间内帮助个体渡过难关，而不涉及求助者的人格矫治。其目的是随时对处于自杀危机或陷于困境中的人提供支持和帮助，使之改善自杀意念，缓解由危机引发的强烈恐惧、震惊或悲伤情绪，恢复心理平衡状态。

**（二）心理危机干预的理论模式**

贝尔金（Belkin）等提出了三种基本的心理危机干预模式：平衡模式、认知模式和心理社会转变模式。这三种模式为许多不同的危机干预策略和方法奠定了基础，是危机干预中通用的理论模式。

1. 平衡模式

平衡模式强调危机干预的目的在于帮助人们重新达到危机前的平衡状态。平衡指个人情绪是稳定的、受到控制的，心理活动是灵活的。不平衡则是指一种不稳定的、失去控制和心理活动受限制的情绪状态。危机中的个体总是处于一种心理或情绪的失衡状态，其心理不能很好适应外界环境的变化。在这种状态下，危机干预的重点应该放在稳定个体的心理和情绪，使他们重新获得危机前的平衡状态上来。平衡模式是一种最纯粹的危机干预模式，适合于危机的早期干预。

2. 认知模式

认知模式基于这样一种认识：危机源于对危机情境及事件的错误认知，而不是事件本身。认知模式的基本原则是，通过改变个体的思维方式，尤其是通过认识到其认知中的非理性和自我否定部分，从而强化思维中的理性和自强的成分，使个体逐渐获得对自己生活中危机的控制。认知模式适合于危机趋于稳定后的求助者。埃利斯的理情疗法和贝克的认知行为疗法为这种干预模式提供了基本步骤。

3. 心理社会转变模式

心理社会转变模式认为，危机与个体各种心理、社会或环境因素有关。危机干预要求从系统的角度综合考虑各种内部、外部困难，帮助个体选择新的应对方式，善用各种社会支持与环境资源，重新获得对自己生活的自主控制。这一模式同样适合于危机中已经趋于稳定的个体。

除了以上三种通用模式以外，现在还趋向于采用折衷主义的危机干预模式。

折衷模式是从任务导向来操作的，它要求危机干预工作者保持一种开放的心态，从所有危机干预的方法中，有意识地、系统地选择和整合各种有效的概念和策略来帮助求助者。

（三）心理危机干预的目标

危机干预主要针对的是处于困境或遭受挫折而产生消极念头或蓄意自伤者，其中有自杀意念和轻生行为的人是危机干预的主要工作对象。美国研究者柯金在1976年指出了危机干预的直接目标：1. 减轻当前的危险，如焦虑、迷惘、绝望；2. 恢复自杀者与亲人之间的联系；3. 帮助自杀者明白应该做的事；4. 帮助自杀者挖掘自杀的根源；5. 发展新的态度、行为与应付技巧。

可见，危机干预的目标不仅是劝阻自杀者放弃自杀意念，而是从低到高呈现多层次的目标体系。

1. 最低目标：劝阻危机行为

保护求助者，降低急性、剧烈的心理危机和创伤的风险，预防各种意外，如自杀、自伤或伤人等。

2. 终极目标：恢复适应能力

帮助求助者恢复以往的社会适应能力，重新面对自己的困境，采取积极而有建设性的对策。

3. 最高目标：收获自我成长

促进个体从危机和创伤事件中恢复，帮助个体在应对危机的过程中收获自我成长，提高其解决问题的能力。

最高目标不是一次就可以实现的，要有一个循序渐进的过程。这需要干预者和求助者之间积极配合，有计划地进行连续咨询，逐渐向最高目标迈进。

（四）心理危机干预的原则

心理危机干预是指对处在心理危机状态下的个人采取有效措施，使之最终战胜危机，重新适应生活的过程。心理危机干预的原则主要有以下几点。

1. 聚焦于问题

危机事件引发的不幸和各种问题，会对个体产生很大的心理压力，削弱其自我调节的能力，形成强烈的危机反应。因此，干预者要迅速确定要干预的问题，强调以当前问题为主，并立即采取相应措施，为危机者提供切实可行的帮助。如，求助者的情绪极不稳定，精神恍惚，行为异常。干预者要在有限的时间内使用心理咨询的简单技术，帮助求助者宣泄情绪，使其情绪稳定下来，恢复正常的行为表现。

2. 保密原则

处于心理危机状态的个体会因自己不能有效应对困境而产生羞耻感，对是否向他人求助犹豫不决，担心别人知道自己的事情。干预者要了解求助者的内心感受，保护其自尊，告知其心理咨询的保密性原则，使其减轻心理上的不安感。

3. 建立社会支持系统

处在危机事件中的绝大多数人会有孤独和寂寞感，急于得到亲人或朋友的安慰和支持。干预者可调动有助于个体走出危机的积极资源，尽快与其情感密切的家人、朋友、同事等建立联系，形成强大的社会支持系统，给予个体最大的心理支持和力量，这对其尽快从危机事件中恢复过来有着极其重要的作用。

4. 提供必要的信息

处于心理危机的个体有一种矛盾心理，既渴望了解事实真相，又害怕面对现实。在对事情的猜测和怀疑过程中，往往会夸大问题的严重性，给自己带来不必要的精神折磨。因此，干预者要及时让求助者了解最新的真实信息，帮助求助者接纳残酷的事实从而有所作为。同时，帮助他们避免通过媒体、非官方渠道和非正式的谈话接受不准确的消息，甚至是重复伤害性的信息。

5. 增强对现实的控制感

处于危机状态中的个体在遭遇危机事件时，会产生无法控制和无能为力感，从而陷入惶惶不安的心理状态中。干预者可通过向求助者介绍心理危机干预的相关知识，使他们了解目前的处境，建立自信，提高对生理和心理应激的应付能力。同时，鼓励他们充分利用身边可以利用的资源，做一些实际的、有意义的事情，增强求助者对当时局面的控制感，减少忧虑和不安全感。

## 第二节 心理危机干预的技术及过程

在现代社会中，越来越多的人陷入不同程度的心理危机。心理危机干预工作者要有效地帮助心理危机者走出困境，重建心理平衡，并学会应对危机的方法，首先需要了解心理危机干预的过程，掌握危机干预的相关技术。

### 一、心理危机的干预技术

一般来说，危机干预主要运用三类技术：心理沟通技术、心理支持技术和心理干预技术。

（一）心理沟通技术

在危机干预的过程中，干预者和求助者之间建立良好的合作关系，进行良性沟通，对干预取得最佳效果起着关键性作用。在良好沟通和相互信任的前提下，求助者会逐渐恢复自信，保持心理稳定，减少对生活的绝望感以及改善人际关系。因此，干预者可学习心理咨询与治疗中的各种沟通技术，如，怎样建立良好的咨访关系，能设身处地感受求助者的情绪，理解其意图，以恰当的方式表达自己的理解和尊重，学会倾听、共情及利用语言、非语言表达方式等传递干预者的信息和感情，给求助者以自信和支持，使其尽早走出困境。在沟通过程中，干预工作者要注意以下几点：

1. 干预者要围绕求助者关心的主题，而不要转移话题。
2. 对于完全失控的求助者，干预者要冷静、镇定，提供稳定、理性的氛围，尽快稳定其情绪。

3. 表达自己的接纳与尊重，如告诉求助者"无论发生了什么，也无论你怎样选择，我都能理解你，尊重你的选择。我很想帮助你度过危机，重新回到以前正常的生活……"。

4. 尽量使用开放性的问题，以获得更多求助者的资料，引导求助者关注自己的积极资源，寻求解决问题的方法，如"能不能多说点……"、"可不可以谈谈……"、"你学到了什么？可以帮助你在下次……"等。

（二）心理支持技术

干预工作者要给予求助者以心理支持，并不是说要支持求助者的错误认知或行为，而是在良好的咨访关系基础上，通过耐心倾听、理解求助者的处境，给予一些专业性的建议和积极的心理暗示，如果有必要可以考虑短期的住院治疗，鼓励求助者接受不可改变的现实，学会乐观地对待生活等，以求尽快稳定求助者的情绪，解决目前的心理危机。如，干预者可以告诉求助者："我想你知道，我非常关心你的安全，希望能帮到你。一旦你感到绝望或需要帮助的时候，请随时打这个电话和我联系。"干预者要给求助者提供24小时的危机干预热线或其他便于随时联系的方式，给予求助者安全感和心理支持。

需要注意的是，干预工作者不能只一味地提供支持，让求助者对自己产生依赖感，失去成长的机会，而是要通过心理支持，使求助者获得自信，有能力发挥其自身的潜在力量以恢复心理平衡。

（三）心理干预技术

心理危机干预技术是利用心理咨询与治疗相关技术，帮助求助者进行合理宣泄，稳定情绪；学习放松技术，调整不适应的行为方式；调整认知方式，进行情绪减压和哀伤辅导等。一般可以采取以下方法。

1. 取得求助者的信任，建立良好的沟通关系；提供宣泄的机会；鼓励求助者把自己的内心情感表达出来，不要孤立自己，要多与亲人、朋友保持联系，谈论自己的痛苦，让家人和朋友了解自己的想法，并和自己一同分担痛苦。

2. 调整求助者的认知方式，帮助求助者了解心理危机及干预的知识，正确认识自己危机中的各种心理反应，允许自己在适当的时候宣泄情绪，避免不恰当的发泄方式，如自虐、伤人等，恢复自信，提高对生理和心理应激的应付能力。

3. 帮助求助者学习放松技术，调整行为方式，让其采用肌肉放松、听音乐、深呼吸、太极拳、静坐、慢跑等方式，做自己想做的事情，改善危机状态中的不适应行为。

4. 帮助求助者利用积极资源，学会应对问题的方法。鼓励求助者对外借助社会支持系统消除孤独感，获取安慰和支持；对内寻找自身的积极资源，如自信、自立、自强以及以往处理问题的经验等，寻找应对危机问题的方法，提高自己解决问题的能力。

总之，干预者要根据不同个体对事件的反应，采取不同的心理干预方法，以改善焦虑、抑郁和恐惧情绪，减少过激行为的发生，及时帮助求助者走出困境。

## 二、心理危机干预的过程

研究者指出，危机干预的基本过程类似于问题解决，包含六个步骤，而对求助者及危机状态的评估贯穿于整个危机干预的过程中①。

（一）确定问题

干预者和求助者之间建立良好的关系是进行危机干预的基础，干预者以关心、真诚、尊重的态度去倾听、观察、理解并作出恰当的反应，是危机干预取得成效的重要条件。通过积极倾听和基本的反应技巧，干预者要从求助者的角度，确定和理解求助者本人所面临的问题。如果求助者的情绪难以控制，干预者首先需要稳定其情绪，然后引导求助者想清楚以下问题："现在我面临的问题是什么"，"有哪些问题是可以解决的，有哪些问题是不能解决的"，"我希望干预者能怎样帮助我"等。

同时，干预者也要从自身的角度来思考求助者的问题，如，求助者当前遇到的挫折或问题是什么？为什么此时此刻来寻求帮助？我能够给予其什么样的帮助？什么问题必须首先解决？将这些问题和求助者的问题结合起来，评估问题解决的可行性，把求助者原来认为无能为力的问题进行具体化，从而确定干预中实际要解决的问题，帮助求助者从绝望的情绪中走出来。需要注意的是，危机干预并不是要同时解决许多关注的问题，干预者必须使求助者的注意力集中于一个问题，它的缓解将是恢复平衡的开始。

（二）保证安全

在整个危机干预过程中，安全都要作为首要目标予以考虑。危机干预必须时时顾及求助者和有关人员，包括干预者本人的安全。处于心理危机状态中的很多求助者是因为安全受到了威胁而求助的，如自杀或杀人的意念、自己遭到他人威胁或攻击、攻击或伤害他人的恐惧等。这时候，干预者要对求助者的危机状况进行评估，如果评估结果不乐观，干预者要及时采取措施，调动包括家庭在内的各种支持资源帮助求助者获得治疗，以保障求助者或其周围人的安全。如，在家庭暴力的电话咨询中，干预者要询问一些具体的情况，以了解求助者及其家人是否安全：求助者自己是否处于危险之中，孩子是否有危险，暴力实施者是否在现场，是否需要警察或医护人员，求助者是否想离开暴力现场，能否安全地离开等。通过这些问题，评估家庭暴力事件涉及的所有人的安全状况，以便采取措施，帮助求助者解决当前的安全问题。

---

① 吉利兰，詹姆斯．危机干预策略［M］．肖水源，译．北京：中国轻工业出版社，2000：35．

此外，干预者在长期处理心理危机的情况下，如果不能及时得到其他人的专业支持，如接受专业性督导，则可能会让自己陷于心力交瘁和间接性创伤后应激的危险之中，体验到和求助者相同的危机症状，对自己的身心健康产生不良影响。因此，干预者要经常接受专业督导，拥有专业性的社会支持网络，以保障自己的身心安全和心理上的平衡。

（三）给予支持

干预者采用关怀、同情、树立信心等策略，通过与求助者之间的沟通与交流，使对方相信干预者关心、接纳自己。此外，干预者还要对求助者的支持系统进行评估，帮求助者找出生活中能够帮助、关心他（她）的人，或邀请其支持者一起对求助者做工作，给其安慰与支持。如，对于很多学生而言，高考落榜属于一个危机事件，但是不同的人会有不同的反应，如果其父母能够积极面对这件事情，对孩子的未来依然充满信心，和孩子一起寻找解决问题的方法，会使孩子感觉应对危机的能力增强。对于有自杀危机的求助者，支持的作用尤为重要。干预者必须要求求助者的家人或朋友密切配合，随时提供支持和帮助；同时制定方案，安排干预者值班或以24小时危机热线的方式提供支持，使求助者在离开咨询室后再出现紧急情况时，仍然能够得到有效的专业帮助。

（四）选择应对方式

干预者在评估求助者危机程度的基础上，与求助者进行协商探讨，选择应对危机的方法，促使求助者采取行动，恢复心理平衡。首先，干预者可以通过采取非指导性的方式，引导干预者自己作出应对方法的选择。如，干预者可能提出的问题有"你希望得到什么结果"，"你可以找到哪些解决问题的方式"，"如果你选择这种方法会有什么结果"，"谁能支持和帮助你"等。处于危机状态中的求助者，其解决方法开始可能会非常有限，干预者可以通过使用开放式的问题，引导、识别和修改求助者以前在类似情境中有效的应对行为，或者利用头脑风暴法列出所有的解决方法而不作任何评价，使求助者意识到有很多解决问题的方法，不同的方法会有不同的结果。

然后，干预者可与求助者共同评估问题，选择应对方法。干预者可采用的表达方式如，"你已经找到了很多解决问题的方法，我们可以将它们排列一下，从中选择一个更合适的，可以吗？"

如果危机很严重，求助者情绪尚不稳定，缺乏理性思考的能力，干预者可采用指导性的方式，直接告诉来访者该怎么做。如，"你现在可以做一些事情，先深深地吸一口气……"

（五）制订计划

干预者与求助者合作，将上一步选择的应对方式变为一种切实可行的行动步骤。在制订计划的过程中，应充分发挥求助者的自主性，引导其关注自己的长处和潜力，逐渐恢复其暂时丧失的应对机制，提升求助者的自尊和自信。

干预者要在第一次咨询会谈中,就帮助求助者制订出恢复心理平衡的短期计划。由于在危机状态中,求助者的应对机制已经失效,干预者要承担起更积极、更主动的角色,而且比其他咨询形式中的干预者更具有指导性。同时,在短期计划的基础上,干预者还要帮助求助者制订一个向长期应对过渡的计划,不断强化求助者新习得的应对技巧,鼓励他们以后再次面临类似挫折时,学会举一反三地应用应对技巧处理问题和危机,自己调整心理平衡,提高自我的心理适应和承受能力。

(六)得到承诺

为了确保求助者能够有效实施计划,干预者需要让求助者口头复述执行计划的具体步骤,得到求助者实施计划的承诺,并在以后对求助者进行随访,了解计划的执行情况。

干预者要意识到,任何一个行动计划都不可能确保成功,求助者很可能会因遇到困难而终止计划。因此,干预者要对事后随访事宜作好安排,包括在约定的时间和地点安排一次见面或电话访谈,以检查求助者的计划执行情况。随访一般在危机干预会谈之后一个月的时间内进行。如果求助者还没有能力独自完成计划,就需要在干预者的帮助下重复上述某些或全部步骤,如评估求助者的情况、调整计划等。

### 三、心理危机过程的评估

在心理危机干预过程中,危机评估不仅是干预的前提条件,更是贯穿干预过程的始终。干预者必须通过不断评估确定危机的严重程度,随时判断求助者的心理状态,才能确定采用相应的应对策略和支持系统等。评估主要包括:评估危机的严重程度,个体的社会资源以及评估自杀的危险性等。

(一)评估危机的严重程度

危机严重程度的评估可以通过对危机性质、时间长短以及求助者的认知、情感和行为等方面平衡程度的判断来实现。

1. 确定危机是急性的还是慢性的。
2. 确定危机时间的长短及进展情况。
3. 认知评估。

在认知评估方面,需要考虑的问题是:求助者对危机认识的真实性和一致性如何?对危机的解释是合理的还是夸大了?这种危机的想法持续了多长时间?通过回答这些问题,干预者可以及时了解求助者是否存在着对个体、环境或人际等方面的非理性认知。

4. 情感评估

在危机状态下,求助者会体验到高度的焦虑、紧张、恐惧、愤怒、敌对、沮丧、忧愁等负性情绪。干预者对其进行情感评估时,需要了解求助者具体的情感体验是什么,如:求助者此时此刻的情绪是什么?是悲伤还是慌乱?(悲伤是一种以丧失感觉,无法挽回的哀伤或悲恸为主的危机状态;慌乱是一种失控、孤独感、发狂与颓废等其他负性心智相关的危机状态。）求助者是否表现出过度的情绪化和失控、严重的退缩和孤立？对危机情境的情绪反应是否正常或是否与情境协调一致？一般人处在同样的情况下是否也会作出类似的情绪反应？

5. 行为评估

在行为评估中，干预者要了解：求助者在危机状态中的行为是回避退缩、麻木冷漠还是主动解决问题？求助者惯用的解决问题的方法是什么？干预者可以通过提问一些适当的问题考察求助者的行为，如"如果过去发生类似情况，你会采取哪些行动来恢复心理平衡？为了摆脱困境，你现在能够做些什么？"

为了能够在较短时间内对求助者进行诊断评估，迈耶（Myer）、威廉姆斯（Williams）等研究者提出了一个三维的危机检查评估模型①。该模型可以协助干预者从三个方面进行判断：认知、情感和行为，每个方面有特定的反应方式和举例，为干预者进行评估及采取干预措施提供了方便（见图10-1）。

在模型图中，"情感维度"指求助者的负性情绪，包括愤怒/敌意、恐惧/焦虑、沮丧/忧愁等。"认知维度"指求助者对危机事件的感知，包括侵入、威胁、丧失。侵入指求助者认为目前不好的事情正在发生；威胁是认为不好的事情即将发生；丧失则是认为不好的事情已经发生。"行为维度"包括失去能动性、回避和接近。处于危机状态的求助者或多或少地存在行为上的无能动性，会出现某种程度的行为失控现象，可能对自己或他人的生命造成威胁。

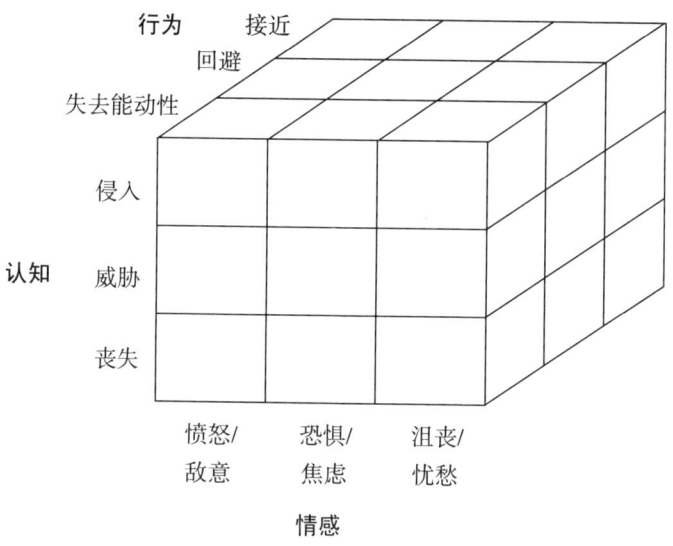

图10-1 三维危机筛查评估理论模型

---

① MYER R A, WILLIAMS R, OTTENS A J, et al. A three-dimensional model for ravage [J]. Journal of Mental Health Counseling, 1992, 14: 137-148.

在三维危机筛查评估理论模型的基础上,迈耶等研究者提出了危机干预的分类评估量表,能够在短时间内很好地帮助干预者评估求助者受到危机影响的程度(见表10-1)。

**表10-1 三维危机分类评估表**

一、危机事件
简要确定和描述危机的情况：_____

二、情感方面
简要确定和描述当前的情感表现,如果有几种情感存在,请用#1、#2、#3标出主次。
愤怒/敌对：
焦虑/恐惧：
沮丧/忧愁：

**情感严重程度量表**

根据求助者对危机的反应,在下列合适的数字上画对勾。

| 1 | 2 | 3 | 4 | 5 | 6 | 7 | 8 | 9 | 10 |
|---|---|---|---|---|---|---|---|---|---|
| 无损害 | 损害很轻 | | 轻度损害 | | 中度损害 | | 显著损害 | | 严重损害 |
| 情绪状态稳定,对日常活动情感表达确切。 | 情感对环境反应适当,对环境变化只有短暂的负性情感流露,不强烈,情绪完全能自控。 | | 情感对环境反应适当,但对环境变化有较长时间的负性情感流露,求助者能意识到需要自我控制。 | | 情感对环境反应有脱节,常表现出负性情感,对环境变化有较强的情感波动,情感状态虽然比较稳定,但需要努力控制情绪。 | | 负性情感体验明显超出环境的需要,情感与环境明显不协调,心境波动明显,求助者意识到负性情感,但不能控制。 | | 不完全失控或极度悲伤。 |

三、认知方面
如果有侵犯、威胁或丧失,则予以确定,并简要描述(如果有多个认知反应存在,根据主次,标出#1, #2, #3)。
生理/环境方面(饮食、水、安全、居处等)：
侵犯_____威胁_____丧失_____
心理方面(自我认识、情绪表现、认同等)：
侵犯_____威胁_____丧失_____

(续表)

社会关系方面（家庭、朋友、同事等）：
侵犯_____ 威胁_____ 丧失_____
道德/精神方面（个人态度、价值观、信仰等）：
侵犯_____ 威胁_____ 丧失_____

**认知严重程度量表**

根据求助者对危机的反应，在下列合适的数字上画对勾。

| 1 | 2 3 | 4 5 | 6 7 | 8 9 | 10 |
|---|---|---|---|---|---|
| 无损害 | 损害很轻 | 轻度损害 | 中度损害 | 显著损害 | 严重损害 |
| 注意力集中，解决问题和作决定的能力正常。个体对危机事件的认识和感知与实际情况相符。 | 个体的思维集中在危机事件上，但思想能受到意志的控制。问题解决和作决定的能力轻微受损。对危机事件的认识和感知基本与现实相符合。 | 注意力偶尔不集中，感到较难控制对危机事件的思考；解决问题和作决定的能力降低。对危机事件的认识和感知与现实情况所预计的在某些方面有偏差。 | 注意力时常不能集中。较多地考虑危机事件而难以自拔。解决问题和作决定的能力降低。对危机事件的认识和感知与现实情况可能有明显的不同。 | 沉湎于对危机事件的思虑，因为强迫、自我怀疑和犹豫而明显地影响了个体解决问题和作决定的能力。对危机事件的认识和感知可能与现实情况有实质性的差异。 | 除了危机事件外，不能集中注意力，因为受强迫、自我怀疑和犹豫的影响，丧失了解决问题和作决定的能力。因为对危机事件的认识和感知与现实情况有明显的差异，从而影响了其日常生活。 |

四、行为方面

确定和简要描述目前的行为表现（如果有多种行为表现存在，根据主次，标出#1, #2, #3）。

接近：_____
回避：_____
无能动性：_____

(续表)

**行为严重程度表**

根据求助者对危机的反应，在下列合适的数字上画对勾。

| 1 | 2 | 3 | 4 | 5 | 6 | 7 | 8 | 9 | 10 |
|---|---|---|---|---|---|---|---|---|---|
| 无损害 | 损害很轻 | | 轻度损害 | | 中度损害 | | 显著损害 | | 严重损害 |
| 对危机事件的应付行为恰当，能保持必要的日常功能。 | 偶尔有不恰当的应付行为，能保证正常必要的日常功能，但需要努力。 | | 偶尔出现不恰当的应付行为，有时有日常功能的减退，表现为效率的降低。 | | 有不恰当的应付行为，且没有效率。需要花很大的精力才能维持日常行为。 | | 个体的应对行为明显超出危机事件的反应，日常功能表现明显受到影响。 | | 行为异常，难以预料。并对自己或他人有伤害的危险。 |

五、量表严重程度小结（评分）

情感：

认知：

行为：

合计：

根据美国危机严重程度的行为标准，如果总分为 22 分以上，求助者完全失去了应对危机的能力，无法自己解决面临的问题，需要干预人员给予全面的指导或转介到相关专业部门。

总分为 13—22 分，求助者无法自己解决面临的问题，需要干预人员提供恰当的帮助和指导，以情感支持为主，使其情感平衡，危机缓解。

总分为 3—12 分，求助者状况不严重，干预者不需要提供太多的指导。

（二）评估求助者的积极资源

干预者要了解求助者拥有哪些资源，如：求助者怎样看待危机？处理危机问题的主观能动性如何？除了干预者之外，还有哪些人可以帮助求助者处理危机？求助者可以利用的直接资源或间接资源有哪些？在此基础上，干预者帮助求助者选择合适的资源，采取有建设性的行动，鼓励其积极主动地做一些具体的事情等，恢复求助者的正常行为能力。

（三）是否需要转介

干预者在评估求助者的认知、情感及行为方面严重程度的同时，必须经常评估求助者自杀或伤人的危险性，对其透露出的任何自杀、自伤的线索都要保持相当高的敏感。如果求助者有严重的自伤、自杀或伤人倾向时，可考虑转介到医院精神科会诊，必要时进行住院治疗。

## 第三节 自杀危机的预防与干预

自杀不仅仅是一种个人行为,更是一个严重的社会现象和公共卫生问题,对社会和家庭的危害越来越受到广泛关注。中国心理卫生协会研究资料显示,自杀已成为中国第五大死亡原因,仅次于心脑血管疾病、恶性肿瘤、呼吸系统疾病和意外死亡。2007年初,北京市心理危机研究与干预中心在《我国自杀状况及其对策》的报告中发布的数据显示:在我国15—34岁的人群中,自杀已居重要死亡原因首位,占相应人群死亡总数的19%。据推算,中国每年有28.7万人死于自杀,200万人自杀未遂,由此给许多家庭和亲友带来长期严重的心理创伤。

### 一、什么是自杀危机

自杀是心理危机的极端行为。尽管不是所有处于危机中的人都有自杀的想法,但是干预者必须要学会评估求助者的自杀危险,识别其放弃生命的真实想法,以便及时采取有效的干预措施。

(一)自杀的分类

自杀是指个体蓄意或自愿采取各种手段结束自己生命的行为。自杀行为的全过程应包括从有轻生念头开始,然后选择自杀的方式,获得自杀的工具,试图自杀到完成自杀行为。研究者根据一定的标准,将自杀分为不同的种类。

根据自杀的结果分类,可将自杀分为自杀意念、自杀未遂和自杀死亡三种。

1. 自杀意念(suicidal idea)

有明显的自杀动机,但没有采取可导致自己死亡的行为,称为自杀意念。不少人在遇到重大危机事件时都会出现短暂的自杀想法,绝大多数的自杀意念在获得社会支持、危机化解后会很快消失。

2. 自杀未遂(suicidal attempt)

指故意采取了可能导致自己死亡的行为,但由于种种原因未造成实际的死亡。自杀未遂者在实施自杀行为时对生命还有所眷念,选择的自杀手段一般较温和,只有很少部分的自杀未遂最终发展为自杀死亡。

3. 自杀死亡(completed suicide)

故意采取自我致死性行为并且造成了死亡的结局。自杀死亡者有比较周密的自杀计划,其自杀手段通常是致命性的,如高坠、自缢、自溺、枪击等多种方式。

此外,根据自杀的发展过程,还可分为情绪型自杀和理智型自杀。

1. 情绪型自杀

又叫冲动型自杀,往往有明显的刺激性因素,自杀意念形成的时间短暂而强烈,难以预测和防范。如某中学有位男生向女生表达好感被当众拒绝,男生羞愤不已,一气之下跳楼自杀。

2. 理智型自杀

在有理智、有计划的情况下进行的自杀行为。这种类型的自杀酝酿时间较长，心理表现复杂。理智型自杀虽然隐蔽，但因发展缓慢，容易被发现，为危机干预赢得了机会与时间。

(二) 自杀的一般心理过程

自杀行为是可以预测的，特别是对于理智型自杀，往往可以发现其心理表现和心理过程。一般来说，自杀者的心理过程可以分为三个阶段。

1. 自杀动机或自杀意念的形成阶段

分析自杀行为的动机，大致可以分为以下几种。

第一，逃避。人在遇到挫折或打击时，面对问题却感到无能为力，为逃避现实或逃避惩罚，会将自杀作为寻求解脱的手段。如某位大学生因学习成绩不好没有拿到毕业证，求职无望，为了逃避现实，采取了自杀的方法。

第二，报复。通过自杀所产生的严重后果来惩罚对方，使对方良心不安而永远有内疚、后悔的感觉。这种情形最常发生于亲人和失恋者的身上。如某青少年和父母发生激烈争吵，于是以自杀的方式惩罚父母，想象父母在自己的遗像面前痛苦不已，产生报复的快感。

第三，谢罪。自杀者因自己做错了事而悔恨不已，借自杀作为谢罪的方式进行补偿。

第四，控制。在矛盾冲突中，通过自杀来惩罚或警告对方，使对方自责、后悔甚至承担法律责任，以求控制他人并达到自己的目的。

2. 心理矛盾冲突阶段

自杀者萌生了自杀的念头后不会马上就采取行动，求生的本能可能使其陷入剧烈的矛盾冲突之中，难以最终作出自杀决定。自杀者常常会谈论与自杀有关的问题，直接或间接地暗示自杀意图。如"活着真没意思"、"人活着有什么意义呢"、"我现在真是生不如死"、"如果我不在这个世界上了，谁会在乎我呢"，或写一些关于死亡的日志等等。实际上，这是自杀者发出的求救信号。如果这时候能够及时得到他人的关注，或找到解决问题的办法，自杀者很可能会减轻或打消自杀的企图。

3. 自杀者平静阶段

自杀者在经过生与死的抉择之后，坚定了自杀念头，情绪好转，开始为自杀作准备，如写遗书、告别朋友、无缘无故地送给他人礼物等。如果周围的人能及时发现这些异常行为并及时进行危机干预，可以避免自杀悲剧的发生。

**二、自杀危机的风险评估**

由自杀的一般心理过程可知，有自杀意念的人在实施自杀前的矛盾冲突阶段及平静阶段，均会有一些异常心理和行为。如果干预者能及时发现其自杀意图，就可以及时进行干预，避免悲剧的发生。

（一）自杀的危险因素

由北京回龙观医院北京心理危机研究与干预中心和中国疾病控制预防中心于1995—2000年对895例自杀患者与701例意外死亡案例（对照组）进行评估研究，得出导致自杀的9个重要预测指标①：

1. 死亡前两个星期内抑郁症状得分很高；
2. 有自杀未遂既往史；
3. 自杀时有急性应激事件；
4. 死前1个月以上的时间内生活质量低；
5. 严重的慢性心理压力；
6. 死前2天有严重的人际冲突；
7. 朋友或熟人曾有过自杀行为；
8. 有血缘关系的人曾有过自杀行为；
9. 死前1个月以上的时间内社会交往少。

如果只有其中的某一因素，自杀的概率很小；如果危险因素<2，自杀率小于1%；2<危险因素<4，自杀率大约为32%；4<危险因素<6，自杀率大约为82%；危险因素>6，自杀率大约为96%。

可见，个体暴露的危险因素越多，自杀的危险性越高。这些多因素的联合效应共同增加了自杀的危险性。

（二）自杀的征兆

个体在自杀前，往往会出现一些自杀的征兆，这类征兆表现在语言和行为两方面。

1. 言语上的征兆

（1）流露出无助或无望的心情或无价值感。

（2）表达过死的念头，谈论与自杀有关的事或开自杀方面的玩笑。

（3）谈论自杀计划，包括自杀方法、日期和地点、易获得的自杀工具等。

（4）直接说出"我希望我已死去"、"我再也不想活了"。

（5）间接说出"我所有的问题马上就要结束了"、"现在没人能帮得了我"、"没有我，别人会生活得更好"、"我再也受不了了"、"我的生活一点意义也没有"等。

2. 行为上的征兆

（1）睡眠、饮食或体重明显增加或减少，过度疲劳，体质或个人卫生状况下降。

---

① 刘庆明. 大学生心理健康 [M]. 北京：中国水利水电出版社，2009：243.

(2）易激惹，过分依赖，持续不断地悲伤或焦虑，常常流泪。

(3）注意力不集中、成绩下降、经常缺勤。

(4）孤僻、人际交往明显减少。

(5）无缘无故地生气或与人敌对。

(6）饮酒或吸毒的量增加。

(7）突然把个人有价值、有纪念性的物品送人，或与亲朋告别。

(8）出现突然的、明显的行为改变，如曾经情绪一直不好，突然变得很平静甚至比较高兴。

(9）频繁出现意外事故。

（三）自杀风险评估测量工具

用于对自杀危险性进行评估的量表很多，如贝克（Beck）的抑郁问卷（BDI）、绝望量表（BHS），汉密尔顿（Hamilton）抑郁量表（HRSD），自杀态度问卷（QSA）等。

1. 贝克的抑郁问卷

贝克抑郁量表（Beck Depression Inventory，BDI）是由美国临床心理学家贝克于1967年编制，用于测量个体抑郁症状的自评量表。量表通过让受测者自评过去一周的抑郁症状，从三个维度来测量其抑郁程度，即消极态度或自杀、躯体症状、操作困难。量表共包括21个抑郁症状的题目，每一题包括4种陈述，反映症状的严重程度，采用四级评分制（0 = 无症状，1 = 轻度，2 = 中度，3 = 严重），总分范围为0—63分。该量表具有良好的信度和效度。既可用于筛查抑郁症，也可用于对患者抑郁严重程度的评价。受测者抑郁程度越高，自杀风险就越大。

2. 贝克的绝望量表

该量表是由20个项目组成的自评问卷，用于评定悲观的程度。每个项目以"是"与"否"作答，有较好的敏感性和特异性。量表主要测量个体对未来的感受、是否失去动力和失去期望。受测者的记分越高，自杀的危险性越高，该量表可预测最终自杀。

3. 汉密尔顿抑郁量表

该量表由汉密尔顿于1960年编制，有17项、21项和24项三种版本。量表可用于抑郁症、躁郁症、神经症等多种疾病的抑郁症状之评定，尤其适用于抑郁症。

4. 自杀态度问卷

自杀态度问卷由我国研究者肖水源等编订，共包括29个测定项目，分别测定四个维度，即对自杀行为性质、对自杀者、对自杀者家属及对安乐死的态度，有较高的信度和效度。

### （四）自杀风险评估方法

在自杀危险性评估过程中，或许干预者会有这样的疑问，即直接与求助者谈论自杀是否会增加其自杀的可能性？从现有文献来看，没有证据表明直接讨论自杀或杀人会增加这些事件发生的可能性。实际上，讨论这些话题可以降低紧张状态并减少其发生的可能性。因此，干预者可以向求助者询问以下内容。

1. 自杀意图

"你是否感觉很痛苦，以至于想结束自己的生命？"

"有时候一个人经历非常困难的事情时，他们会有结束生命的想法。你有那种感觉吗？"

"你想过自杀吗？"

2. 自杀计划

"你想过在什么时间自杀吗？"

"你计划用什么方式自杀？"

此外，干预者要评估求助者自杀计划的致命程度如何，计划的时间和地点是否很隐蔽等因素。

3. 自杀行为倾向

"关于自杀，你曾经做了什么？"如求助者可能写好了遗书，或将自己有价值的东西送人等。通过评估自杀意图、自杀计划和行为，干预者可以了解求助者自杀想法的严重程度，有助于干预者及时采取措施，利用求助者的各种社会资源，帮助其走出危机状态。

在评估自杀危险的过程中，干预者要掌握关于自杀的知识，纠正错误认识。以下列出了人们对自杀的错误认识。

1. 那些把自杀挂在嘴边的人很少真的去自杀。

这种认识是错误的。实际上，在每 10 个企图自杀的人中，有 8 个人会在事先给出信号。自杀行为常始于自杀念头，然后出现自杀先兆，再有自杀尝试。

2. 如果一个人想死，总能够找到办法，别人拦也拦不住。

这种认识是错误的。一个人选择轻生的决定通常是在孤独、抑郁和自己不能客观看待问题的情况下作出的。他们在决定自杀前会因为内心的痛苦而犹豫不决。因此，当一个人有自杀先兆时，我们只要密切关注，及时干预，是有可能阻止自杀者的自杀行为发生的。

3. 一个人在极度抑郁后心情似乎突然好转，说明他不想自杀了。

这种认识是错误的。这种情况将是自杀最容易发生的危险时刻，情绪好转往往是一种假象。这常常意味着此人已作出最后的自杀决定，感到痛苦即将结束，所以心情变好。

4. 对有自杀危险的人不能提及自杀。

这种认识是错误的。很多人担心，对那些有自杀意念的人，主动谈及自杀会加强他们自杀的意念。事实恰好相反。严重情绪困扰的人往往愿意别人与他倾谈，听他述说对自杀的感受。如果故意避开不谈，反而会因被困扰的情绪无从排解而加重情绪问题。

5. 自杀前没有任何自杀征兆。

自杀者在自杀前都会露出蛛丝马迹，只要有一定的敏感和警觉性，就可能发现自杀危机并及时采取干预措施。

6. 所有自杀者都有精神疾病。

虽然所有的自杀者都可能有焦虑、烦躁、抑郁等情绪，但不能就此判断所有自杀身亡的人都有精神上的疾病。在我国，大约 1/3 的自杀死亡者不伴有精神疾病。

7. 有过一次自杀，以后肯定不会自杀。

一般来说，自杀者如果接受过危机干预和治疗，就可能不会再有自杀的想法。然而，大约有 20% 的企图自杀者最后还是自我终结生命。

8. 自杀是一种冲动行为。

有些自杀是冲动行为，另一些则是在仔细考虑之后才施行的理智型自杀。

9. 穷人比富人较可能自杀。

自杀无社会经济地位差别，也没有某些特定社会经济族群的自杀比率特别高于其他族群。

### 三、自杀危机的预防与干预

自杀是可以预防的。通过提高现代人的心理健康水平，预防自杀危机，并利用专业知识对有自杀危机的人及时进行干预和支持，提高其抗挫折能力，减少自杀危机的发生率。

（一）普及自杀预防和危机干预常识

危机干预工作者要通过社区、学校开设自杀预防和干预讲座，在科普宣传栏目张贴相关学习材料，充分利用网络、报纸、电视等媒体宣传方法，提高人们对自杀危机的了解，增强人们的自我保健意识和能力，了解疏导情绪的方法以及心理求助的渠道等。一方面，人们可以利用危机预防和干预知识进行自我心理保健，另一方面，人们了解了相关知识，还可以为周围的人提供帮助和支持。如个体和别人聊天时，发现对方有自杀倾向，而当时没有其他心理卫生专业人士在场协助，则可以遵照以下方式尽量帮助他人放弃自杀意念或行为。

1. 保持冷静，耐心倾听。
2. 让他（她）谈出自己内心的感受。

3. 要接纳他（她），不对他（她）作任何评判。

4. 不要试图说服他（她）改变自己的感受。

5. 询问他（她）是否有自杀的想法，可以询问："你是否感觉很痛苦，以至于想结束自己的生命？"

6. 相信他（她）所说的话，任何自杀迹象均应认真对待。

7. 不要答应对他（她）的自杀想法给予保密。要及时将他（她）的情况告知其家人或朋友，或帮助他（她）去危机干预机构求助。

8. 让他（她）相信别人是可以给其帮助的，并鼓励他（她）寻求他人的帮助和支持。

9. 如果他（她）有随时自杀的危险，要立即采取措施：不要让他（她）独处，去除用来自杀的危险物品，或将他（她）转移至安全的地方，陪他（她）去心理咨询机构寻求专业人员的帮助。

10. 如果自杀行为已经发生，必须马上给医院或救助中心打电话，不可有丝毫犹豫。

（二）建立社会支持体系

处于自杀危险状态的个体，会对自杀有一种羞耻感。担心一旦暴露了自己的想法，就会被别人当成另类看待，而忽略了在他们身边可以利用的社会支持资源，如朋友、家人、心理咨询师、医生等。因此，一方面要通过媒体广为宣传，强调建立强大的社会支持体系对拥有幸福人生、和谐社会的重要性，倡导人与人之间的支持、关心和帮助，形成良好的社会支持氛围；另一方面，通过建立危机干预机构，及时帮助那些处于危机状态中的人们。如学校或社会心理咨询中心开通危机干预的绿色通道，不需要预约便可直接接受咨询；医院相关机构开设危机干预部门；社会机构提供24小时不间断的危机干预热线，以帮助各种需要得到支持的人们。

（三）及时治疗心理疾病

对于有心理障碍的人，如精神分裂症、抑郁症等患者，应将其视为病人并及时求医诊治，而不能仅仅进行心理咨询。患者经过一段时间的治疗好转后，也应在医生的指导下进行一段时期的康复历程，其中包括必要的药物巩固治疗及心理疏导等。如果忽视了心理疾病的治疗，则可能会因抑郁加重导致自杀危机。

【建议参考资料】

1. 戴秀英. 医学心理学［M］. 北京：人民卫生出版社，2010.
2. 林秉贤. 心理咨询的技术与方法［M］. 天津：天津科学技术出版社，2008.
3. 刘华山，江光荣. 咨询心理学［M］. 上海：华东师范大学出版社，2010.
4. 钱明. 健康心理学［M］. 北京：人民卫生出版社，2007.
5. 张丽萍. 灾难心理学［M］. 北京：人民卫生出版社，2009.

6. 詹姆斯，吉利兰. 危机干预策略［M］. 高申春，译. 北京：高等教育出版社，2009.

【问题与思考】

1. 心理危机干预有哪些理论模式？
2. 心理危机干预的原则是什么？
3. 心理危机干预有哪些技术？
4. 按照心理危机干预的六个步骤，以角色扮演的形式，对同伴进行一次危机干预。写出自己的危机干预过程、遇到的问题与思考。
5. 小王相恋多年的男友背叛了她，她绝望了。她想："曾经那么忠诚可靠、那么深爱我的人都会背叛我，世上还有真正的爱情吗？还有什么人值得我信任呢？活在这个世界上还有什么意义……"你作为小王的朋友，该怎样劝说她面对现实，鼓起生活的勇气？写出你的干预方案。

## 图书在版编目(CIP)数据

健康心理学／赵军燕著． -北京：开明出版社，2012.10（2020.11 重印）
（新世纪心理与心理健康教育文库）
ISBN 978-7-5131-0218-6
Ⅰ.①健… Ⅱ.①赵… Ⅲ.①健康心理学 Ⅳ.①R395.1

中国版本图书馆 CIP 数据核字(2011)第 119683 号

责任编辑：王桢　魏红岩　范英　王晶晶

书　名：健康心理学
出品人：焦向英
出　版：开明出版社
　　　　（北京海淀区西三环北路 25 号 邮编 100089）
经　销：全国新华书店
印　刷：天津行知印刷有限公司
开　本：700×1000　1/16
印　张：15.25
字　数：231 千字
版　次：2012 年 10 月 北京第 1 版
印　次：2020 年 11 月 第 4 次印刷
定　价：39.00 元

印刷、装订质量问题，出版社负责调换货　联系电话：(010)88817647